白领保健300问

主　编

蔡　鸣

编著者

蔡树涛　周凤兰　李瑶卿　桑　叶

沈维英　蔡　林　廖　雯　杨其仪

蔡正时　章巧萍　白　萍　胡　楠

金盾出版社

内 容 提 要

　　白领一族的健康状况一直令人担忧，却很难被彻底解决。本书针对日常工作、生活中影响白领一族健康的常见因素总结出了300多个关键问题，介绍了对亚健康状态的警觉、对工作环境中不健康因素的自我防护、纠正生活中的不良习惯、找出运动健身中的误区和正确地运动技巧，并对饮食的调养、心理疾病的自我防治，以及常见病的发现与治疗等问题进行了解答，为白领的自我保健指出了正确的方向，提供了科学合理的方式和方法。其内容丰富、科学实用，是白领一族自我保健的必备读物。

图书在版编目(CIP)数据

白领保健 300 问/蔡鸣主编 . —北京：金盾出版社，2010.5
ISBN 978-7-5082-6233-8

Ⅰ.①白…　Ⅱ.①蔡…　Ⅲ.①保健—问答　Ⅳ.①R161-44

中国版本图书馆 CIP 数据核字(2010)第 033287 号

金盾出版社出版、总发行

北京太平路 5 号(地铁万寿路站往南)
邮政编码：100036　电话：68214039　83219215
传真：68276683　网址：www.jdcbs.cn
封面印刷：北京凌奇印刷有限责任公司
正文印刷：北京军迪印刷有限责任公司
装订：第七装订厂
各地新华书店经销

开本：850×1168 1/32　印张：9.25　字数：215 千字
2010 年 5 月第 1 版第 1 次印刷
印数：1～10 000 册　定价：19.00 元

(凡购买金盾出版社的图书，如有缺页、
倒页、脱页者，本社发行部负责调换)

前 言

　　白领是一个外来语,用来代表工资较高的专业人士。白领一族较少从事体力工作,在公司里的职业阶层也往往是行政或是正式职员,并具有专业的工作能力,如医生或律师等。在过去,白领族群是相当少的。但进入科技时代之后,白领已逐渐成为现代社会中的主要群体。

　　现在白领阶层,几乎每天都面临着新的挑战,精神压力很大。如果心理承受能力较强,及时调整心态,随时化解压力,就不会"积劳成疾"。反之,精神压力长时间积蓄,大脑超负荷运转,妨碍了大脑细胞对氧和营养的及时补充,使内分泌功能紊乱,交感神经系统兴奋过度,自主神经系统失调,导致脑疲劳,从而引起全身的亚健康症状,如全身无力,头晕眼涩,心悸气短,失眠健忘,上火便秘,没有食欲等。这就会降低人体的免疫力,使人容易患病。

　　当白领一族遭到身心疾病困扰时,应该如何保健呢?这越来越受到年轻白领的重视。本书正是从白领保健的需要出发,详细阐述了亚健康状态对白领的危害,并对工作、生活环境与白领健康密切相关的一些热点、焦点问题进行了探讨,给出了白领保健的种种方法,强调了白领饮食保健的重要性，简要叙述了白领一族一些常见病的防治方法，同时对白领的心理保健提出了较为实用的建议。我们衷心希望白领一族在翻阅这本小册子后能得到帮助，以利身心健康！

编　者

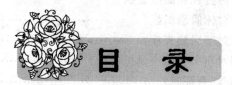

目　录

第一章　白领与亚健康

第二章　工作环境与健康

第三章　生活环境与健康

第四章　白领运动与保健

第五章　白领饮食保健

第六章　白领常见病防治

第七章　白领心理保健

第一章　白领与亚健康

1. 什么是健康？

　　人的健康包括身体健康与心理健康两个方面。早在 1948 年，世界卫生组织成立之初的《宪章》中就提出："健康不仅是没有病和不虚弱，而且是身体、心理、社会功能三方面的完满状态。"

　　1990 年世界卫生组织对健康的阐述是：在躯体健康、心理健康、社会适应良好和道德健康四个方面皆健全。道德健康的内容是指不能损害他人利益来满足自己的需要，能按照社会认可的道德行为规范准则约束自己及支配自己的思维和行为，具有辨别真伪、善恶、荣辱的是非观念和能力。

　　近年来，一些学者认为应将经济状况作为健康评价的一项基本内容。由于人是很复杂的综合性的整体，其健康往往也就涵盖了多维内容。

　　1999 年，世界卫生组织提出了人类新的健康标准。这一标准包括身体和心理健康两部分，具体可用"五快"（身体健康）和"三良好"（心理健康）来衡量。

　　2000 年，世界卫生组织又提出了"合理膳食；戒烟；心理健康，克服紧张压力；体育锻炼"的促进健康新准则。

　　以上这些内容都从不同角度具体地阐述了健康的定义，体现了健康所涵盖的生理、心理和社会适应诸方面的内容。

2. 什么是亚健康？

亚健康状态是预防医学领域提出的一个新概念，是社会发展、科学与人类生活水平提高的产物，也是近年来人们对新的生物－社会－心理医学模式、健康概念和疾病谱认识深化的成果。据世界卫生组织一项全球性调查结果表明，全世界真正健康的人仅占5％，经医生检查、诊断有病的人也只占20％，75％的人处于健康和患病之间的过渡状态，即亚健康状态。其主要表现为时常感觉身体很累，很疲倦，很想好好睡上一觉。此外，经常出现懒言、少气、食欲欠佳、对什么都不感兴趣、无精打采等症状。

现代医学研究表明，亚健康状态是由于长期的劳累、高节奏的工作、恶劣的环境、饮食结构失调、缺乏锻炼、性格偏激，以及酗酒、嗜烟、熬夜等不良生活习惯，对机体内外环境造成不良刺激，以至于机体在内外环境改变后，不能及时调整生理功能，主动适应环境而造成的一种消极适应状态。这种状态引起机体心理和生理发生异常变化。

亚健康状态的范围很广，在相当长时期内难以确诊是哪种疾病在躯体上和心理上的不适感觉，均可概括其中。从预防医学、临床医学，尤其是精神及心理医学的临床实际工作中发现，处于这种状态的人群数量是相当多的。

美国全国疾病控制中心认为，亚健康将成为21世纪人类健康的主要问题之一。亚健康状态多产生于青春期之后，受教育程度高的人群组比普通人群组易患，女性多于男性，其中40％以上的患者不能正常工作和学习。在美国、澳大利亚、英国等国家都曾出现过此病的暴发流行，因而成为国际上医学研究的热点之一。

3. 什么是疾病？

(1)疾病的原因简称病因，它包括致病因子和条件。目前，虽然有些疾病的原因还不清楚,但随着医学科学的发展,迟早总会被阐明的。疾病的发生必然有一定的原因,但往往不单纯是致病因子直接作用的结果,与机体的反应特征和诱发疾病的条件也有密切关系。因此,研究疾病的发生应从致病因子、条件、机体反应性三个方面来考虑。

(2)疾病是一个有规律的发展过程。在其发展的不同阶段,有不同的变化,这些变化之间往往有一定的因果联系。掌握了疾病发展变化的规律,不仅可以了解当时所发生的变化,而且可以预计它可能的发展和转归,及早采取有效的预防和治疗措施。

(3)患有疾病时,体内发生一系列的功能、代谢和形态结构的变化,并由此而产生各种症状和体征,这是我们认识疾病的基础。这些变化往往是相互联系和相互影响的,但就其性质来说,可以分为两类,一类变化是疾病过程中造成的损害性变化;另一类是机体对抗损害而产生的防御代偿适应性变化。

(4)疾病是完整机体的反应,但不同的疾病又在一定部位有它特殊的变化。局部的变化往往是受神经和体液因素调节影响的,同时又通过神经和体液因素而影响到全身,引起全身功能和代谢的变化。所以,认识疾病和治疗疾病,应从整体观念出发,辩证地处理好疾病过程中局部和全身的相互关系。

(5)患有疾病时,机体内各器官系统之间的平衡关系和机体与外界环境之间的平衡关系受到破坏,机体对外界环境适应能力降低,劳动力减弱或丧失,是疾病的又一个重要特征。治疗的着眼点应放在重新建立机体内外环境的平衡及恢复劳动能力上。

4. 白领容易发生哪些疲劳?

由于职业特点,白领容易出现下列疲劳状态。

(1)视疲劳:连续数小时伏案看书、写作、使用电脑,双眼的调节功能较长时间处于紧张状态,易使眼睛产生疲劳。尤其是患有近视、散光、老花及其他眼疾，或体质虚弱的用脑者，更易导致视力疲劳，出现字迹模糊、字体跳动、头晕目胀、困倦欲睡等症状。预防此病的发生，除伏案工作时坐姿、桌椅、光线、视距等须适宜外，还应注意用眼时间不宜过长。一般在连续用眼1小时后休息10分钟，远眺一会儿或做眼保健操，对保护眼睛大有裨益。

(2)脑疲劳：脑力劳动是以大脑思维为主的工作。长期用脑过度，或从事力不从心、难以胜任的思维活动，脑神经递质消耗过多，易引起头晕、头痛、倦怠、胸闷、食少、失眠等症状。预防重在合理安排工作与休息，有张有弛，动静结合，不要经常熬夜，适当增加睡眠时间。出现脑力疲劳症时，宜冷水洗脸、听听音乐，投身于鸟语花香的大自然，参加休闲娱乐活动，并可适当多做些运动。

(3)颈疲劳：这是用脑族的一种职业病。脑力劳动者由于长期低头伏案工作，容易引起颈肌慢性劳损，表现为颈后酸痛，伴有头晕、出汗、肩部或上臂酸痛，左右旋转时头颈部疼痛难忍等。因此，伏案工作应每隔半小时抬抬头，站起来伸伸脖子，或前后左右转动一下脖子，最好有适当的时间休息和活动，以促进全身血液循环，消除颈部肌肉的疲劳。

(4)书写疲劳：长时间的伏案书写、绘图可能会引起手部正中神经、桡神经和尺神经共济功能失调，导致手指、手掌和前臂肌肉痉挛，发生手指、腕、臂部酸痛及发麻、僵硬，书写时手指震颤，笔画扭曲，字体歪斜，甚至无法握笔写字等。防范的措施是注意书写时间不宜过长，并利用业余时间多参加文体活动，如打篮球、弹琴等，有助于促进手臂和掌指关节、肌肉运动，改善局部血液循环，增强手部神经的传导、支配功能。

(5)污染引起的疲劳：由于复印机、激光打印机运作时的静电作用，空气中容易产生臭氧。人接触这种物质久了，可引起头晕、头痛、胸闷、咳嗽等症状。故应避免长时间使用打印机和持续过久地开启复印机，并保持室内通风，关机后到户外绿化区活动，多呼吸新鲜空气。

5. 白领,你是否健康?

每日面对工作的压力,白领的锻炼时间越来越少,你是否觉得最近的身体状况大不如前?快来检测一下吧!

(1)心脏功能测试:向前弯腰 20 次,前倾时呼气,直立时吸气。做运动前先测定并记录自己的脉搏,此为数据Ⅰ;做完运动后立即再测一次脉搏,为数据Ⅱ;1 分钟后再测,得数据Ⅲ。将三项数据相加,减去 200,除以 10,即(Ⅰ+Ⅱ+Ⅲ−200)÷10。如所得数为 0~3,表明心脏功能极佳;3~6 为良好;6~9 为一般;9~12 较差;12 以上,应立即就医。

(2)体力:如能一步迈两个台阶,快速登上五层楼,说明健康状况不错;如果气喘吁吁,呼吸急促,为较差;登上三层楼就感到既累又喘,说明身体虚弱。

(3)仰卧起坐测试:1 分钟为限,记录次数。20 岁,45~50 次;30 岁,40~45 次;40 岁,35~40 次;50 岁,25~30 次;60 岁,15~20 次为最佳。

(4)呼吸测试:在安静状态下,正常呼吸,记录每分钟的呼吸频率(一呼一吸为 2 次),下述频率为各年龄段的最佳值。超过或低于该数值者属于欠佳:20 岁,35~40 次;30 岁,30~35 次;40 岁,20~30 次;50 岁,15~20 次;60 岁,10~20 次。

(5)屏气测试:深吸一口气,然后屏气,时间越长越好。最大限度屏气,一个 20 岁健康状况甚佳的年轻人,可持续 90~120 秒;年满 50 岁的人,约 30 秒。再慢慢呼出,呼出时间 3 秒最理想。

6. 白领中的亚健康者有多少?

亚健康是指人体界于健康与疾病之间的边缘状态,无器质性病变,但有功能性改变。通俗地说,就是人们常说的"到医院检查不出病，自己难受自己知道"的那种状态。对我国十城市白领人群的调查表明，白领中处于"亚健康"状态的人占49%。医学专家、心理学专家提出，产生亚健康状态的根本原因是心理承受能力较差。

现在白领阶层，几乎每天都面临着新的挑战，精神压力很大。如果心理承受能力较强，及时调整心态，随时化解压力，就不会"积劳成疾"。反之，精神压力长时间积蓄，大脑超负荷运转，妨碍了大脑细胞对氧和营养的及时补充，使内分泌功能紊乱，交感神经系统兴奋过度，自主神经系统失调，导致脑疲劳，从而引起全身的亚健康症状，如全身无力，头晕眼涩，心悸气短，失眠健忘，上火便秘，没有食欲等。它还会降低人的免疫力，使人易患感冒和流行病。

找到病因，对症下药就不难了。让亚健康远离自己的最佳方法就是不断提高自己的心理承受能力。这是一个漫长的过程，不是一朝一夕就能完成的。

时刻告诉自己要努力，我能行。这是一种乐观向上的良好心态，也是一种健康的情绪，它会促进血液循环，有利于肺部气体交换，也有利于脑部轻松。

7. 白领防治亚健康如何出招？

（1）叩头：全身直立，放松。双手用手指轻叩头部，从前额向头顶部两侧叩击，再从头部两侧向头中央叩击。次数自定，一般50次左右。

（2）梳头：用木梳先直梳，从前额经头顶部到后部，逐渐加快。不要用力过猛，以免划破头皮。再斜梳。先顺头形梳，头发梳顺，再逆向梳，再顺头形梳。每分钟20～30下，每天1次，每次3～5分钟。

（3）击掌：两手前平举，五指伸开，用力击掌，越响越好。刺激两手上相应穴位，一般在20次左右。

（4）浴手：取习惯体位，心静神凝，耳不旁听，目不远视，意守肚脐，两手合掌由慢到快搓热。

（5）搓面：把搓热的手平放在面部，两手中指分别由前沿鼻两侧向下至鼻翼两旁，反复揉搓至面部发热为止。然后闭目，用双手指尖按摩眼部及周围。

（6）搓耳：耳郭上有很多穴位。用两手食指、中指、无名指三指，前后搓擦耳郭。次数视个人情况而定，一般以 20 次左右为度。

（7）搓颈：先用两手食指、无名指反复按摩颈后部的风池、风府穴，力量由轻到重，直到局部发热。

（8）腹式深呼吸：直立，两手叉腰，先腹部吸气。停顿片刻，慢慢呼气，直到吐完为止，再深深吸一口气，反复十余次。

（9）弯腰：双脚自然分开，双手叉腰，先左右侧弯数次，再前后俯仰数次，然后两臂左右扩胸数次。次数自定。

（10）散步：轻松、从容地踱步，把一切琐事暂时抛开，以解疲劳、益智神。

8. 预防亚健康如何从办公室开始？

造成亚健康的重要原因之一是缺乏锻炼。其实，健身不仅可在健身房进行，只要心里有锻炼意识，无论在哪里都能运动，比如办公室。

在办公桌旁有多种简单的健身运动可以尝试，稍微做几分钟就可能缓解压力、放松肌肉、恢复体力，如可以做几个瑜伽动作，注意力会更集中，情绪也会缓和不少。另外，跳跳绳，可以让肌肉更有平衡感。

在办公室里，要特别注意克服不良的坐姿，因为不良坐姿是造成肌肉酸痛的主要原因。另外，常需要伸手取物或弯腰取物的人，不可坐在椅子上取物，因为坐着转动的椅子上会伤背，不如站离座位去取。

合适的椅子让你坐上去脚底触地时膝盖恰好呈 90°,小腿要往前伸 5～6 厘米,如果双腿长时间往内收,会造成血液循环不顺畅。专家认为,不要坐得笔直,身体稍微往后靠,使脊柱自然弯曲,腰背部有椅背靠可减少酸痛。

9. 如何利用生物钟摆脱亚健康?

在自然界中,各种事物、景象均表现出奇妙的周期性节律变化。大量研究证实,所有生物——包括人在内——都有自己的"时间表",科学家们形象地称为"生物钟"。在人们的日常生活中,体力、情绪和智力也有这样规律的变化,掌握了这些规律对于学习、生活和工作都有很大的帮助。

熬夜时尽量增加环境亮度,多接受温暖的光照;白天"补觉"时,拉紧窗帘、严格避光。以上措施能帮助生物钟尽快调整到适宜的状态,缓解身体上的不适。

另外,必须保证白天睡眠的连续性,最好能拥有连续 3 个睡眠周期(约 6 小时)的睡眠。实在不行,就安排成两阶段的睡眠,"一长一短"或"一短一长",长的约 4 小时,短的约 2 小时。例如,熬夜前先睡 2 小时,熬夜后再睡 4 小时。

不过,也不必由于头一晚没睡,第二天就非刻意强迫自己睡上 16 个小时,这又是在和你的生物钟对着干,因为它通常会在你睡上 10 个小时后就把你叫醒。放心,其余的欠账,生物钟会在 1 周之内补够。当然,如果能使睡眠时间正常化,是最好的解决方法。

至于就餐,最好能保证少量多餐,不要依赖强迫晚饭和宵夜。否则,不仅破坏胃肠生物钟,还可能导致体重秤上的数字剧增。根据大多数人的生物钟,推荐如下就餐时刻表:8 时早餐、10 时上午加餐、12 时午餐、15 时下午茶、19 时晚餐。如果不能在 20 时之前吃晚餐,就在 18～19 时之间吃一些小点心,但晚餐的时候就要有所保留了。

对亚健康状态的人来说,首先要养成良好的生活习惯,把握好工作的度,身体力行,劳逸结合,全面均衡适量营养,加强体育锻炼,保持乐观向上的生活态度,35 岁后每年定期体检等。最重要的是,身体一旦出现不适,就应及时就诊,寻求医生的帮助。

10. 摆脱亚健康的最佳方案是什么?

处于亚健康状态的人,表现在躯体上、心理上、精神上,产生不适应感觉,如疲乏无力、心绪不宁、头痛失眠等,给人体带来很大痛苦,也就是社会上流传的一句俗话:"活得真累"。白领一族一方面要顶住生存和竞争所带来的巨大压力,另一方面要保持和周围事物的联系,在复杂的关系网中上班。对心理相对脆弱的人便随之产生健忘、失眠、烦躁、萎靡等一系列心理不适;而"早餐不吃、中餐快吃、晚餐大吃"或饮食欧美化的不良饮食习惯则是亚健康最主要的诱因。这里给大家介绍一些缓解之道。

(1)养成有规律的生活习惯,合理安排膳食结构。

(2)睡眠应占人类生活的 1/3 时间,它是最好的免疫力。

(3)劳逸结合,张弛有度。不能一直处于高强度、快节奏的生活中。每天抽出一段时间静坐,可以调整全身的脏器活动。

(4)每个人的生理周期都不一样,找出自己精力变化曲线,然后合理安排每日活动。

(5)人在社会生存,难免有很多烦恼,要想应对各种挑战,重要的是通过心理调节维持心理平衡。

(6)在上午光照半小时对经常萎靡、有抑郁倾向的人很有效。

(7)充分利用紧张工作中的零碎时间。可以找一种简单的锻炼方式,打球、慢跑、做操,也可以找一种怡情的放松形式,听音乐、画漫画、练字,循序渐进,持之以恒。

11. 为什么"星期一现象"不可轻视？

人们一般都喜欢把酒宴安排在星期五晚上，对身心健康带来了一定的压力，加上经过双休日两天彻底放松，无形中增加了星期一重新上班的心理压力，造成了星期一多发心肌梗死，来医院就诊人数增多的现象。

研究表明，在星期一因心肌梗死就医的人群，要比一星期中其他任何一天都多20％。因此，预防心脏病，消除"星期一现象"，要从身边生活小事做起。一是要消除心理压力，认真对待每一天，把星期一上班当做美好生活的开始，以平常之心对待一周的紧张工作。二是要做到劳逸结合。即使是双休日的两天休息，也要注意劳逸结合，有张有弛，放松有度，一切以身心愉悦为标准。三是要合理膳食。即使是周末朋友联欢会，亲友团聚，也要根据自身的身体情况，合理膳食，饮酒莫过量，确保身心健康。特别是有心脏病史的人，更要注意控制饮酒。

一旦出现了"星期一现象"，应及时到医院接受检查，听从医嘱，有针对性进行治疗，千万不要拖延病情或自我消化病情，否则后患无穷。

12. 如何应对白领工作倦怠"病"？

过度紧张会使个体出现疲乏、焦虑、压抑，工作能力下降，甚至身心衰竭现象等，这种现象即被称之为工作倦怠。

这种工作倦怠虽然不是病，但是对人仍然是有很大负面作用的。轻的是对工作失去兴趣，产生很强的疲劳感；严重的会出现嗜睡或者失眠、记忆力下降、精神恍惚、食欲缺乏，甚至有呕吐的情况。联合国的一份报告把现代人的这种不是疾病的状况称为"亚健康状态"。长期处于这种状态，也会诱发一些慢性疾病。现在很多发达国家都不再提倡延长工作时间，主张少加班、不加班，就是为了减轻员工心理上和生理上的不适。

工作倦怠与兴致勃勃的最大差别在于正确的态度。只要有正确的态度，就能化沮丧、挫败为乐观、自信与成功。事业上有一些起伏是正常现象，影响因素是很复杂的，也不完全是个人的问题，没必要太过介意，也没必要对自己太过苛求。对于因觉得工作对自己失去了挑战，单调重复的劳动而引起的工作倦怠，最好把工作内容按"重要"、"较重要"、"不重要"来分类，看看哪些工作可以不做，或是授权给更适合的人去做。找一些对自己有挑战性的，而且自己有兴趣的工作来做。

13. 如何积极休息？

人体的各种器官感到疲劳后需要积极休息。积极休息的方式可以是活跃在运动场上和休闲娱乐场所，也可以投身于大自然的怀抱，或是用另一种学习和工作代替现行的学习和工作。这种积极的休息方式很有效，许多伟人和名人都习惯于这种休息方式。

过好周末可有效地消除一周工作的疲劳，既有益于身心健康，又有利于下一周的工作和学习。可是，一些人周末比平时更忙，有一大堆衣服要洗，一大串鞋子要刷，送往迎来，累得精疲力尽。这种做法需要改进，过好周末的准则是：一要轻松，不要紧张；二要积极休息，不要睡懒觉；三要乐而有节，不可放纵；四要到大自然中去，不要闭守家门。只有这样，才能使体力恢复，疲劳消除，获得更充沛的精力。

睡眠被认为是一种消极的休息方式，但它对于恢复精力来说，是必不可少的，但不宜过度。人需要睡眠如同需要空气、阳光、水和食物一样，而且，睡眠是吃饭等所无法替代的。一些人为了争取时间，常常熬夜，牺牲睡眠时间，其实这并不值得。虽然睡眠花费了人生 1/3 的时间，但换来了旺盛的精力。因此，合理安排好睡眠，这是获得精力和提高生活质量的重要步骤。

在工作的过程中,安排一定的休息时间可以有效地防止疲劳。如果一直工作到很疲倦时才休息,疲劳就不容易消除,需要更长的时间才能恢复体力。伏案时,随时可伸伸腿、晃晃脑、抖抖胳膊,多做深呼吸,这些都有助于缓解疲劳;洗把脸、喝杯水,也都是消除疲劳的好方法。此外,也可以做一些简单的运动,如1分钟运动等。

14. 如何安排好作息时间?

亚健康状态的人在起居上要养成良好的作息习惯,早睡早起,劳逸适度。过度疲劳是损害健康、产生疾病的祸根,用透支生命的做法来赢得时间,是违背科学的,不宜提倡。许多人为了适应工作、学习的高节奏,或者沉溺于夜生活,经常超负荷地压缩睡眠时间,结果往往导致过度疲劳。这种状况以往多发生在中年人身上,现在有向青少年蔓延的趋势。一般的疲劳仅需安睡一夜即可消除,然而长期持续的过度疲劳就容易导致亚健康状态,它可明显削弱人体免疫机制,成为各种急、慢性疾病乃至癌症的温床;它还会损害人体心血管功能,导致心血管病变及造成神经和内分泌系统紊乱。更为可怕的是,这种疲劳对人体造成的损害是逐渐加重的,刚开始时,也许没有什么明显的征兆,一旦发病,往往使人猝不及防,有的甚至用生命作为代价。有了健康的体魄,才能更好地生活,透支生命往往是欲速则不达。因此,应当重视疲劳的消除,营造健康的生活方式。

据调查,现在青年人的平均入睡时间接近零点,比20世纪80年代推迟了约1个小时,结果青年人身体明显不如中年人,而且男青年身体普遍不如年轻女性。因为他们不仅仅是熬夜透支健康,伴随而来的还有不良生活方式,如饮酒、吸烟、看电视或网上冲浪,少部分人甚至通宵达旦。其结果是时常感觉疲劳乏力、头痛、注意力难以集中。因此,提倡早点儿上床,多做健康储蓄,不要提前支取美好年华。

一些人认为熬夜后休息一下就可恢复体力,但经常熬夜的人很容易出现亚健康状态。调查显示,在经常熬夜,尤其在熬夜同时又长时间使用电脑的人群中容易发生这种问题。

15. 白领女性面临的三大健康问题是什么?

许多白领女性在展现自身辉煌与荣耀的同时,也在无奈之中付出自己的精力和健康。"恐孩症"、"肠激惹综合征"与"肥胖症"这三个健康问题也随之困扰着广大都市白领女性并日益突出。

面对压力,我们应该怎样应对呢?一是要仔细地分析压力来自何处,以便制定相应的缓解压力的措施;二是要劳逸结合,合理安排工作和休闲,并勇于尝试各种有效的放松方式,为自己的情绪宣泄找一个出口;三是要加强自身性格的修养,处事不惊,加强专业知识的学习,不断接受新知识、新技能,就能轻松地应对自如。

女性 35 岁以后生育是属于高龄了,高龄妊娠与分娩的危险系数升高,年龄超过 35 岁的孕妇,妊娠后期易并发妊娠高血压综合征,不仅给孕妇自身健康带来危害,而且可致胎儿宫内发育迟缓。因此,想要孩子就应早拿主意。而且,在怀孕时和生产后,只要合理营养,坚持适宜的运动,就可防止和避免产后发胖。

为了工作,白领女士们有很多"机会"去应酬,一不小心就会因为应酬搞垮了身体。当不得已的应酬来临时,告诉你一个诀窍,第一就是回避,不会喝酒只会喝果汁,或是拿起酒杯沾沾嘴装装样子,每样小菜都吃一点,多吃点带叶的蔬菜,再吃一些面点类食品,少吃和控制食用高脂肪、高胆固醇类食物。在酒桌上来一点小小的抑制,防止和避免胃病、"肠激惹综合征"等疾病的侵袭。

有些人认为,不吃或少吃早餐,可减少热能的摄取而不至于发胖,或可减肥。其实,不吃早餐的人,常常到吃午餐时因为饥饿,就忘却了减肥而情不自禁地吃得过饱或是吃过多的零食,造成机体热能过剩,从而引起发胖。另外,不吃早餐还会造成低血糖,易患胆石症、胃病。因此,早餐是金,一定要吃好早餐,早餐要有足够的主食和高质量的副食,早餐所摄取的营养和热能不能低于全天的1/3,这样才有益于健康。

16. 白领女性的生活禁忌有哪些?

(1)忌超负荷工作:白领女性要注意缓解心理上的紧张状态,做到劳逸结合,张弛有度,合理安排工作、学习和生活,坚持体育锻炼。

(2)忌忧愁抑郁:气伤心、怒伤肝,心情不好应学会心理调节,尽量想办法宣泄或转移,如找好友聊天,一吐为快,或纵情山水,饱览祖国大好河山,使心胸开阔,热爱生活。

(3)忌盲目减肥:许多人千方百计想减掉自己体内多余的脂肪,减肥茶、减肥餐等各种各样的减肥措施令人眼花缭乱。减肥者想速见成效,拼命节食,结果是体重减轻了,身体却垮了。

(4)忌浓妆艳抹:化学品会严重刺激皮肤,粉状颗粒物容易阻塞毛孔,阻滞皮肤的呼吸功能。而且白领女性打扮过分,轻则与身份失去谐调,重则破坏自身形象以致影响工作。

(5)忌饮茶过浓:茶是一种有效的胃酸分泌刺激剂,而长期胃酸分泌过多,是胃溃疡的一个重要致病因素,所以,应适量饮茶,特别是过浓的茶,或在茶中加入少量牛奶、糖,以减少胃酸的分泌,保护胃黏膜免受或减轻胃酸的刺激。

(6)忌吸烟解闷:吸烟女性心脏病发病率比正常人高出10倍,使绝经期提前1～3年,孕妇吸烟所产生畸形儿是不吸烟者的2.5倍,青年女性吸烟会抑制面部血液循环,加速容颜衰老。

(7)忌借酒消愁:只顾闷头苦饮的结果往往使大量酒精进入人体,首先是神经系统受损,失去自制力,更为重要的一点是,青年女性醉后极易遭到性骚扰,这是很危险的。

(8)忌见异思迁:对朝夕相处的夫妻来说,如果经常争吵、不和、斗气、互不相让,则会导致内分泌系统功能紊乱,内脏器官功能失调,患上各种身心疾病,以致未老先衰,缩短寿命。请记住:忠诚美满的婚姻是健康美容的最佳良方。

17.30 岁左右的白领女性如何保健?

(1)妇科检查每年做一次:除了检查癌症迹象外,还应检查有无任何可导致不孕症的感染。这个年龄段是子宫肌瘤的高发期,它虽属良性肿瘤,但会干扰怀孕和妊娠。

(2)乳房的自我检查每月做一次:这是一种可救命的自我检查法。除了检查乳房,这个年龄段还应控制体重,因为研究表明:体重每增加 0.9 千克,患乳腺癌的机会就增加 23% 左右。

(3)全面体检每 3～5 年进行一次:假如胆固醇水平超过正常值,则应每年复查一次,并建议做一次心电图,检查有无心脏病的迹象。

(4)皮肤癌的自查每年一次:这个年龄段是体表痣最多的时候,因此要格外留意。

(5)皮肤癌检查每 3 年做一次:其发生过程可以长达 20 年以上,只要早期发现,90%～95% 的皮肤癌是可以根治的。

(6)牙科检查每半年一次:35 岁以上的人约 3/4 患有不同程度的牙床疾病。而牙床疾病正是牙齿脱落的最重要的原因。此外,牙根疾病也是很严重的。

(7)量血压每 2 年一次:女性在 35 岁后血压开始逐渐增高,主要原因是因妊娠而使体重增加,饮食习惯改变及缺乏活动。如发现血压偏高要及时调整饮食,进行健身运动,必要时使用药物控制血压,以免发生高血压性肾病、眼疾等合并症。

(8)视力检查每 2～3 年一次:视力并不一定随年龄的增长而衰退(孕妇是个例外,因怀孕时的水潴留,可发生暂时性视力下降)。佩戴隐形眼镜的人尤其要注意保持眼部湿润。还应注意佩戴墨镜,阳光中的紫外线是引起白内障的元凶,须时时提防。

(9)免疫接种必须及时进行:从未接种过破伤风疫苗的人,一旦发生伤口较深的创伤,一定要看医生,以防止致命的破伤风。

18. 中年女性白领会有哪些疼痛?

白领女性们稍微上了一点年纪,就会有许多疼痛缠身,而且挥之不去。

疼痛有许多种,可按照部位、病名等划分。仅按照速度可分为两种。感觉尖锐的痛是由神经传送,秒速可高达 30 米。另一种疼痛也叫做隐痛,通常持续较久,传导速度则慢得多,大约每秒 0.6 米。

身体各部位对疼痛的敏感程度也不一样,有学者得出的科学数据是:眼睛对疼痛的敏感度是足底的 1 000 倍,原因是眼睛特别需要避免受伤。每平方厘米的脚底可以承受 200 克的痛,但眼角膜只能承受 0.2 克。

各种疼痛发生的时间也有很大差别。比如,深受慢性关节疼痛之苦的人在天气变凉或转为阴湿时,特别容易感觉疼痛。正如有人戏说:我的身体预报天气要比气象台准确得多。

有些疼痛还不容易被察觉,如麻风、糖尿病、酒精中毒、神经病变等也可能使人对痛觉不敏感而造成严重的伤害。

疼痛的原因数不胜数,中年女性的最大疼痛威胁是骨质疏松,但是也有的是因为多年的生活习惯被改变而产生的疼痛。习惯喝咖啡的人,早上没有喝咖啡或突然戒掉咖啡,有时也会引起阵阵头痛和疲劳。

19. 如何减轻你的疼痛?

(1)神游一下:想象自已坐在凉爽、微风轻拂的山间,坐在水边;或想象你走到晴朗的海边,沙子从足趾间流过,想象其中的气味和声音。神游会让你平静下来,放松肌肉,甚至促进血液循环。

(2)发挥想象的神奇力量:有时候,想象也可以帮你战胜疼痛。曾经有一位病人,将头痛想象成一个大火球。头痛发作时,他就想象这个火球被挡在玻璃墙后,然后慢慢在它的周围建造一幢冰屋。如此一来,头痛常会慢慢消失。

(3)反复念诵,缓解情绪:在压力和怒气上升时,头也会痛,那么,怎样才能平静下来呢?首先找个安静不受干扰的地方。躺下来垫个枕头,让自己感到舒适。开始呼吸,同时随着每次呼气,在心中重复一个字句,有没有意义都可以。如此持续 10~20 分钟。经常练习,你就会知道如何轻松渡过难关。

(4)分散注意力:疼痛本来就是要强迫你注意身体的问题。但是过度的关注,反而会加重疼痛。注视天花板,专心呼吸、欣赏美丽的图画,甚至看电视、散散步,都可以让你忘却身体的不舒服。

(5)一次放松一个部位:每天给自己一段安静的时间,让肌肉放松,心情缓和。

(6)睡前抛开压力:为了避免疼痛,每天晚上都要好好地睡一觉。但是忧虑、恐惧和压力可能让你翻来覆去彻夜难眠。睡前把烦恼抛开吧!睡前运用放松技巧,可以使人睡得更熟、更安稳。如果放松技巧不行,不妨把脑中盘算的事情全写在纸上,也是减轻压力的好方法。

20. 白领女性如何防背痛?

当脊柱处于自然直立的位置时它是最健康的。不良的姿势,如低头垂肩地坐在椅子上,俯身趴在书桌上,都会使脊柱偏离正常位置,将过多的压力压在背部肌肉上。当你坐下时应尽力保持良好的姿势。

另一种帮助保持良好姿势的方法就是坐下时将一个小枕头或者靠垫放在背下部的脊柱部位,这可以为背下部提供支撑,减轻对肌肉的过多压力。尤其当你坐在沙发上看电视或长距离行车时，记着给自己买个腰枕，并经常变换靠背的倾斜度。

在办公室久坐的你，需要至少一个小时站起来活动一下。如果你无法离开办公室，试着将文件夹等物品放在你必须站起来才能取到的位置，或者有意识站着接听电话，午饭后休息时散散步。

对伏案工作的人来说，伸展背部可以防止并减轻背痛。坚持在工作时每隔15分钟站直身体，将双手置于后腰上，向后倾身。伸展时动作应该缓慢而平稳。

提一只箱子、一袋食品，都可能引起背痛。当你提东西时，将它尽可能与身体接近。不要伸直手臂或弯腰拾起物品，应尽量保持背部竖直，然后弯曲膝部蹲下拾起。手袋不要超重，如果你习惯在手提袋里塞满杂志、化妆品、钥匙、钱包等，请减轻手袋的重负。手袋超重会明显增加背部负担，引起背痛。建议你使用双肩背包，它会使重量在背上均衡分布。

平躺时膝盖下垫个枕头，以保证颈部和脊椎处于同一水平线；如果是侧卧，保持膝盖弯曲。但无论如何必须使用低厚度的枕头，因为高枕头会迫使颈部向上形成一定角度，从而使脊柱弯曲。

防止背痛的一个办法是维持理想的体重。如果你超重的话，肌肉会处于不良状态。建议你每周进行 4 次 20～30 分钟的有氧健身运动，并注意饮食结构，多吃低脂肪、有营养的食物。

21. 白领女性如何重视亚健康症状？

成天忙于事务性工作的白领女性，像上了弦的发条，难得停下来休息，对于身体时常出现的异常情况，视若无睹。殊不知，常年无休止的工作和因工作带来的紧张压力正在侵扰女性身体。如出现以下症状，要引起你的格外重视：

(1)头痛：经常一跳一跳的头痛，或像有东西缠着头部般绞痛，并伴有眩晕现象。工作中用眼过度、长时间专注于电脑屏幕、睡眠不足、压力太大等都是导致头痛的直接原因。易患人群为文秘工作者,尤其是经常操作电脑的人,佩戴度数不合适的眼镜或隐形眼镜的人。解决方法是放松心情和身体,间或闭上眼睛或到室外做些简易舒展运动,打开窗户让室内空气流通。

(2)颈、肩部酸痛:颈部僵直、两肩酸麻、精神萎靡。原因是运动少、压力大令肌肉紧张、血气运行差,肌肉毛细血管形成淤血而致酸痛。易患人群为文职人员及到处游说的营销员。最好在每天睡觉前泡个澡,令患处温热。避免长时间采用同一姿势,或用手轻揉患处,不要让肩膀受凉,适当地做运动。

(3)腰痛:除疼痛外,腰部变沉、发胀、变硬,严重者起不了床。女性较男性易腰痛。因女性骨盆内器官比男性复杂,脊柱承受的负担过重,较易患腰痛。易患人群为经常穿高跟鞋、腹部赘肉过多、原来运动但突然停下来的人。若是轻微腰痛,只需要按摩或伸展筋骨并好好休养即可。若是严重腰痛,不可强力按揉,可以浸浴或以磁疗令腰部温暖、血流顺畅。

(4)眼睛疲劳:眼皮沉、刺痛、黄昏时看不清电脑荧光屏上的图像文字。原因是佩戴度数不合适的眼镜或隐形眼镜、压力太大、电脑画面与办公室亮度差别太大。此外,眼睛干涩也是导致眼睛疲劳的主要原因。易患人群为文秘人员、眼疾患者、低血压、睡眠不足的人。用眼时要有意识地眨眼,补充泪液。此外,应选择适当的眼药水滴眼以防干燥。

(5)便秘:若2~3天没有大便,但没有感到不适,这并非便秘;若只有一天没有大便,却感到不适,这就是便秘。女性较男性易便秘。便秘会导致皮肤粗糙、心情烦躁、患上痔疮。多吃蔬菜,补充食物纤维;跳绳可锻炼腹肌,帮助排便;每天清晨喝一杯清水或盐水,有助于胃肠代谢。

22. 白领如何面对休假恐惧症？

如果发现自己时刻惦记工作，放假也得不到全身心的休息和放松，就应该考虑及时进行心理方面的调整了。

心理调节主要在两方面：一是要调节自己的认知。有这样症状的人往往具有很强的事业心和责任感。所以，要降低对自己的要求和期望值，不再把工作视为自己人生价值的惟一表现，注意事业与家庭之间的平衡。二是要有意识地减轻工作压力。自己不妨列出一份工作日程表，先将自己现时的所有工作项目和工作时间一一写明，然后考虑哪些可以完全放弃，或至少暂时放弃，哪些可交由他人或与他人合作完成，订出新的工作日程表。

长假要充分利用，好好放松，对于那些来自外地、兴趣不广泛的白领要注意调节自我，可以到附近的公园或者郊外呼吸呼吸新鲜空气，因为若一个人待着，难免因太孤独产生忧伤情绪，进而导致恐慌心理。此外，要培养适合自己的兴趣爱好，如抓紧一点一滴时间，通过听音乐、闭目养神等方式将紧绷的神经放松。

23. 白领如何面对节后懊丧症？

患上这种病的人，一是因为假期时玩得太疯，不仅没有起到调整身心的目的，反而身心疲惫，以至影响了工作。二是因为有的人回顾假期，突然发现花了那么多钱，甚至远远超过了预期，就会沮丧不已。心想如果是在上班，不仅不用花钱还能挣钱，这样里外就会损失很多，真是不划算。而还有的人甚至在假期之中也没有好好放松过，到了假期即将结束时就更感到抑郁，一想到又要面对枯燥的工作，面对那些人和事就心烦，恐惧上班，甚至在上班当天想要逃避，不愿起床。

终于有了大把的时间可以支配，尽兴出游，尽情狂欢，恨不得每一天每一分钟都排满，这样并不能达到休假的目的。休假一定要适度,不要把假期活动安排得过满。理想的状态是在上班前一两天,就能结束假期旅行,以便把自己的生物钟和精神状态都调整到正常。例如,可以在家考虑一下工作上的事情,或做一份工作计划,上网浏览最近的邮件等,以便让自己逐渐进入工作状态。

休假内容还应根据自己的实际情况来安排,花费更应该在能够承受的范围内,超前消费反而会增加压力。如果假期不打算出去旅行,而是打算在家里度过的话,就要尽量的按时作息,尽可能保持生物钟基本不乱,使自己能够保持正常的状态,避免在上班之后出现不适应。

刚上班出现烦躁不安、注意力不集中,或是还处于兴奋状态、失眠等,是因为出现了适应障碍,过一两天就应该消失。如果持续一周,最好去看医生。对于那些暂时实在不能进入工作状态的人,也要硬着头皮按时间表进行。一旦开始工作,你投入进去了,就会发现工作并不像你想象中的那么烦人,甚至可能焕发出新的工作激情。

24. 白领如何面对肌肉骨骼失调综合征?

现代社会环境下,肌肉关节疼痛、腰酸背痛的经常性干扰已成为人们的主要健康问题之一。在西方国家,称这种较普遍的慢性劳损产生的疼痛为"肌肉骨骼失调综合征"。

这些日常体痛在临床上的表现有几种:颈肩综合征——指颈肩部的肌肉扭伤、痉挛,如在电脑前工作一段时间后,会感觉颈、肩部酸痛,脖子僵硬转动困难。腰背部劳损——指腰、背部肌肉群的扭伤、痉挛,韧带扭伤,以及同时存在的关节问题和椎间盘突出。手和手臂部的疼痛——指因这些部位的肌肉和组织发生炎症所产生的疼痛。腕管综合征——指手指和手掌断断续续发麻、刺痛,手掌、手腕或前臂不时有胀痛感觉,拇指伸展不自如,且有痛感,严重时手指和整个手部都虚弱无力。其他还有颈肩筋膜炎、网球肘、腰腿关节痛、足底筋膜炎、牙痛、女性痛经等。

疼痛影响人们的生活质量,这些疼痛早期表现为充血、水肿,如不及时处理,或反复发作,会造成局部纤维化,而骨性关节炎则会出现关节软骨的破坏。长期下去,疼痛加剧,抽筋,发麻,动作笨拙,连开瓶盖这样的简单活儿也做不了了。

发生非感染性体痛之后,要及时处置,千万不能硬挺。如果运动中身体某部位感到疼痛,应立即停下,让肌肉放松。如果受伤部位发生肿胀,可在48小时内用冰敷减轻肿胀,切忌用热毛巾敷伤处,以免造成伤处更肿胀而导致组织的进一步损伤。然后,在患处选择外用非甾体类消炎镇痛药,尤其是渗透力强的品种,剂量要用足。如是肩颈疼痛、腰酸背痛、手肘疼痛,或因阴雨天、空调引起的肌肉关节痛等长期慢性疼痛,也要及时敷用缓释剂型的消炎镇痛药。同时,要坚持适度的运动,使全身肌肉放松,以免疼痛加剧。

25. 白领,你有新综合征吗?

随着生活方式的不断改变,以及工作节奏的加快,五种新的综合征正侵袭现代都市白领。

(1)光源综合征:许多人在办公时习惯把灯全部打开,把整个室内照得亮亮的,殊不知灯光也会给人带来伤害。人在灯光下,时间一长就会造成视神经疲劳,且灯光缺乏阳光下的紫外线,使缺钙所致的老年性骨折、婴幼儿佝偻病不断增多。有专家认为,荧光灯发出的强烈光波,会导致生物体内大量的细胞遗传变性,灯光的过分使用无形中扰乱了生物钟,造成人体心理节律失调,精神不振。

(2)夜餐综合征:夜晚支配胃肠道功能的副交感神经活动较白天强,胃肠道对食物消化吸收能力也强,因而夜生活中,经常进食过多的高热能食品,容易引起肥胖、失眠、记忆力衰退、晨起不思饮食等症状。还由于夜间睡眠不足,人体生物钟被干扰,神经系统的功能发生紊乱,容易诱发神经衰弱、高血压、溃疡病等。

(3)熬夜综合征:城市夜生活的丰富多彩,吸引了更多人加入夜生活的行列,使一部分人逐渐开始形成了晚睡觉的习惯,甚至熬夜,睡眠不足者增多。临床已证实,长此以往,会导致人体神经系统、内分泌系统紊乱,继而出现食欲缺乏、失眠等症状。

(4)盒饭综合征:工作节奏的加快,使都市白领越来越多地依赖盒饭,这给人们的健康带来隐患。因为经营盒饭的摊点,缺乏食品卫生条件和营养常识,常常使用浓重的调味品,经常食用这种盒饭容易上火,出现咽痛、口腔溃疡、牙痛、腹胀、便秘等症状。另外,对一些不新鲜的肉品多采用炸、煎,长期食用容易患上肠胃不调疾病。

(5)时间综合征:时间综合征是指人们对时间的反应过于关注而产生的情绪波动、生理变化现象。时下,快节奏的现代生活,使都市白领感到时间越来越不够用,对事业的专注使人对紧迫的时间感到焦躁不安、紧张过度,这样会引发心率加快、血压升高、呼吸急促等症状。

26. 白领如何冬季养生?

冬日里看看周围的同事,不少人嘴角上起疱,这是因为天气骤然转冷而嗜食火锅之故。所以说,冬季食补虽应以温补为主,但燥热之物一味多食易生内热,此乃冬日饮食一忌。

穿高领羊毛衫在电脑前坐久了,是不是比平时更加感到颈肩酸痛、呼吸不顺畅?这叫"高病",冬季坐办公室的人要特别注意,再怕冷也不要穿太高太紧的高领内衣或毛衫,否则容易压迫颈动脉引起脑组织供血不足,昏头昏脑的你工作效率怎么会高?

从暖气或空调充足的办公室出去更容易伤风,所以不要因为外头天寒地冻就整天门窗紧闭,要经常开窗,保持空气流通。上下班只要不耽误考勤就应该尽量多走几步路,在清冷的空气中锻炼耐寒力。

上班时经常摸键盘,与来访者握手,白领应该比在家里更频繁地洗手,常有一些白领女性中午不洗手就匆匆来到食堂,说是怕洗手多了皮肤"皴"。很简单,一支护手霜就可以让你讲究卫生与保养玉手二者兼得。

冬天从办公室窗口望出去,草木凋零,雨雪纷纷,触景容易使人抑郁不欢,心情压抑。但聪明的人会想办法保持心境平和,爽朗乐观,休息时听听音乐,回到家里做一些自己有兴趣的家务事,比如装点居室,在不知不觉中你已经拥有了一份宁静的心绪。

27. 时尚白领如何健康饮食?

(1)早餐一定要吃,谷类、水果、蔬菜等类,都要充分均匀地分配于三餐食用。现代人习惯于每顿吃八成饱,尤其是晚餐更不能吃太多。少量多餐的做法,是避免一次大量进食后,身体会分泌较多的消化酵素,然后使吃入的食物吸收、消化的速度更快,饿得更快。

(2)吃东西避免盐分的过多摄取,盐分摄取太多对身体不好,易患心脏病、高血压、糖尿病、肾脏病,每天所摄取的食盐只要5克就足够。

(3)吃粗粮有益健康,但要注意粗细搭配,要求市民食物要多样化,"粗细粮可互补";粗粮与副食搭配,粗粮内的氨基酸含量较少,可以与牛奶等副食搭配补其不足;粗粮细吃,粗粮普遍存在感官性不好及吸收较差的劣势,可以通过把粗粮熬粥或与细粮掺起来吃解决这个问题。

(4)健康饮食搭配,应保证粮食足量,男性每天应摄入糖类400克,女性300克,其中应适当增加薯类粮食的比重。借鉴世界营养学家广泛推荐的地中海膳食结构,土豆为主的薯类食物每天应摄入170克,蔬菜、水果摄入300~400克,奶类每天保证摄入200克,多吃鸡、鸭、鹅、兔和鱼肉,少吃猪肉。

28. 时尚白领如何合理运动？

合理运动有利于减肥和增强身体耐力。

(1)最好的减肥运动：滑雪、游泳。由于手脚并用，所以效果最好。如果你正当壮年，也可以选择拳击、举重、爬山等运动，对消耗脂肪特别有效。

(2)最好的抗衰老运动：跑步。试验证明，只要持之以恒坚持健身跑，就可以调动体内抗氧化酶的积极性，从而起到抗衰老的作用。

(3)最好的健美运动：体操。只要持之以恒进行健美操和体操运动，加强平衡性和协调性锻炼，就会收到明显效果。

(4)最好的健脑运动：弹跳。凡是增氧运动都有健脑作用，尤其以跳绳等弹跳运动为佳，可促进血液循环，起到通经活络、健脑和温肺腑的作用，提高思维和想象能力。

(5)最好的防近视运动：打乒乓球。对于增加睫状肌的收缩功能很有益，视力恢复更明显。微妙在于打乒乓球时眼睛以乒乓球为目标，不停地远、近、上、下调节和运动，不断使睫状肌放松和收缩，大大促进眼球组织的血液供应和代谢，因而能行之有效地改善睫状肌的功能。

(6)最好的抗高血压运动：散步。据研究，可供高血压病人选择的运动方式有散步、骑自行车、游泳。散步通过肌肉的反复收缩，促使血管收缩与扩张，从而降低血压。

29. 时尚白领如何摄足水分？

每天喝水的量至少要与体内的水分消耗量相平衡。正常人每天至少需要喝 1 500 毫升水，大约 8 杯。通常每个人需要喝多少会根据活动量、环境、天气而有所改变。从健康的角度来看，白开水是最好的饮料，它不含热能，不用消化就能为人体直接吸收利用。一般建议喝30℃以下的温开水最好,这样不会过于刺激胃肠道的蠕动,不易造成血管收缩。含糖饮料会减慢胃肠道吸收水分的速度,长期大量地喝含糖饮料,对人体的新陈代谢会产生一定不良影响。像橙汁、可乐等含糖饮料口感虽好,但不宜多喝,每天摄入量应控制在一杯左右,最多不要超过200毫升,而对于糖尿病人和比较肥胖的人来说,则最好不要喝这类饮料。纯净水和矿泉水等桶装水由于饮用方便深受现代人青睐。但是,喝这些水时一定要保证卫生,一桶水最好在一个月内喝完,而且人们不应把纯净水作为主要饮用水。

30. 白领如何保健康？

　　白领由于工作原因,往往缺乏运动,晒太阳的机会少,并且工作姿势比较单一,一般以伏案工作或在电脑前工作为主。长期处于这种状态,会造成脂肪堆积,骨质疏松、颈椎腰椎不适,由于用脑量比较大,很可能会造成睡眠障碍等。

　　伴随办公自动化、环境恒温化日渐普及,办公室衍生的职业病也多了起来,如视疲劳、颈椎病、腰腿痛、痔疮、失眠等。

　　白领应注重定期体检,着重检查血压、血糖、血脂和血黏稠度。适当增加运动,如果工作较忙,在工作间隙应多走动走动;因长时间使用电脑,要注意补充维生素A,少食油腻食物,多吃水果蔬菜;要放松心情,调节紧张情绪;尤其在夏天,应多饮糖盐水(水中加少量的糖和盐)以补充体液。总之,最重要的是做好身体调节,一般不需服药。

　　因平时接触电脑时间较长,用眼过度,体内维生素A大量消耗,造成眼睛干涩、脱发。因此,平时饮食应注意补充含维生素A及胡萝卜素较高的食物。

　　长期坐办公室的人,应注意对肩部和腰部的锻炼。早晨5分钟热身,着重全身关节预热,然后可选择跳绳或踢毽等运动;双手持哑铃,进行前平举——颈上推举——俯身侧平举运动。每种动作做三组,每组 15～20 次,组间歇 60 秒;进行垫上腰部运动,"俯身两头起"做 4 组,每组 15 个,如腰部有伤者(轻度腰椎间盘突出等)可做仰卧的提臀绷腰起,做 3～4 组,每组 15～20 次。

第二章 工作环境与健康

1. 久坐办公室会带来哪些健康问题？

(1)血液循环差：人体内的亿万细胞要靠血液的流动来完成其新陈代谢功能，而久坐者，血液循环减慢，使身体内静脉回流受阻，引起肌肉酸痛、僵硬、萎缩，甚至丧失力量；使直肠肛管静脉容易出现扩张，血液淤积后，致使静脉曲张，并可能患痔疮，发生肛门疼痛、出血，甚至便血等现象，长此则会导致贫血。妇女还因盆腔静脉回流受阻，淤血过多导致盆腔炎、附件炎等妇科疾病。

(2)颈椎问题麻烦大：人体骨骼中，各关节连接处只有通过运动这惟一的方法才会产生一种黏液，以防止骨骼间相互磨损。而久坐少动者的骨连接处无法产生这种黏液而变得干燥，继而引发关节炎和脊椎病。久坐不动不仅会引起颈椎僵硬，影响了颈椎动脉对头部的供血量和推动，使人体的正常生理弯曲被破坏，失去了体态美感，而出现弓背或骨质增生；久坐还使得整个躯体重量全部压在腰骶部，压力随承受面分布不均，会引起腰、腹、背部肌肉下垂、疼痛，脊椎肌肉也因循环欠佳而失去弹性出现痉挛现象。

(3)心、脑血管藏隐患：久坐少动者，热能消耗自然就少，人体对心脏工作量的需求随之减少，由此引起血液循环减慢，心脏功能减退，血液在动脉中容易造成沉积，以致出现心肌衰弱，易患动脉硬化、高血压、冠心病等心血管疾病。由于身心状况是相互影响的，久坐会使精神压抑、头昏眼花、倦怠乏力，有时还会引起烦躁上火，出现牙痛及咽喉疼痛、耳鸣及便秘等症状。而大脑会因身体活动少,引起供血不足,出现头晕或头、脚麻木等不适之症状,长此下去易致慢性眩晕、脑卒中等。

(4)消化系统会紊乱:久坐不动者会将每日正常摄入的食物,聚积于胃肠,使胃肠负荷加重,长时间紧张蠕动也得不到缓和,长此以往可致胃、十二指肠球部溃疡、穿孔及出血等慢性难愈顽症。而食物中的脂类,淀粉等物也由于久坐少动,而过多地转变为脂肪,导致肥胖。久而久之,身体内各大、小动脉管内壁就将淤积大量脂类、致使全身组织、系统供血不足,加速以上疾病的发生,造成恶性循环。鉴于久坐不动易发生如此之多的疾病,凡因工作需要久坐的人,一次不要连续超过 8 小时,工作中每隔 2 小时应进行一次约 10 分钟的活动,或自由走动,或做操等,以避免发生上述疾病。

白领易患神经衰弱、高血压、心脏病、胃病、消化不良、便秘、痔疮等疾病。

2. 为什么久坐办公室会百病丛生?

随着现代科学技术的发展,人们的劳动强度逐渐下降,处理信息的工作量日益增多,在办公室工作的人数比例日趋上升,从"站着干"到"坐着干",这是现代文明的重要标志。

经常俯首于办公桌的人,胸廓活动受到限制,心肺功能得不到正常的发挥,患心血管和肺部疾病的机会就会增多。头部长期处于前屈位,颈部血管受压,颈部肌肉就会呈紧张状态,局部血液循环不够流畅,使大脑的血液和供氧量减少,就会出现疲乏、头昏脑涨、哈欠不止,记忆力和思维能力减退,使工作效率下降,时间长了,还可能发生神经衰弱。长期低头工作,颈椎间的平衡失调,颈部的韧带、肌腱、腱鞘得不到应有的松弛,就会形成颈椎骨质增生,颈项韧带钙化、骨化,颈项随之僵硬变直,出现类型不同的颈椎病。部分病人在肩胛间区、肩部和上臂部有间歇性麻木感,枕后、颈周、颈胸交界处、双肩胛间区,有局限或广泛压痛,少数患者在这些区域又感觉迟钝,但无头颈运动障碍。

另外,久坐还常使腹部肌肉松弛,腹腔血液供应减少,胃肠蠕动变慢,各种消化液的分泌也少于正常水平,导致消化功能减退,食欲缺乏、腹部胀气和便秘。久坐办公室,下肢屈曲且活动少,腿部肌肉得不到锻炼,静脉回流不畅,时间长了,下肢静脉和直肠附近的静脉丛经常淤血,这是形成下肢静脉曲张和痔疮的重要原因。

年轻男性常坐办公室,臀部皮肤分泌腺常受堵塞而易生疖和毛囊炎。另外,使得患糖尿病、胆结石、心血管疾病的机会明显增加。据报道,久坐办公室引起的便秘,以及免疫功能减退,使人患结肠癌的发病率大幅上升,所以有专家把肠癌称作"办公桌工作癌"。

为了防止办公室疾病,可以采取以下措施:①坚持户外活动,一个小时休息一次,到处走走,以调节神经、改善视力、减轻疲劳。②经常开窗通风换气,不要老在空调房间里坐着。③改善工作照明,美化环境,使自己的工作环境清静优雅。

3. 什么是白领综合征?

白领综合征是专家从心理、身体和社会三方面,对白领族做的一个全面诊断结果,对一向自我感觉良好但已有身心疾病隐患的白领族而言,这无疑是给他们扔下一枚重磅炸弹。多数白领正值壮年,进入新陈代谢的高限阶段。因此,他们反映出来的不适症状都具有成人病的特点,同时又具有显著的"白领特色"。其典型的症状表现为:

(1)疲劳:疲劳是指机体由于缺血、缺氧而使体内糖类的无氧酵解增加,产生大量乳酸,堆积在机体各个组织间隙,出现肌肉酸痛和疲乏无力,导致机体器官系统功能应激力和反应力下降的一种状态。疲劳使机体的生理过程不能将身体功能维持在一定的水平,最终可导致身体衰弱,抵抗力下降,并引发各种疾病。由于长时间处于高强度、快节奏的工作中,缺乏必要的休息和适当的调整,疲劳理所当然成为白领族易发的最主要的症状。

(2)记忆力减退:记忆是大脑的高级功能,通过大脑的海马区细胞群的作用来实现。记忆力的好坏通常可以作为判断一个人聪明程度、智商高低的标准。正常人记忆力个体差异很大,只有通过与本人过去相比较,发现其记忆力明显不如从前,才能确定为记忆力减退。脑力劳动强度过大是白领族工作的主要特点,加之巨大的压力,使白领人士时常因为脑疲劳而导致记忆减退。这是一个危险的信号,其恶性发展可能导致痴呆症。

(3)缺氧:缺氧产生的原因包括:①外界供氧不足。②人体对氧吸收利用率低。③机体对氧的需求增大。其后果在短期表现为胸闷、气短、疲倦、反应迟钝;长期缺氧则易导致细胞萎缩、死亡,导致器官病变。人的心脏和大脑是耗氧量最大的器官,所以白领对氧的需求相对较高,而相对封闭的工作环境又使白领难以呼吸到新鲜空气,缺氧的现象便十分突出。

(4)免疫力低下:免疫力低下是指因各种因素使人体对体内、外致病因素的反应力低下和抵抗力降低,它是导致机体感染和疾病迁延不愈的重要原因。环境污染、压力巨大和营养不均衡是导致免疫力低下的主要因素。特别是白领,因为工作紧张和生活无规律,疲劳的身心不能得到及时有效的休息、恢复和营养得不到及时补充,免疫力降低较为明显。白领者多患感冒、肝炎等传染性疾病就缘于此。

(5)维生素和无机盐缺乏症:对白领者而言,主要是缺乏不能在体内长期储存的水溶性维生素和部分无机盐的吸收不良,由此而出现系列的维生素和无机盐缺乏症,如食欲缺乏(缺乏维生素 B_1),眩晕、失眠(缺乏维生素 B_2),精神恍惚(缺乏维生素 B_{12}),贫血(缺乏维生素 C、维生素 B_{12}、叶酸、铁等)。此外,因脂溶性的维生素 D 的缺乏,从而出现钙的吸收不良所导致的骨质疏松症在白领中也比较普遍。此外,对大多数中国人而言,还存在不同程度的无机盐缺乏现象,而白领者则因其需求的相对旺盛和饮食上的相对单调,无机盐的缺乏便更严重一些。如贫血、骨质增生、免疫低下等,很大程度上是因缺铁、钙、硒等所致。

(6)特殊症状:就白领而言,除了上述较典型的一些症状外,其中也存在因年龄、性别、工作环境的不同而导致的有个体差异的症状,这在某些白领人群的身上反应还特别突出。①睡眠不佳。失眠、睡眠过多,跨地区时差反应等使许多白领深受其害。长期睡眠不足会导致机体各系统功能严重受损,阻碍大脑正常活动,使注意力、思考力下降。白领长期的精神紧张,作息时间无规律,夜生活较长或出差较多等都是导致睡眠障碍的重要因素,更有人因此而服用安眠药并欲罢不能,陷入依赖安眠药来维持睡眠的怪圈之中。②肥胖。肥胖是由于进食热能多于人体消耗热能而以脂肪的形式储存于体内,使体重超过标准体重。肥胖会加重心脏负担,增加心血管系统疾病的发病率并危及人体的健康。时下经常可见一些大腹便便的白领族,他们多因工作需要或个人胃口嗜好而“暴饮暴食”,但又不愿做运动,导致高热能食物的大量摄取和运动量的降低,结果必然是“肚量”的扩大。③吸烟的危害。中国拥有 3 亿烟民,其中不乏白领,而且白领族中的烟民大多是“中毒”极深的瘾君子。因尼古丁的刺激而导致体内维生素 C 的含量不足,呼吸道的损伤是非常严重的。白领者吸烟的动机大多是为提神醒脑、刺激神经,以提高工作效率。而这样做的代价无疑是相当沉重的,近至维生素 C 的缺乏、呼吸系统和神经系统功能的失调,远至肺癌的发生,无不向烟民传递着危险的信号。④贫血。贫血是妇女比较多发的一种症状,特别是在分娩期和经期表现尤为突出。而在正常情况下的贫血都和造血要素(铁质、维生素 B_{12}、叶酸等)摄取不足密切相关。特别是铁的摄取不足,是导致贫血的最主要原因。

白领族中的许多女性,因进食的无规律和饮食结构的不合理,导致铁质的摄取不足且吸收利用率低,从而成为贫血症的易发人群,由此引发疲倦、乏力、头晕、耳鸣、厌食等系列症状。⑤缺钙。中国人缺钙是一个普遍的现象,在妇女和中老年人中更为多见。钙作为人体一种必需营养素,在我们的饮食结构中未能得到充分的重视。钙摄取不足是缺钙的主要原因,缺钙的另一原因是机体对钙吸收利用率低。维生素 D 是促进钙的吸收利用的关键物质。

白领者由于"深居"写字楼,较少从事户外运动,接受阳光照射少,体内维生素 D 合成不足,因此导致钙的吸收利用率较低,缺钙便在所难免。

克服"白领综合征",当从白领者自身做起,基本的要求是良好的生活习惯加上良好的自我保健:①树立先进的健康观念,拥有强烈的自我保健意识。②坚持运动。③平衡膳食。

4. 什么是办公楼综合征?

办公楼综合征是工作在全封闭、装有中央空调的现代化办公大楼内的人所患有的一类疾病。实际上,所有的大楼都或多或少存在着空气质量的问题,以及温度的平衡、光照、通风状况和清洁程度问题;建筑物通风系统中感染了有害微生物,可能是导致办公楼综合征的一个重要原因。尤其是每年季节转换期间,对那些宽敞的密封型大楼,更是一种挑战。白天,人们平均有 90% 以上的时间待在室内,而且往往是密不通风的建筑物内。

一旦办公室空气中散发有某种东西,就极有可能感染上,如果是女性的话,那这种可能性就是双倍的。由于妇女体内的脂肪含量较高,对温暖舒适度和温度变化更为敏感。环境中的化学物也更容易刺激妇女的眼睛,使之燥热流泪。此外,妇女对气味也特别敏感,种种因素都无形中增加了妇女患病的风险。

大楼综合征的症状有头痛、昏昏然、恶心、疲劳、鼻腔堵塞、目赤喉燥、胸闷气短，还伴有呼吸紊乱和咳嗽气喘。换句话说，它常常类似于办公室内空气短缺所引起的迹象或其他如过敏、流感等症状。

要预防大楼综合征，许多时候取决于是否情愿花钱做环保检查。通常环保人员可根据以下步骤，防患于未然，杜绝大楼综合征的肆虐。

第一步，室内空气质量调查。这可以通过与职员交谈来获取有关资料。如收集个人病史、了解过敏情况和症状、有否瘙痒，喉部有无炎症，眼睛有没有不适感，询问职员对气味是否有特殊敏感，气味是很重要的，有时，隔壁面包房传到大楼里的一股新鲜蛋糕的气味，可以留在记忆里 20 年不忘。

第二步，先期调查。巡察办公场所周边，查找可能存在的污染源。室内则应检查储水箱、潮湿的墙壁和家具，通风、暖气装置、空调系统，观赏植物，甚至职员本人，是否使用刺鼻的香水、香皂、除臭剂或喷发胶等。必要时细心观察毗邻建筑物的垃圾清理系统，寻根查源。

第三步是评估、现场采样。评估指标包括二氧化碳和一氧化碳含量、温度，以及相关湿度指数。二氧化碳过高意味着工作场所需要新鲜空气；而一氧化碳含量则能指示进气消耗量。干燥的空气会刺激静脉；潮湿的空气会引起毒菌。

环保专家认为，根据 3/4 的病例推测，病原乃细菌、真菌等微生物引起。也有化学性的，由地毯、家具、花卉植物，或者是吸烟、复印机、清洁剂和杀虫剂等引起。解决的方法也不难，如排放陈水，换装新的蓄水池，降低温度。但有时也得花费精力和成本，如检修通风系统，换地毯等。

研究发现，在建筑物通风系统内安装紫外线辐照设备，对减轻这些症状可能会有帮助。预防小公楼综合征有一种算不上是最好，却十分管用的方法，那就是经常敞开窗户。

5. 什么是办公室病？

现代化的办公楼及新式的办公设备不断投入使用，人们的工作环境似乎正在日益改善。但是一部分人在这样的环境下工作反而出现许多过去没有过的不适症状：容易疲倦、头晕眼花、反应迟钝、烦躁不安、呼吸不畅、食欲减退等。医学专家们称为"办公室综合征"。

（1）第一大症状：呼吸不畅、头晕缺氧。空调能给办公人员提供比较适宜的温度，同时不可避免地带来一些弊端。为了保持室内温度，办公室的门窗往往紧闭，缺乏自然通风，整个大楼或办公室形成空气流通不畅、相对封闭的空间。人们呼出的大量二氧化碳、吸烟产生的烟雾和某些办公设备（特别是复印机）散发的有害气体积聚其中。空调系统里有水分滞留，成为某些细菌、真菌、病毒的孳生和藏纳之地。

（2）第二大症状：失眠多梦、持续疲倦无力、抵抗力下降、易患感冒等。

（3）第三大症状：咽喉干燥疼痛，呼吸道无菌性炎症。患病人群为频繁使用复印机的工作人员等。电脑、显示器、手持电话及其他电子设备均产生一定剂量的电离辐射。虽然就单一设备而言，其所释放的电离辐射一般符合工业卫生标准，但如果人们长期处于这些电子设备密集的环境中，持续的辐射难免对人体产生不利的影响。

（4）第四大症状：肺病。患病人群为工作在"危险的"写字楼中的人们。有的写字楼吊顶材料中石棉的含量过高，而医学研究早就发现石棉与肺癌有密切的关系。还有一些内墙涂料中含有致癌、致畸变的成分。

办公室里的疾病由以下几种因素产生：①久坐办公椅，活动量降低，血液循环减慢，胆固醇类脂质过氧化物容易附着在血管壁上,发生血管病变,尤其臀部受压,人的整体循环受阻,除患心脑血管疾病外,还容易产生颈椎病、腰椎病。②脑力劳动量增大,神经过度疲劳紧张,末梢血管痉挛,发生很多神经性疾病,如头晕头痛,失眠健忘等。③由于肺活量降低,呼吸方法不当,再加上室内空气污染,造成缺氧症。④正常人体每天需补充水分2 000~2 500毫升,每天从食物中摄取的水分达1 000~1 500毫升;另外,每天饮水量应达1 000~1 500毫升。很多人由于不能补充足够的水分,血液黏稠度增大,使血液流动性差,除造成血管病变外,还使人体供应营养和氧气的能力降低,因为氧气也是随血液供应给人体各部位的每个细胞的。⑤吸烟、喝酒、夜生活过多,或工作紧张加班加点,超负荷工作,都是影响健康的重要因素。上述诸多因素直接影响大脑和心、肝、脾、胃、肾、胰等脏器,以及脊柱和四肢的健康。

6. 职业女性为什么易患办公室病?

研究表明,女性因工作发生疲劳性损伤、肠激惹综合征、头痛、焦虑和抑郁的比率明显高于男性。过度疲劳、情绪紧张等都会影响职业女性的身心健康。

手、肩、臂疲劳性损伤表现为严重的疼痛和麻木,占全部职业性疾病的60%,其中男女比例是1:3,职业女性远高于男性。过去一度认为这种比例失调是男女力量和体形不同而致,现在则知道与女性多从事的电脑操作一类需要手部和上肢重复性运动的工作有密切关系。另外,工作方式不当也是重要原因,如患有腕管综合征(最常见的是疲劳性损伤)的人打字时用力过度,所用的力量比所需的力量超出4~5倍。

职业女性患肠激惹综合征的人数是男性的3倍。这种疾病表现为腹痛和异常肠运动。虽然尚不能肯定工作性应激是肠激惹综合征的直接原因,至少是十分重要的诱因,一些职业女性工作越紧张、压力越大时肠胃活动越活跃,往往在一些重要的场合带来不适。

职业女性患紧张性头痛的倾向比男性明显,尤其是那些受到正规教育的和刚参加工作的女性最容易发生,而长时间进行电脑操作、持续承担高强度的工作是主要诱因。

尽管职业女性容易患病,但多为功能失调性疾病,而非病情难以逆转的器质性病变。所以关键在预防,应从改善环境因素,以及自我调节、加强锻炼增强个人体质入手。

7. 久坐如何巧保健?

在现实生活中,需要坐着工作或经常开会的人不在少数,他们当中很少有人对久坐给健康带来的不良影响给予重视。近年来,有关研究人员对这类人进行了研究,发现久坐或经常开会对人体健康有许多不良影响。

首先,长时间端坐,背部肌肉得不到必要的活动,腰椎、骨盆长时间承受全身的重量,会导致椎间盘组织弹性减退和脊椎骨质增生。患者的感觉就是腰酸背痛。其次,坐得过多过久,下肢持续屈曲,少活动,腿部肌肉的张力、收缩力就会下降,静脉血液回流不畅,久而久之,下肢静脉和直肠附近的静脉丛就会淤血,罹患下肢静脉曲张和痔疮等疾病。

另外,开会时会议室里人的密度相对较高,尤其是开大会,数百人上千人挤在一起,空气污浊,加之与会者难保人人健康,有呼吸道传染病者就会成为传染源,如果参加会议的有不自觉的吸烟者,还会将毒害"嫁祸"于人。

由此可见,长时间坐着开会和工作对健康有着许多不利影响。那么,需要久坐或开会的人应该怎么办呢?这就需要学会自我保健,以减少不利影响。

首先,不应放弃一切可能在户外活动的机会。平时可在早晚加强体育锻炼,如慢跑、打拳、做操等,以改善心、脑、肺等体内重要器官的血液和氧的供应,同时在工间休息和会议间隙期,应抓紧时间到室外去活动活动,如散步、踢脚、弯腰、活动颈项等,哪怕只有几分钟也有利于改善局部和全身的血液循环。

其次,在条件允许的情况下,可坐在原地进行以下锻炼:

(1)活动躯干:左右侧身弯腰,扭动肩背部,用拳轻捶后腰,每次做20个左右,有助于松弛腰背部肌肉,预防腰肌劳损和椎间盘组织弹性减退。

(2)伸懒腰:看上去这个动作有些不雅,但可以加速血液循环,舒展全身肌肉,消除腰肌过度紧张,纠正脊柱过度向前弯曲等,具有很好的保健作用。

(3)转颈:先抬头,尽量后仰,再把下颌俯至胸前,使颈背部肌肉拉紧和放松;然后向左右两旁侧倾10~15次;再将腰背贴靠椅子背,两手于颈后抱拢片刻,也有活动肌肉、醒脑提神的效果。有颈椎病的患者做此动作时,动作要轻、慢,以免刺激周围组织。

(4)踮脚:双脚踩地,双脚或单脚足尖着地,足跟上抬,然后放下,如此反复进行30~50次,可以促进下肢静脉血液回流,预防下肢静脉曲张。

(5)提肛:将肛门向上提,然后放松,接着再往上提,一提一松,反复进行,站、坐、行时均可进行此动作,每天50次左右,可以促进肛门局部的血液循环,对久坐者来说,是预防痔疮等肛周疾病的有效方法。

最后,要注意保持会议室的空气清新。与会者应注意公共道德,不要在室内吸烟;会议室应注意通风,即使在冬季,也要定时开窗换气,一般每1~2小时应开窗10~15分钟。患有呼吸道传染病的人,不应参加集会,以免把疾病传染给他人。

8. 办公室挂镜子能缓解视疲劳吗?

对于白领一族来说,长期在鸽子笼似的格子间里工作,不可避免会产生压抑、烦躁情绪，以致造成工作效率下降。其实，巧用镜子可以改善办公环境，缓解工作压力。办公室内通常空间狭小、人员密集，在墙上挂面大镜子，依靠镜子的反射原理，可从视觉上增加房间的通透性，拓宽人的视觉范围，从而起到缓解压力的作用。安装镜子时还要注意以下几点：

（1）安装位置最好选择面对窗户的地方，这样可以增加室内光照度。避免安装在阳光直射处，反射光线易使人眩晕，避免直接反射人和工作区，否则会显得室内更加拥挤。

（2）在镜子能够反射到的地方摆放绿色植物，在一定程度上也会缓解视觉疲劳。

（3）镜子最好选用浮法玻璃的，镜面平整度要好，反射涂层要均匀，否则会造成反射光线变形，反而增加视觉疲劳。

（4）镜子不宜过薄；要避免装在容易碰到的地方；此外，最好和办公室的装修风格协调统一。

9. 大办公室里如何应对小小的细菌？

办公室里，每个人几乎有属于自己的电话，但其他人也会临时借用。一来二往，电话机成为一个潜在的细菌炸弹。因此，每天早上上班之前，要先用干净的软布擦拭一遍电话机的机身和话筒。每隔一个月，用消毒棉清洗整个电话机。尽量避免让其他人使用你的电话。

进出办公室大门以后请记得洗手，或者用消毒纸巾擦拭自己的双手。如果有条件的话，请让公司的卫生清洁人员至少两小时对大门和其他出入门扇的把手进行清洁消毒。

由于键盘的构造，它的缝隙里有很多地方我们平时根本无法消毒或清洗。尽量不要在电脑桌前吃食物，是避免键盘滋生细菌最直接的办法。此外，定期擦拭你的键盘也是必不可少的。私人电脑尽可能不让其他人使用。

计算器的干净程度一般没有人关心,这些计算器上的病菌超乎想象,完全有可能威胁到人的生命。请申请独自使用一台计算器吧,这毕竟不是什么昂贵的办公用品。同键盘一样,也不要一边吃东西一边使用它。每天上班时先用消毒纸巾对它进行擦拭。

许多人患有所谓地毯过敏或者鼻炎,其实都是因为长期受到地毯中细菌的骚扰。应当至少1个月请专门的地毯清洁人员对地毯进行一次整体清洗,3个月进行一次深层清洗。如果平时有打翻食物或饮料在地毯上等现象,也应该立即对此处进行局部清洗。一些可以吸螨虫的强力吸尘器能对地毯进行有效的日常清洁。

10. 办公室压力会给健康带来什么影响?

在办公室里,人际关系、工作关系都给人们相当的压力,激烈的就业竞争,使人们长期高强度、超负荷的劳心劳力,没有休闲,精神总是处于高度紧张的状态。

一旦遇到压力,人的身体会分泌交感神经素与肾上腺皮质类固醇等激素,其中交感神经素会让人的心跳加快、血流上升,而交感神经长期太兴奋,首先会影响心脏血管。交感神经素太多,血液会较浓稠,易阻塞,易发生高血压、心血管疾病等。医学研究也证明,交感神经太兴奋,会使人突然心律不剂。可怕的是,这样的侵害过程无声无息,一旦病发往往令人措手不及。

压力太大时,身体所分泌的肾上腺皮质类固醇,会减少免疫系统淋巴细胞的数量,而使人的抵抗力减弱。研究表明,越觉得有压力的人,接触呼吸道的病毒时,越容易受到感染而得感冒。处于长期精神压力下(如持续与同事或家人发生冲突),生病的几率会增加3~5倍。而免疫力一低,等于身体内部的防御力不足,生病的几率便增多。小至感冒,大至癌症,都有可能。压力如雪球越滚越大除了生理层面外,过多的工作压力,其实对心理也是个沉重的负担。

11. 为什么高科技办公室会引发大量职业病?

研究发现,与工作环境相关疾病的数量在今后 10 年内可能呈暴发趋势,现代高技术的发展非但不能提高员工的工作环境,还可能引发大量与职业相关的疾病发生。

研究人员调查了 100 名普通医师和 100 名人事主管。近 3/4 的受调查医师预测与工作相关疾病的病人数量将逐步增多;人事主管同样持悲观看法,其中近一半承认办公场所的技术进步正在引发新的疾病,而 68% 的人表示,公司必须重新考虑他们对待员工健康的态度。据调查,多发性职业病主要有重复性劳损、背痛和眼部劳损。

研究人员表示:"公司经理们在 21 世纪将面临各种各样的挑战,在一定程度上员工因办公环境而缺席的情况可能会越来越多。研究表明,公司有必要开始考虑重新评估他们看待员工健康的标准,以确保营造一个安全健康的办公环境。"

因此,必须采取积极的行动,提高人们对现代职业保健的意识。

12. 坐办公室容易引起颈椎、腰椎病吗?

坐在宽敞明亮的办公室里工作曾经让很多人羡慕得眼红,但长时间静坐在电脑前、办公桌旁,疏于锻炼,使得致病因素悄然潜入人们体内。比如,长时间伏案可以导致颈椎病、腰椎间盘突出症,心脏病、糖尿病也与肢体欠缺运动有关。

长时间坐办公室由于长期前屈,使肌肉、韧带、筋膜、关节囊等软组织长期处于紧张状态;长期一个姿势,让颈部的肌肉受到疲劳之后超出生理的负荷,引起一个无菌性的炎症,就会在肌肉筋膜里面产生水肿,这种情况就会产生一些疼痛的因子来刺激神经末梢产生疼痛。另外,由于肌肉这种劳损以后,使得颈椎的椎间盘退化,产生骨质增生,椎间盘直接压迫相关的颈肩神经,由神经引起疼痛。

另外,由于长时间地坐在坐椅上,体位相对固定,姿势较少变化,腰部肌肉常处于某个方向的紧张状态,使他们成为腰椎间盘突出症的多发人群。有的病人表现为持续性痛麻,症状重者影响行走活动,严重者下肢瘫痪。

13. 白领为何小病不断?

经常听到一些在高级写字楼工作的白领抱怨头痛、头晕、眼睛干涩、喉咙不舒服、很疲倦、容易感冒等,有的甚至一言以蔽之"浑身不舒服"。过去,人们一直以为办公室工作环境是所有职业中最好的,现在似乎不对了,于是疑神疑鬼起来。有人认为是空调设备造成的,有人又说是电脑、复印机等现代办公设备在作怪,还有人认为是因为工作节奏太快,一时间众说纷纭,莫衷一是,似乎出了什么新问题。

事实上,作为一种职业,办公室工作本来就会存在职业卫生问题,这不是一个新问题,只是一直被忽视了。在办公现代化出现以前,办公室职业就有一些多发病存在,如颈椎病,这与桌椅高度,即人体功效学的因素有关。当然,目前的现代化办公室已考虑到这一因素,对桌椅高度有了一定的规范。另外,办公室职业以脑力劳动为主,工作性质与体力劳动不同,对人体健康的影响也有其特点。近十几年来,中央空调及电脑和复印机等现代办公设备的介入,又形成了一些新的关注点。中央空调或其他空调设备的使用,形成了一个相对狭小的封闭空间,新风不足的空气通过空气压缩机在循环使用,室内建筑材料、装饰材料、家具设施、办公设备等挥发出的气体物质,人体排出的废气,人员进出带入的灰尘和各种微生物,以及空调管道中长期不清洗而孳生的真菌等难以及时排出室外而造成蓄积。再加上相对恒定的室温和湿度、为工作需要而设计但对人体并不适应的照明度等。虽然这些因素都是较微量的,但长此以往,会对人体健康造成一定影响,所谓的"大楼综合征"就是其中之一。

"大楼综合征"是指人们长期在封闭式的空调型建筑物内,可能出现的一系列症状,如眼干、眼痛或刺激感、喉咙干痒、头痛、疲倦感、注意力分散等。除了"大楼综合征"外,还有一种现象已为公众所知,就是在这种环境中,如一人患上感冒这样的飞沫传染性疾病,其他人也很容易传染上,使得一个办公室中几乎人人难以幸免。除了病源性细菌或病毒不能及时排出外,还有一个重要原因是人体自身免疫功能下降或失衡。

尽管写字楼生涯存在亚健康的隐患,但白领不可能就此离开这一工作环境。要保持健康的身体状态和旺盛的精神状态,可以采取一系列措施。在整体环境上,应实施禁烟规定,以尽可能减少不必要的附加污染,适当加大中央空调系统的新风进入量,安排室内绿化以减轻污染和改善视觉背景,重新装修后应进行充分通风后再投入使用。对于个人来说,应适当调整工作节奏,在半个工作日中间尽量安排10分钟左右进行室外活动,如做做行之有效的工间操;平时个人也应加强体育锻炼的自觉性,以提高自身的免疫功能和对外界环境的适应能力。

希望广大白领以及将要加入白领行列的人士,对封闭式现代化办公室环境给人体健康带来的影响有一种全面、正确的认识。最重要的,是采取积极的自我保健措施,只有拥有健康,才能更好地工作。

14. 白领为什么易患脂肪肝?

调查显示,我国上海已成为脂肪肝的高发区。而白领阶层中患脂肪肝的比率高达12.9%。而其他一系列疾病发病率也相当高,如肥胖症、高脂血症、高血压、冠心病等。

脂肪肝是一种危险的疾病,是因肝内脂质,特别是三酰甘油过多堆积所致。它很容易发展成为肝纤维化即肝硬化。而白领的脂肪肝、高脂血症等患病率之所以比整个人群实际患病率高,可能与白领的生活水平相对较高,体力消耗又相对较少有关。而白领常有的过量摄食、进零食、吃夜宵等不规律的饮食方式,又扰乱了正常的代谢,为脂肪肝和肥胖的发病提供了条件。另外,临睡前加餐及喜吃零食是患脂肪肝的危险因素,而酗酒则可引起并加重肝内脂肪沉积。因此,预防脂肪肝必须做到以下几条:①调整饮食,使三餐正常化。②切忌酗酒。③适当锻炼。④控制体重。其中第一条至关重要。

15. 白领为什么要防痛风?

痛风的症状最容易出现在踇趾根部。一旦形成痛风,每隔数小时或半天便会出现一次剧痛,并长期维持这种症状。踇趾根发麻,也许就是痛风的前驱症状。痛风的临床检查表现为血中尿酸超出正常值。

近年来,以 20～30 岁青年男性,尤其是男性白领为代表,血液中尿酸浓度偏高的高尿酸血症患者,呈逐年增加趋势。虽然目前我国尚无确切的统计数据,但医学专家们已敏感地意识到了这一趋势。日本的一项调查表明,将近 20% 的成年男性,尤其是男性白领患有高尿酸血症,并可能直接诱发痛风和尿路结石。研究表明,白领中常见的过量饮酒、大量食用可导致体内产生尿酸的动物内脏等不良饮食习惯,以及肥胖等,都可诱发高尿酸血症。而且许多高尿酸血症患者还同时并发高血压、糖尿病和动脉硬化。

尿酸由人体的肝脏、骨髓、肌肉等生成,在未经分解的情况下由肾脏、消化器官排出体外。成年男性体内的尿酸总量为 7 摩尔左右,其中将近一半每天交替排出体外。如果生成量增加,排泄量减少,尿酸在血液中的浓度就会增高,出现高尿酸血症。如果不及时加以控制,便会发展为痛风。

　　根据世界卫生组织制定的一项标准,血中尿酸值男性在 416 微摩/升以上,女性在 357 微摩/升以上,即可判定为高尿酸血症。血尿酸一旦超出正常值,便会形成尿酸盐。所谓痛风,即是尿酸盐随血流到达下肢的远端,在关节及其周围以结晶形式沉积,并压迫该处神经,引起发麻,重者剧痛难忍。尿酸盐结晶沉积在肾组织内,可引起肾炎和肾结石。

　　高尿酸血症同样是可以防治的。据对 40 位高尿酸血症患者的一项跟踪调查,减少一半饮酒量,坚持以蔬菜为主的饮食调养,3 个月后,这些人的平均尿酸值从 536 微摩/升降低到 434 微摩/升。由此看来,养成良好的饮食习惯,无疑是预防高尿酸血症最为行之有效的方法。

16. 白领为什么要预防心理疾病?

　　世界卫生组织对健康所下的定义是:"不仅是指没有疾病和虚弱,而且要有健全的身心状态和社会适应能力。"随着传统的生物医学模式向生物-心理-社会医学模式的转化,身心问题已成为社会关心的首要问题。而白领族由于善于接受新知识,观念更新较快,因而他们利用心理咨询解决"心"病的意识在社会上也领先一步。同时,由于他们的工作压力相对较大,"心"病也相对较多,因而其心理问题更引起专家们的广泛重视。

　　据估算,全国有心理障碍者占总人口的 10% 左右,城市中有 25% 的人存在显性或隐性心理危机,而白领是其中相当突出的人群。目前,白领的心理问题主要由工作压力太大,恋爱感情纠葛,人际关系处理不当等原因造成,不少人表现出抑郁、焦虑的倾向,严重的则已患有抑郁症、焦虑症等。

　　心理疾患往往会导致躯体疾病。许多心理障碍者因精神因素引起头痛、胸闷、贫血、乏力、失眠或胃部不适、腹泻,甚至胃溃疡、心脑血管病等。

因此,白领族应尽量释放心理压力,解脱精神负担,愉快地生活和工作。特别提醒男性白领,一旦发现自己无法适应周围环境,一旦感到自己不能控制情绪,千万不要压抑自己,请坦然地走进心理门诊。

17. 白领久坐为何会造成背部损伤?

整天坐在办公桌前不活动,然后周末的时候去打高尔夫球,这种生活方式将给白领族带来严重的麻烦。坐姿使腰部椎间盘承受巨大的压力,这是许多白领族背部损伤的主要原因。高尔夫球是一项很有益的运动,但不幸的是,由于打高尔夫球时要扭动后背,有可能增大背部受伤的可能性。当然,如果一个人整天待在办公室里,休息时间不从事任何运动来锻炼腰部的肌肉,后果将更加严重。

部分问题在于腰部椎间盘并不通过动脉和静脉的血液循环,而是通过流体循环来获得营养。而坐姿将极大地限制体内循环的过程。这样,由于新的营养物无法进入,同时废弃物无法排出,椎间盘维持腰部力量的能力将大大下降。白领在工作的时候,腰部要长时间承受上半身的全部重量,因此,最好能隔一段时间就站起来走动一下,做做舒展运动。

大多数腰痛病症状在数周之后都会消失,但每年还是有200多万人因腰痛寻求医生的帮助。每天进行15分钟的腹部、背部、腿部和臀部的锻炼,可以帮助人们避免或减少背部受伤的可能性。此外,每周进行2~3次的力量训练对背部也非常有益。另外,锻炼还可以帮助曾经背部受过伤的人避免旧伤再发作。据调查,第一次背部受过伤的患者中,如果不进行锻炼,有80%的人需要做进一步的治疗,而进行锻炼的患者中,只有20%的人会再次受伤。

18. 白领为何容易发生溃疡病？

胃、十二指肠溃疡,临床上又称为溃疡病。其发病原因是胃或十二指肠黏膜上出现破损,从而引起疼痛,严重者还可以导致上消化道出血,甚至穿孔。过去,人们一直认为本病是一种躯体疾病,与人的心理活动没有关系。近年来,精神因素在病因方面的作用引起了人们的重视。研究人员发现,溃疡病的发生及发展与情绪有一定的联系。心理原因导致溃疡病可能是因为神经及内分泌紊乱所致。如长期或突然的强烈刺激,会导致自主神经功能的紊乱,从而引发胃肠功能紊乱,同时这些还可以使人饮食规律变化,从另一个方面加重病情。

此外,溃疡病的发生还与以下因素有关:①饮食不当。如常吃生冷、辛辣、粗糙、过酸的食物,或过量饮酒及吸烟,从而刺激胃黏膜;饮食不规律、喝过浓的茶及咖啡等。这些都可能扰乱胃肠道正常的生理功能,引起溃疡。②神经和内分泌失常。自主神经失衡、内分泌失调都会引起胃酸及胃蛋白酶分泌的变化。如果这两种物质分泌过多,会引起黏膜损伤,导致溃疡。③胃黏膜屏障破坏。胃酸和胃蛋白酶具有较强的消化作用,可以消化动、植物性食物,而胃表面有一层保护黏膜的黏液层,保证胃黏膜不被自己消化。如果这层屏障被破坏,则很可能导致黏膜破损,引发溃疡病。④药物的作用。某些药物,如阿司匹林、利舍平、泼尼松(激素)等有破坏胃黏膜的作用,久服以后可能引起溃疡。

患溃疡病时,最突出的表现是胸口部位有烧灼或疼痛感,并可有反酸、嗳气、呕吐及恶心。烧灼及疼痛可因病变部位而不同:胃溃疡发作时,可在饭后半小时左右出现,部位在胸口处或稍偏左侧;十二指肠溃疡在饥饿时发作,部位在胸口或其右侧,饭后疼痛消失。但是,是否是溃疡病,还应由医生作出诊断。因为有些疾病,如胃炎、胆结石、胆囊炎等也会有那些部位的疼痛,许多病人反映,当气候突变、过度紧张或劳累时,易引起溃疡发作。

溃疡病的治疗方法很多。一般主张在无出血及穿孔时,应避免手术治疗。在胃痛发作时,可在医生指导下服药治疗。中药治疗效果也较好,但一定要对症下药。本病的预防措施应包括:养成定时定量的饮食习惯,不暴饮暴食;避免吃生冷、过于粗糙的食物,劳逸结合,避免过度紧张与劳累;不大量吸烟、喝酒;注意气候变化。这样对于减少或防止溃疡病的发作,有一定的作用。

19. 白领妈妈为什么要当心生出佝偻病儿?

佝偻病影响婴儿生长发育、智能发育,严重的可能引起骨骼畸形,有先天性和后天性两种。据上海市儿童保健所 1994 年的统计,上海后天性佝偻病的发病率为 8.9%,而先天性佝偻病在近 20 年的病史记载中为零,我国南方近 20 年来也没有任何先天性佝偻病的有关报道。但是,上海在 2001 年中发现了 8 个病例。

先天性佝偻病主要由于患儿母亲在孕期接受日光少、补钙意识差引起。在已发现的 8 个病例中,患儿母亲全是办公室白领,其中 7 个母亲每天和电脑打交道。虽然目前无法确定电磁波对患儿的先天性佝偻病有多少影响,但白领女性日光照射少是不容置疑的事实。一位患儿的母亲说,怀孕期间,每天一出家门就是坐轿车,下了车就进办公室,几乎没有时间接受日光照射。在日光照射少的情况下,如果母亲补钙意识不强,新生儿出现先天性佝偻病的可能性很大。

先天性佝偻病的出现已引起儿科专家的警觉。居家条件和办公室条件日益优越,但温暖舒适的空调房间也同时剥夺了人们接受日光的机会。办公室白领在室内度过的时间超过 80%,这样的大环境会不会造成更多先天性佝偻病患儿的出现?儿科专家提醒所有的准妈妈,孕期每天必须接受 2 小时日光照射,哪怕只是树荫下或者坐在能够接受日光的窗边。

20. 白领女性为什么易患乳腺病？

研究发现,白领女性易患乳腺疾病。除了年龄之外,导致乳腺疾患的因素还有环境、情绪、生活方式,而除了我们共处的污染的大环境外,女性白领在情绪与生活方式上,更易导致乳腺疾病。

具体到生活方式,女性白领锻炼少,接触阳光少,为了躯体的美观,工作的需要,大多女性白领在一年四季的工作"八小时"都紧箍着乳罩,难得给乳腺"松绑";另外,工作竞争的意识、紧张的心态,都导致情绪上的不稳定,这些因素都与乳腺病有关。还有些白领女性,为了事业不要家庭,白白错过了生孩子的机会。而乳腺的畅通与生育哺乳相关,这是一般人都知道的常识。除此之外,白领女性还特别看重身体保健,只要是与美容、美体有关的保健品、药品,她们都愿意试一试,但她们却不明白,很多疾病都是因滥用药品和保健品而引起的。

对于白领女性,重要的不是恐慌于乳腺疾患,而是如何防范乳腺疾患。防止乳腺疾患,应注意以下几点:①定期自查或去医院检查乳腺;②适龄白领女性,尽可能不要因为事业而放弃生育和哺乳;③尽可能多地接受阳光照射;④情绪不可过激或过度压抑;⑤能不戴乳罩的时候尽量不戴或少戴乳罩。

21. 白领为何易患肺部疾病？

在肿瘤病死率中肺癌占第一位。白领大多都能洁身自好,吸烟的人很少,但肺癌并不一定都是问津抽烟者,不吸烟得肺癌的也不在少数。

白领易与肺癌相牵连,与如下因素有关:①长期处于室内、室外环境都污染的状态中。室内电子污染、办公室设备污染易导致肺部过敏、支气管哮喘等。而外部浓重的空气污染,是被认为导致肺癌的主要原因。虽然人人接触外部污染,但因白领接触室内污染的时间较一般人更长,所以肺部极易处于"弱态"。②极少运动。运动能使肺脏强健。尤其是凛冽的冬天,在空气清新处跑步,肺部气体与新鲜空气"对流交换",极利于呼吸道及肺部的健康。但白领们一没新鲜空气,二没时间锻炼,所以肺脏就变得日益萎弱。"敌人"进攻时被击败的一定是弱者,肺强健者极少得肺癌。③白领饮食精细,高脂肪,饮食中缺少防止肺癌的微量元素——硒。这也是易得肺癌的诱因。健康的肺脏像丝绸一样光亮、滑润;病变的肺脏像抹布一样褶皱、污浊。保护肺脏,就要保护它上述的一些健康特性。而我们白领的生存环境、生活方式都不利于肺的健康态。

防止肺癌,着重注意以下方面:①力求室内、室外空气清新。②坚持在空气清新处运动,令肺部时时"吐故纳新"。③注意食用富含硒、维生素 A 的食品。④不吸烟。

22. 白领为什么易头痛?

(1)症状:头经常一跳一跳地痛,或好像有东西缠着头部,并伴有眩晕现象。

(2)原因:工作中用眼过度、长时间专注屏幕、睡眠不足、压力太大等都是导致头痛的直接原因。此外,姿势不正确、工作节奏快和睡眠太少也可能引发头痛。

(3)易患人群:文秘工作者,尤其是经常操作电脑的人,戴度数不合适的眼镜的人,经常担心、不安或一丝不苟、爱钻牛角尖的人。

(4)解决方法:放松心情,到室外做舒展运动,打开窗户让室内空气流通。没有条件这样做时,索性离开办公桌,戴上耳机听音乐。记住,不要乱吃止痛片。

23. 白领为什么颈、肩部易酸痛?

(1)症状:颈部僵直、两肩酸麻、精神萎靡不振。

(2)原因:运动少、压力太大令肌肉紧张,血气运行差,肌肉毛细血管形成淤血。

(3)易患人群:不仅是文职人员易患此症,那些经常要带着很重的文件袋到处游说的营销员也易患此病。此外,父母有贫血、溜肩膀等遗传病的人易患此症。那些性格谨慎和神经质的人应多加注意。

(4)解决方法:当感到肌肉酸痛时,最好在每天睡觉前泡个澡,令患处温热。避免长时间采用同一种姿势,休息时可去洗手间,可冲杯茶水,或用手轻揉,轻叩患处,不要让肩膀受凉,应做适当的运动。

24. 白领为什么易腰痛?

(1)症状:除了疼痛处,腰部发胀、变硬,严重时起不了床。

(2)原因:女性较男性易患腰痛病。因为女性骨盆内器官比男性复杂,腰椎承受的负担过重,较易患腰痛病。

(3)易患人群:经常穿高跟鞋、腹部赘肉过多、原来运动但突然停下来的人易患腰痛病。

(4)解决方法:如果是轻微的腰痛,只要按摩或伸展筋骨,好好休养即可。若是严重的腰痛,不可强力按揉,可以浸浴或用热敷疗法使腰部温暖、血流顺畅。

25. 白领为什么易手足麻痹?

(1)症状:手脚变得没有感觉或刺痛,在有空调的房间,情况会更严重。

(2)原因:肌肉紧张造成。

(3)易患人群:在有空调的地方,如购物中心、银行、写字楼工作的人或长时间站立工作的人,手脚易麻痹。瘦削、肩膀酸痛、腰痛、低血压、月经不调或运动不足、患糖尿病的人应注意。

(4)解决方法:注意椅子和桌子的高度,把椅子的高度调至双手自然地靠着桌子的高度。足部麻痹还可能由于冷气过凉,应避免手脚直接受风吹。

26. 使用办公室电器时需注意什么?

随着生活压力的增大,许多白领女性在怀孕期间还要承担大量的工作,尤其是那些长期坐办公室的女性,面临来自办公室本身的很多污染。因此,在装潢精美、设备先进的现代化写字楼里工作,一定要注意四个方面的问题,不要为了工作而伤了身体。

第一,要注意电脑的使用。电脑在开机时,显示器会散发电磁辐射,对人的细胞分裂有破坏作用,可能会损伤未成形的胎儿。所以,在怀孕的头三个月,最好少使用电脑,特别是要和电脑屏幕保持距离。三个月后,可以正常使用电脑了,但除完成工作外,不要整日坐着上网聊天、玩游戏等。

第二,要注意电话的使用。在办公室里,电话是最容易传播疾病的办公用品。电话听筒上2/3的细菌可以传给下一个拿电话的人,是办公室里传播感冒和腹泻的主要途径。所以孕妇最好减少打电话的次数,或者用酒精对电话听筒及键盘进行消毒,最理想的就是能有一个自己的电话机。

第三,要注意复印机的使用。由于复印机的静电作用,空气中会产生臭氧,使人头晕目眩。启动时,还会释放一些有毒的气体,令体质弱的人患上呼吸道疾病。因此,最好把复印机放在空气流通的地方,孕妇尽量少使用,并适当吃含维生素E的食物。

第四,要注意空调的使用。在炎热的夏季,空调带给大家一种清凉的感觉。但是在开着空调的房间里待久了,又会感到身子发冷、头晕、心情烦躁,容易感冒。这是因为空调使室内空气流通不畅,负氧离子减少的缘故。因此,孕期妇女要定时开窗通风,并且每隔几个小时就到室外呼吸新鲜空气。

27. 白领使用电脑时如何保健？

白领使用电脑时在工作一段时间后应当休息，凭借人体所拥有的抗病能力来防御电磁波的危害。

为防止机体酸痛，不要长时间用同一姿势工作，连续工作时每小时应休息 10～15 分钟并做简单体操。

白领使用电脑时要养成良好的卫生习惯，不要一边使用电脑一边吃东西，也不宜在电脑房内就餐，否则易造成消化不良或胃炎。接触电脑键盘较多者，工作完毕应洗手，并保持脸部皮肤清洁，以免引起色斑、色素沉着，影响美容与身心健康。

使用电脑时要注意坐姿正确、舒适，应将电脑显示屏中心位置安装在与操作者胸部同一水平线上，眼睛与显示屏的距离应在 40～50 厘米，最好使用可以调节高低的椅子。

电脑房内光线要适宜，不可过亮或过暗，避免光线直接照射在显示屏上而产生干扰光线。定期清除室内的粉尘及微生物，清理卫生时最好用湿布或湿拖把，对空气过滤器进行消毒处理，合理调节风量，变换新鲜空气，最大限度地减少电子辐射对人体的危害。

对于紧张的生活来说，睡眠无疑是一种最好的调节剂。至于应该睡多少时间，当因人而异，一般 6～8 小时。午睡一般 30 分钟左右就可以达到目的。

不要偏食，以保证人体基本营养素的全面供给，避免因缺乏某种营养而精力、体力不足。饮食要定时定量，使胃肠道的运动和分泌得以按生物钟的节律进行。一日三餐进食量的比例，应按每个人的生活习惯而定。如果每晚 11 时左右睡觉，早中晚三餐的比例应为 3：4：3；如果 9～10 时睡觉，早中晚餐的比例应为 4：4：2。这样做既能保证活动时热能的供给，又能在睡眠中让胃肠休息，使电脑使用者睡得更深。要有意识地多选用保护眼睛的食物，如各种动物的肝脏、牛奶、羊奶、奶油、小米、核桃、胡萝卜、菠菜、大白菜、番茄、黄花菜、空心菜、枸杞子及各种新鲜水果。

28. 白领使用电脑时如何防疲劳？

眼睛在观看显示器一段时间之后,眼睛的工作方式会有些变化,眨眼的次数变少了,而且眼睛睁大使眼球有更大的表面被暴露于空气中。每过15分钟,电脑使用者都应该暂时把视线从显示器移开,花1~2分钟去望望远处的景色,最好是10米以外的东西。这会使电脑使用者眼部的肌肉得到放松。另外,快速地眨眼几秒钟,以恢复眼睛的活力,清除眼睛表面的灰尘。

大多数的击键作业都是间歇性的而不是一直连续的。在击键活动的间隔里,电脑使用者应该注意让手处于放松的、平放的和伸直的姿势。

每隔半小时或者1小时,电脑使用者应该停下来休息一小会儿。休息时可以站起来四处走走,干点儿别的事情。比如倒点水,或者弄点茶、咖啡或别的什么来喝喝。这将使电脑使用者获得休息,活动活动别的肌肉,减轻疲乏。

使用电脑时,有种被催眠般的效应,让人忘记已经工作了很久,已经完成了多少次的击键或点按鼠标。此时,电脑使用者可以考虑安装一个人体工程学软件,它最好是在后台运行,检查电脑使用者连续工作的时间并在适当的时候提醒电脑使用者该休息一会儿了。

由于每个人所做的实际工作、所处的环境,以及自身生理、心理状况并不完全相同,因此电脑使用者休息的频率及时间也就不完全相同。这里提出几种有代表性的建议:

(1)美国旧金山综合医院职业病医疗门诊建议:工作1小时须休息或做其他工作10分钟,每天使用电脑不宜超过4~6小时。

(2)美国West公司规定:每工作20分钟必须休息1分钟。

(3)英国科技管理人协会建议:每敲击2小时键盘应休息30

分钟,每日工作量不超过 4 小时。

(4)美国国立卫生研究所规定:每工作 50 分钟休息 5 分钟,或者每工作 10 分钟休息 30 秒钟。

29. 白领使用电脑时如何护眼?

(1)每使用电脑 2 小时要休息 10～15 分钟,此时可远看窗外景物,只要不集中在近距离用眼,都有休息的效果。

(2)热敷眼睛或绕着眼球按摩。用热毛巾或是手帕覆盖于双眼(同时闭上眼睛),每天 1～2 次,每次热敷 10～15 分钟。亦可以用大拇指轻按眼窝四周的骨头,从眼窝上方内侧开始,沿着骨头向眼睛外侧按摩,然后朝眼底下鼻子的方向移动。

(3)勿让窗外光线和室内灯光在屏幕上造成反光,最好在屏幕前加装特殊的微滤网或护目镜。屏幕有尘埃时,必须以电脑专用拭镜纸擦拭,增加可视度。

(4)将欲输入的资料文字放置于荧光屏旁,愈接近愈好,以减少颈部及眼睛的转动,及注意力的改变。放大屏幕上所显示的字体大小及行间距离,以便于阅读,减少眼睛负担。

(5)多眨眼可以润湿眼睛,防止眼睛干涩。如果眼睛有不适,最好找眼科医师检查,切勿自行点眼药水。

(6)眼睛与 14 吋屏幕距离最少要保持 60 厘米,15 吋最好要有 70 厘米的距离,依此类推。

(7)键盘和座椅的高度以令使用者舒适为主,键盘应调整至打字时,前臂与地面平行;而电脑椅最好是有椅背、设有扶手的调整式座椅,调整椅身至可让你的脚平放在地面上。椅面应该要微向前倾,使脊柱挺直,大腿稍倾向地面。

(8)电脑背面与墙壁应有 33 厘米以上的空间让使用者休息时眼光可有足够的扩展。

30. 白领使用电脑时如何培养优良的姿势？

(1)充分伸展脊柱。

(2)侧扭脊柱,让左耳碰左肩,再换右边。

(3)旋转头部。

(4)向前弯腰,使头及手臂向地面靠,再仰身向后。

(5)对着镜子调整姿势,当电脑使用者的耳后、肩膀、臀部及膝盖的背面到脚踝成一直线,那姿势应该是标准了。

(6)放松肩膀。

(7)站立时双臂自然放松下垂,将手绕到背后交叉握紧,然后将双手反折,抵住两肩骨的凹处。可扩充前胸,收缩背肌,矫正驼背;一天练习数次,每次数回。

(8)垫高一只脚可避免身体前倾,减少背部负担。

(9)保持膝盖呈水平或稍高于臀。

(10)勿跷脚,以免使身体姿势歪斜。

(11)保持与桌面的距离,以免驼背。

(12)保持良好的睡姿,最好是弯曲膝盖侧睡,且使用较扁平的枕头,记住使用较坚硬的床垫。

(13)走路、跑步、游泳、骑脚踏车及有氧舞蹈都是很好的运动,可伸展肌肉,保持姿势良好。

(14)适时休息背部,可在一天工作后躺在地上,双脚置于矮板凳上15分钟。

(15)站立时应让双脚贴地。

(16)在一天工作前后均应伸展背部,以抵制弯腰驼背。

31. 什么是打印机综合征？

打印机是现代办公室电脑族的办公设备,若操作时坐不舒服,室内空气不流通,光线不够亮,打印时看电脑屏幕时间过长等,则易发生视觉疲劳、双眼干涩、视力减退或手指发麻、手臂疼痛等症。

打印机虽是很安全的产品,但有报告显示,在测量办公室空气中的样本时发现有一种称为"挥发性有机物质"的溶剂比一般环境高,虽然这种有机溶剂的含量远低于安全法规标准,但是这种物质对于健康的影响却是具有累积性的。也就是说,平常它应该对于健康不会发生立即的影响,但是长期来说就有可能会发生对健康的危害,这种影响到底有多大,还有待进一步研究。

挥发性有机溶剂对于人体长期健康的影响应该要加以注意。挥发性有机溶剂对于人体健康的影响方面,有些人会发生头痛或是眼睛、鼻腔与喉咙干燥的现象,过度的干燥也会引起身体上的不适。

简单地将窗户打开让空气流通就能够降低挥发性有机物质的浓度,让空气流通是最简易有效的方法。

32. 什么是复印机综合征?

复印机运行时由于静电作用,空气中容易产生臭氧,人接触这种物质久了,可引起头晕、头痛、胸闷、咳嗽等症,故应避免持续过久地开启复印机,并保持室内通风,关机到户外绿化区活动,多呼吸新鲜空气。

对于白领,现代化的办公设备必不可少。人们对空调、电脑的危害已经开始认识,但对复印机引起的危害却不够重视。然而,这种现代化设备对人的危害并不亚于电脑和空调。复印机不仅可改善人们的工作环境,而且能大大提高工作效率。加之其价格比较昂贵,所以许多机构都将其单独放在一间屋内,安排专人负责,并通过封闭门窗避免尘埃的侵扰。但复印机工作时,会排出臭氧及其他废气,在密闭的房间内形成高浓度,影响着人体的健康。长期在复印室工作的人,会因为环境因素的作用而出现口干舌燥、胸闷咳嗽、头昏头痛、视力下降及其他不适,严重者还有患肺水肿、癌症的危险。有人将这些症状称为"复印机综合征"。

研究发现,复印机对人体的危害,主要可由以下几个方面造成:①排出有机废气。据测定,复印机排出的臭氧浓度可达每立方米 0.11~3.76 毫克,有机废气浓度也远远超过安全标准,对人体有较大的危害。②墨粉中的毒性物质。复印机是通过感光,将墨粉黏附于纸上来完成的。目前,大多数复印机使用的墨粉中含有一定量的有毒性的有机物质,对人体有毒害作用。③致癌物质。复印机内镉、砷、硒等的含量虽不很高,但在复印机内可有一定蓄积。当有关人员对复印机进行清理时,就难免会接触到这些物质。而其对人体健康的危害及致癌作用均已被证实。

预防复印机综合征的方法有:①目光不直视设备。②室内空气流通。③设置臭氧净化器。④工作一段时间后到室外换气。⑤常吃花生油、芝麻油、牛奶、豆制品、菠菜、玉米等含维生素 E 高的食品。

33. 什么是时间综合征?

时间综合征是人们由于对时间的紧迫感而造成心理上的烦恼紧张和生理上的活动改变所产生的病症。这种时间病甚至引起旧病复发,以致死亡。

人们对时间的紧迫感,不是由于仓促从事的实际需要所产生的,而是从暗示中领会得来的,例如,感到时间在流逝,生命将走到尽头等。有了这种紧迫感的人,心率和呼吸等身体节律功能可能会超速进行,同时血压也会过分升高,血液中反映身体紧张的特殊激素也将增加。

时间综合征的发病原因,除了上述对时间的紧迫感之外,提高了时间意识也是该病发病的原因。所谓时间意识,就是表现为对死的恐惧和感到时间即将终结等。

一些研究指出,对大部分人来说,面对死亡,将产生暂时的或持久的恐惧,这种恐惧必然引起典型的或是预兆性的生理反应。

人体处于恐惧状态或高度忧虑状态时,心率加快、血压升高、心脏耗氧量增加,但又得不到充足的氧供给,造成心脏缺氧,接着冠状动脉受阻,结果使心脏得不到充足的血液供应,更使其缺氧严重。

人罹患时间综合征后,整个生理系统发生改变。例如,在休息时心率加快,血压升高,血中肾上腺素、去甲肾上腺素、胰岛素和生长激素等的含量均增加。在正常情况下,这些激素是在过度紧张和急迫时才分泌。时间综合征病人还表现为胃酸分泌过多,血中胆固醇增加,呼吸急促,汗腺分泌加快和全身肌肉紧张等。时间综合征是影响所有生理系统的身心方面的过程。

时间综合征的治疗,可采用自我沉思、生物反馈疗法、自体治疗和其他深度放松身心的技术等进行治疗。

预防时间综合征的方法很简单。第一,是摆脱钟表的束缚,不戴手表,改变看钟表的习惯,消除时间的紧迫感。第二,培养自我的时间感觉,摆脱时间的桎梏,自由地按自身的节奏生活,并与周围的节奏协调。第三,与大自然相融洽。

34. 什么是书写痉挛综合征?

书写痉挛综合征是一种职业性共济神经功能性疾病。此病是知识分子的常见病之一,也是他们的"职业病"。

书写痉挛综合征好发于作家、画家、教师、编辑、速记员、绘图员、打字员、提琴手、钢琴家等长期用手做精细动作的人。

书写痉挛综合征的症状是逐渐发生的,开始时,仅感觉到(书写时)手指和前臂有些僵硬,易感疲乏。以后,随着症状加重,书写时,局部肌肉发生痉挛性收缩;在严重时,因手指屈肌发生强烈的痉挛性收缩,病人不能握笔,同时有一定程度的疼痛。

对书写痉挛综合征的诊断是比较容易的,凡从事与书写有关的职业性工作时,就发生功能障碍,而做其他工作时,则完全正常,即可以诊断为书写痉挛综合征。

书写痉挛综合征可以采用针灸和维生素 B₁ 穴位注射治疗,亦可以使用复合维生素 B 等营养疗法进行治疗。

防治书写痉挛综合征,是关心白领健康的一项措施。

玩健身球是预防该病的一种有效的方法。按摩也有一定的防治效果。既可以由医生按摩,也可以自己按摩,主要按摩容易发生痉挛的部位,亦可按摩痛点或足三里、阳溪、曲池等穴位。

35. 什么是信息焦虑综合征?

在信息爆炸时代,人们对信息的吸收是成几何级数增长的,但人类的思维模式还没有很好地调整到可以接受如此大量信息的阶段,由此造成一系列的自我强迫和紧张的身心障碍,非常接近精神病学中的焦虑症状,称为信息焦虑综合征。

过量地吸收信息,并非是一个主动意识,在大多数情况下,是一个被动的行为。从日常生活上看,每天连续看电视、听广播的人和每天都泡在图书馆或上网查阅资料的人都很容易引发焦虑。从职业来讲,记者、广告员、信息员、网站管理员、情报人员、监听人员、间谍、声纳员等都是该综合征的高发人群。

本病多发生在 25～40 岁的拥有高学历的成年人,没有任何病理变化,也没有任何器质性改变,但突发性地出现恶心、呕吐、焦躁、神经衰弱、精神疲惫等症状,女性还会并发停经、闭经和痛经等妇科疾病,发病间隔不固定,起病时间也不固定。

其实,信息焦虑综合征本身并不可怕,也不用担心它会转变为精神疾病,只要能意识到它起病的原因并正确对待治疗,还是可以有效缓解焦虑症状的。

36. 什么是信息污染综合征?

如今,全世界每年出版新书 60 余万种,新增期刊近万种,发表科技文献 500 多万篇。现代知识信息传递之快,更替之勤,令人目不暇接,眼花缭乱。另外,大量信息未经处理盲目输入人的大脑,会给人的神经系统造成危害。

面对电脑、通信卫星、声像技术融为一体的多媒体时代,都市中越来越多的人出现了大脑皮质信息输入输出失衡,心理不适应的身心障碍,是高度信息化时代出现一种被现代医学称为"信息污染综合征"的新病正悄然侵袭人们。

国外一位专家曾做过一个有趣的试验,他让一组愿意接受试验的人每天看几万张不同的照片,没过几天,这些受试者都患上了偏头痛。而科学研究表明,人的大脑接受信息的能力是异常惊人的,在 1/10 秒钟的时间里,大脑可接受 1 000 个信息单元。由于有些人不善于分析处理信息,以致在短时间内接受大量的信息后,大脑受繁杂的信息干扰产生生理病理改变。信息污染综合征是长期大量被动吸收过量信息造成的。当今是信息爆炸的时代,可是人类的思维模式却还没有调整到可以接受如此大量信息的阶段,人们接受的信息已远远超过了所能接受信息的极限。对大多数人来说,这是一个被动的行为,如每天连续看电视、听广播,以及在图书馆里或网上查阅资料,长此以往,就会造成自我强迫和紧张,产生焦虑症状。在多媒体时代,信息污染将会成为重大社会问题,应引起高度重视。

信息污染综合征严重时,常出现寂寞、心情压抑、沮丧、疲倦、紧张、性情孤僻、头昏脑涨,心悸恍惚,胸闷气短,精神抑郁或烦躁不安等,严重的可导致紧张性休克。

为了预防信息污染综合征,信息使用者要提高识别、处理信息的能力,利用信息技术,尽可能使繁杂的信息条理化、程序化、趣味化,以利于信息的消化吸收。同时,生活要有张有弛,让大脑得到休息。此外,适度的饮食营养和体育锻炼,规律而充足的休息,保证 9 小时睡眠时间,大量饮水,减少娱乐时间,禁烟酒等,也都有助于防止"信息污染综合征"的发生。

37. 什么是高科技综合征?

高科技综合征是一种超生理和心理承受能力的"紧张病"、"心弦过紧症"、"精神紊乱症"的泛称。在日本发生的这种综合征,又称为"筑波病"。因为距日本东京约 60 千米的筑波市是一座闻名世界的科学城,在那里汇集了日本科技界精英数万人。筑波科学城虽然环境优美,避开了大城市的各种污染,宛如"世外桃源"。但是,在这种理想环境中工作的科学家,却有许多人患了高科技综合征(即职业心理疾病),故得名。高科技综合征是高科技时代知识分子的"职业病"。其发病原因是由于现代社会新知识激增,科技新知识目不暇接,面对大量的新知识,一些人难以进行综合分析和研究判断,对大量超负荷的新知识缺乏适应和承受能力,出现动因、新知识量和对新知识处理的"三合一"障碍,导致大脑功能失调,从而出现各种神经精神症状。尤其是那些在剧烈的知识竞争中的落伍者,更使其心理处于严重的失衡状态。

高科技综合征的主要症状有:感到寂寞、心情压抑、沮丧、精神压力大、疲惫不堪、心情不安定,往往表现出抑郁、焦虑,甚至走上自杀之路。由于长期紧张、压力、抑郁、烦恼等不良情绪刺激,会引起神经内分泌功能失调,促进了高血压病、冠心病、糖尿病、癌症等"现代病"的发生。日本曾对一万多名研究人员进行调查,约有 41.2% 的人处于心神不安、精神紧张的状态之中,尤其是 50~60 岁的高龄研究人员,更处于精神高度紧张之中,身心健康经常遭到焦虑状态的袭击。

对高科技综合征主要是进行心理诊断,以了解他们的心理健康状况,如有超负荷的精神压力,失去自控能力,以及出现了脑功能失调和各种神经精神症状,就可以作出诊断。

对高科技综合征重点在于预防,以提高自身的心理免疫力。

其防治关键是在家庭和自我。因为,在现代社会中,各种社会心理因素必然会给知识分子带来多种精神刺激。知识分子只有很好地适应各种外界环境的变化,从容地应对各种激烈的挑战,才能有效地防治高科技综合征。为此,在家庭防治中,应着重地建立温馨的家庭氛围,知识分子回到家里后,能使在工作中所遇到的各种刺激得到有效的缓解;在自我防治中,除了做一些放松锻炼和伸展运动之外,还要增强自身的心理免疫力,学会自我控制和自我调节,健全自己的人格,既有积极进取的竞争意识,又有自知之明,做到"知足常乐"。对一些挫折或遇到不如意的事情,能及时调整自己的情绪,多一些"难得糊涂"和"酸葡萄心理";或找亲朋好友谈心,把自己心里的郁闷和不良情绪全部发泄出来,以保持乐观、豁达、愉快而平静的心理状态;也可以找心理医生进行心理治疗。科研机构和企业的领导,要树立科学的健康卫生意识,注意给科研人员和企业技术人员以精神补偿,加强文化建设和健康教育,为知识分子创造一个宽松和谐、劳逸结合、有利于保持心理健康的良好科研环境;医务人员尤其是神经精神医师和心理医师,要多给病人进行心理治疗。对病情重者,还要进行心理药物学方法治疗,必要时,应给病人服用抗抑郁药。只有多方面采用综合措施,才能有效地防治"高科技综合征"。

38. 什么是久坐综合征?

久坐而不注意活动,天长日久可引起许多病症,如头晕、便秘、痔疮、肥胖、心脑血管疾病等。现今,医学上将因久坐引起的一些疾病,统称为"久坐综合征"。

(1)久坐者心肌衰弱:因为久坐消耗少,人体对心脏工作量的需求减少,由此可引起心肌衰弱。心功能减退、血液循环减慢,血小板聚积,为高血压、冠状动脉血栓症埋下隐患。

(2)久坐血液循环不良:静脉回流受阻,直肠肛管静脉出现扩张,血液淤积,导致静脉曲张而出现痔疮,发生肛门疼痛、滴血或血便等,长期将导致贫血。妇女还会因盆腔静脉回流受阻淤血而易患盆腔炎、附件炎等妇科疾病。

(3)久坐引起肌肉酸痛:人体内的亿万细胞要靠血液的运输来完成其新陈代谢功能,久坐可使体内携氧血液量减少,氧分压降低和携二氧化碳血液量增多,二氧化碳分压升高,引起肌肉酸痛、僵硬、萎缩。

(4)久坐引起颈椎疾病:久坐不动可引起颈椎僵硬,使人体的正常生理弯曲"颈曲"被破坏,形成一种酷似驼背样的颈肩隆起,影响了颈椎动脉对头部的供血量,脑血流量的减少,会造成大脑的氧和营养物质供应不足。时间长了,会引起头昏脑涨、乏力、失眠、记忆力减退等症状。

(5)久坐引起腰背痛:久坐时躯体重量全部压在腰骶部,压力承受面分布不均,会引起腰、腹、背部肌肉下坠、疼痛。脊背肌肉也因循环欠佳而痉挛。

(6)久坐引发关节病:人体的骨骼中,各关节连接处只有通过运动这惟一的方法才会产生一种黏液,以防止骨骼间相互磨损。而久坐少动会导致骨连处干燥,继而引发关节病和脊椎病。

(7)久坐胃不好:人体每日摄入的食物,因久坐少动而长时间聚积于胃肠,使胃肠负荷加重而紧张,蠕动得不到缓和,易致胃、十二指肠溃疡。

(8)久坐引起头、足不适:大脑会因身体活动少,引起供血不足,出现头晕和头、足麻木等不适,长此下去易致慢性眩晕等。

(9)久坐精神压抑:由于身体状况互相影响,久坐会使人的精神压抑、头昏眼花、倦怠乏力,有时还会虚火上升而致耳鸣健忘、鼻出血等。

(10)久坐极易肥胖:久坐不动,机体对摄入的脂类、淀粉过多地转变为脂肪储存体内,使人肥胖。久而久之,各大、小动脉管内壁将淤积下大量脂类,导致全身组织系统供血不足,加速以上疾病的发生,这无疑造成一种恶性循环。

(11)久坐易致癌:久坐结肠蠕动减弱,粪便在肠道潴留,致癌因子过多过久接触肠黏膜,可使体内免疫功能下降,容易发生结肠癌。

为了避免罹患"久坐综合征",最好的办法是忙中偷闲地经常起来活动。因职业关系无法在工作中轻松的人们,可在平时多参加晨跑、散步、健美操等力所能及的运动锻炼,促进新陈代谢,以维持身体健康。

39. 什么是快节奏综合征?

当今社会,随着科学技术和社会的进步,时间就是金钱、时间就是效益的观点,已在很多部门、行业和事例中得到了很好的验证。随着知识的更新,一个人需要重新学习和掌握的东西越来越多。有些单位的工作人员工作性质也发生了从慢向快、从轻向重、从简单向复杂、从初级向高级转变,这就要求工作人员处于快节奏的工作状态之下。快节奏一定程度上反映了现代社会的进步与文明,但也给一些人带来了相应的苦恼。

长期处于快节奏生活状态的人,大脑的活动也就经常处于连续的、快速的状态中,应接不暇的工作和生活使大脑得不到应有的休息和恢复,精神压力过大,使人总有一种紧张、沉重、不安和忧虑感。这些人常常有诸如神经衰弱一类的症状,如头痛、失眠、多梦、恶心、厌食、呕吐、月经紊乱、勃起功能障碍、早泄等。这种因生活或工作的快节奏而引起的一系列的心理不适或精神障碍称为快节奏综合征。如果人长期处于快节奏状态之下而不能很好地适应的话,往往会诱发神经衰弱。长此下去,还会诱发高血压病、消化性溃疡、支气管哮喘、不育症、偏头痛,甚至恶性肿瘤等。

40. 白领如何预防空调病？

要预防空调病,必须加强对空调系统的卫生管理。具体预防措施有:

(1)经常开窗换气,以确保室内外空气的对流交换,开机1～3小时后关机,然后打开窗户将室内空气排出,使室外新鲜气体进入。有条件的话,最好使用开放系统机种的空调机,以保持室内空气新鲜、流通。要多利用自然风降低室内温度,最好使用负离子发生器。

(2)室温宜恒定在24℃左右,室内外温差不可超过7℃,否则出汗后入室,将加重体温调节中枢负担。

(3)使用空调器的房间应保持清洁卫生,减少疾病污染源。

(4)室内空气流速应维持在每秒钟20厘米左右,办公桌切不可安排在冷风直吹处,因为该处空气流速快,温度骤降3℃～4℃。

(5)长时间坐定办公,如打字、书写、接线等,应适当增添穿脱方便的衣服,膝部覆毛巾等予以保护,同时注意间歇性起来活动片刻,以增进末梢血液循环。

(6)剧烈运动后出一身大汗时,切勿立即进入空调房间,以免使张开的毛孔骤然收缩,受凉致病。下班回家,首先洗个温水澡,自行按摩一番,如能适当运动,当然更好。

(7)使用消毒剂,以杀灭空调机内的微生物。要反复进行消毒,以防微生物再生。

(8)因空调机的湿度调节器是助长细菌扩散的工具,故最好增装除湿器以降低室内相对湿度,防止细菌的孳生。

(9)不宜长时间待在开空调机的冷气室里,应让皮肤有流汗的机会。要多参加运动,多喝开水,让毛孔通畅,加快新陈代谢。

41. 白领女性在空调房里为何要穿袜子?

夏天,女性都爱光脚穿凉鞋,在冷气充足的办公室里一待就是一天。而回到家里,常常也是整夜开着空调。过了一段时间后,不少女性突然发现自己月经紊乱而且腹痛难耐,这是为什么呢?

人体能够对温度进行自发地调节。周围气温高时,人体皮肤的血液循环加速,体表温度升高,并通过出汗进行排热。冬天因为冷,人体内的血液循环会变慢,以减少身体热能流失。但人体这种自发调节并不能迅速转换,人从炎热的室外进入空调房间,末梢血管不能很快收缩,造成末梢血液循环不良。因此,室内温度长时间过低很容易出现腹痛和痛经等症状。

常坐办公室的女性,尤其是年轻女性,如果长期处于空调的冷风下,可能会影响卵巢功能,使排卵发生障碍,从而导致月经失调,腹痛腹胀。

为了避免女性朋友发生这种情况,首先要把室温恒定在 26℃ 左右。其次,开空调时,一般低处最凉,最怕冷的是腿和脚,所以女性在空调房里一定要穿袜子,即使是丝袜也好。最后,空调开机 1~3 小时后,最好关一段时间,打开窗户呼吸新鲜空气,或者每隔 1 小时到室外活动一下。

42. 什么是应激反应综合征?

应激反应综合征是伴随着现代社会发展而出现的病症,由于具有广泛的社会性(即患病人数多)和特有的时代性(伴随社会发展而出现的新的综合征),直到近些年才受到世界各国的注意。

造成应激反应综合征的原因,主要是随着各种竞争日趋激烈、人际关系紧张而引起的心理失衡所致。这种病不仅与现代社会的快节奏有关,更与长期反复出现的心理紧张有关。如怕解聘、怕被淘汰、怕不受重视、不得不承受的工作、生活压力和心理负担等,再加上家庭纠纷和自我期望过高。研究表明,在各行各业中最容易出现此病症的人群依次为:飞机调度员、大中学校教师、企业经理、驾驶员和警察,其次运动员、高中应届毕业生等人的发病率也较高。具有 A 型性格的人中比较多见,其中又以心理素质较差和不善于自我心理疏解的人更易罹患。白领人士由于社会竞争加剧、生活节奏加快、工作紧张,以及自身期望过高导致整天像机器人那样拼命工作;有些则由于情感纠葛多、婚外恋、家庭矛盾突出,也比较容易罹患。

此种综合征因病人多无明显的器质性病变,医生很难确诊。其主要症状为长期持续的疲劳、恋床、四肢乏力、腹痛腹泻、记忆力减退、性功能减退、淋巴结肿大、时常感冒、无名低热、失眠、极易疲劳、怕见某些人物、怕去某些地方和场合、总是心惊肉跳、烦躁不安、注意力难以集中、不必要地重复检查。至于情绪激动、焦躁不安、爱发脾气、多疑、孤独、对外界事物兴趣减退、对工作产生厌倦感等,则是应激反应综合征的先兆。

应激反应本来是机体在遭到外界强烈的刺激后,经大脑皮质综合分析产生的一系列非特异性应答反应,如神经兴奋、激素分泌增多、血糖升高、血压上升、心率加快、呼吸加速等。应该说,这种情况是正常的,其作用在于使机体能对刺激做出迅速而及时的回应,只要其强度、频率和持续时间适当,不但不会对人体造成损害,而且对保护机体有益。

但是,如果外界的刺激过度激烈(与本人的承受能力比较而言),或者长期、反复地出现,以致超出机体能够承受的极限,将会造成病理性损害,出现诸如失眠、持续疲劳、乏力、食欲缺乏、烦躁不安、精神难以集中、记忆力减退、性功能下降、无名低热等症状,但又查不出任何明显的器质性病变;严重的则可能引起胃溃疡、心肌梗死等症,并导致内分泌、免疫功能和心理行为方面的负面变化,这便是应激反应综合征。

43. 什么是伏案综合征？

对于常年坐办公室从事案头工作的人来说，由于其总处于低头伏案的状态，容易发生一种类似于颈椎病，但又与颈椎病或颈部肌肉劳损不完全一样的一组症状，即颈部与肩背酸痛，有局部活动不便、沉重或疼痛，肩部或上肢还会有麻木感，严重者可以有头晕头痛、眼花耳鸣、恶心，甚至视力减退。由于这些症状不是由某种特殊的疾病引起，而是由于伏案（低头）时间过长导致的。因而称为"伏案综合征"。另外，长时间伏案工作，有许多人常会出现紧张性头痛。特点是持续性隐痛、钝痛或胀痛，部位不恒定，大多为两侧，或一侧偏重。若病期较长的，可有头部紧箍感，顶部重压感及眉间区收缩感，晨起较轻，逐渐加重，午后工作常感困难，甚至无法坚持。此外，还常伴随着焦虑、急躁，以及头晕、失眠、多梦、倦怠乏力、记忆衰退等多种症状。

伏案综合征的发病原因，主要是长期低头工作，导致了颈、肩、背部肌肉过度紧张，使血液循环障碍。这样，组织会出现缺氧，而代谢产生的乳酸又不能及时消除。因而，患者会感觉到肌肉疲劳、酸痛和活动不便。低头时间过久，颈部和大脑供血不足，从而引起了头晕、眼花、耳鸣及恶心等症状。

对于白领来说，要消除引起伏案综合征的诱因，就要改变工作的方式，这是不太现实的。因而，应该以运动来调节机体的血液循环。

44. 什么是慢性疲劳综合征？

当今，由于激烈的市场竞争、快节奏的生活方式，以及脑力劳动者的工作紧张等因素，在生活和工作当中，"懒人"随处可见。他们有的是因为没有爱整洁的习惯，因而身边无论多么脏乱都不愿去打理；有些人则抱定"各人自扫门前雪"的信念，得过且过；另外有一些人,却是因疾病缠身、身体疲乏无力而懒。这三种人的懒都是很正常的。而慢性疲劳综合征并不是"懒人"所致。

20世纪80年代以来,西方许多医生发现了一种怪现象:不少人变得越来越懒,自诉有无法通过休息而恢复的疲劳,身体软弱无力,而且会时好时坏。经检查,这些人身体健康,没有任何导致该症状的原发疾病。可是,少数这样的患者却会因疲劳而完全丧失劳动能力,因而用生性懒惰无法解释。如果长期疲劳却查不出明确的病因,也许就是患有慢性疲劳综合征的征兆。在美国、澳大利亚、英国等地,都曾出现过此病的暴发流行,已成为国际上医学研究的热点之一。据估计,美国每年有600万人被怀疑患有这种疾病,澳大利亚慢性疲劳综合征流行时发病率达到人口的37/10万。世界卫生组织统计,慢性疲劳综合征在许多国家和地区的发病率都在增加,并有流行趋势。1988年,美国疾病控制中心正式将其命名为"慢性疲劳综合征"。

慢性疲劳综合征的病因和发病机制虽然还不完全清楚,有学者认为因精神过度紧张,长期疲劳;也有认为与病毒,如疱疹病毒、肠道病毒、反转录病毒、EB病毒等感染密切相关,因此在国外文献上将其归类为传染病。有的学者发现慢性疲劳综合征病人的免疫系统存在异常,许多病人都有记忆力减退、注意力不集中、抑郁、焦虑等神经精神症状,因而神经精神因素也是不容忽视的病因。

慢性疲劳综合征患者的年龄多在20～45岁,女性占多数。发病时酷似感冒,最主要的症状是长期(超过6个月)疲劳,卧床休息也无明显缓解,病人平均活动量比健康时减少一半以上,其他伴发症状包括,认知障碍、失眠、头痛、咽喉痛、发热、胸痛、肌肉关节痛、夜间盗汗等。虽然病人自我感觉严重疲劳,不能正常生活,但在医院经过全面系统的体格检查、化验,甚至昂贵的影像检查,往往还不能找出肯定的病因所在,这也是慢性疲劳综合征的另一个特点。

可能导致长期严重疲劳的疾病种类很多,需要先排除这些疾病才能诊断为慢性疲劳综合征。能引起疲劳感的疾病包括，恶性肿瘤、慢性感染、内分泌疾病、药物依赖或成瘾、慢性精神病及其他可以确定病因的疾病。对于长期疲劳的病人，必须进行全面细致的检查，既不要将其他疾病误诊为慢性疲劳综合征，也不要将真正的慢性疲劳综合征遗漏。

由于慢性疲劳综合征的病因尚不清楚，目前缺乏真正有效的病因治疗，只能是对症处理。首先，要让病人知道其他一些严重的疾病已被排除掉，这种疾病虽然影响正常生活，但尚不会危及生命，以减轻病人不必要的担心和紧张。其次，要鼓励病人在能够忍受的范围内适度活动，一方面可以增强免疫机制；另一方面可以防止肌肉的废用。最后，应用药物治疗，如非甾体类抗炎药可以减轻头痛及关节肌肉痛。抗抑郁药能帮助病人从低落的情绪中走出来，及时纠正少数病人的自杀倾向。慢性疲劳综合征的病程可持续数月到数年，大多数最终都痊愈或缓解，真正加重的只占极少数。

45. 什么是颈肩腕综合征？

随着互联网的普及，现代人使用电脑的时间和机会越来越多。长期使用电脑键盘，会提高罹患腕管综合征的几率，如不注重保健，可能会导致神经受损、手部肌肉萎缩。所谓腕管综合征是指人体的正中神经在手掌部受到压迫所产生的症状，主要会导致食指、中指疼痛、麻木和拇指肌肉无力感。这种病症之所以成为一种日渐普遍的现代文明病，主要原因是现代人的生活方式急剧改变，愈来愈多的人每天长时间接触、使用电脑所致。这些人多数每天重复着在键盘上打字和移动鼠标，手腕关节因长期密集、反复和过度的活动，以致逐渐形成腕关节的麻痹和疼痛。

腕管内压力，在过度屈腕时为中立位的 100 倍；过度伸腕时为中立位的 300 倍。这种压力改变也是正中神经发生慢性损伤的原因。有的人使用鼠标时肘部悬空,此时由于处于过度伸腕状态,且不断有屈指动作,更加重对正中神经的损伤。

女性多于男性,其发病几率比男性高3倍,其中以30～60岁者居多,这是因为女性手腕关节通常比男性小,腕部神经容易受到损伤。右手多于左手,多为一侧,亦有双侧。表现为单手或双手感觉无力,手指或手掌有麻痹或刺激僵硬感,手腕疼痛,伸展拇指时不自如且有疼痛感等。每周若使用鼠标超过10小时,前臂、颈部和肩部便开始出现疼痛,越远距离地够着使用鼠标,肩部就越痛。这是由于从事电脑操作是一项静力作业,伴有头、眼、手、指的细小频繁运动,时间长,工作量大,会使操作者肌肉骨骼反复紧张,以致造成紧张性损伤,引起相应的病症。其他比较可能造成类似影响的职业有音乐家、教师、编辑、记者、建筑设计师、矿工等,都是和频繁使用双手有关。此外,一些怀孕妇女、风湿性关节炎患者、糖尿病、高血压和甲状腺功能失调的人,也可能患上腕管综合征。

预防的重点应放在营造健康的工作环境和正确操作电脑等自我保护方面。如个人座椅要调至适当的高度,使人坐着时有足够的空间伸放腿脚;不要坐或站立太久;坐时背部应挺直并紧靠椅背,而且不要交叉双脚,以免影响血液循环;打字时电脑的键盘应正对人体,如果斜摆在一边,可能会导致手腕过度弯曲紧绷;键盘摆放的高度,以及离人体平行距离应调整到一个打字时感觉舒服自如的位置;同时,每操作30分钟应暂停一会儿,让双手和眼睛适当放松或休息。

尽量使用人体功能键盘、4D鼠标。在上网冲浪时,使用4D鼠标可有效地减轻手腕部的疲劳。另外,最重要的是肘部一定不能悬空,要平放,以减轻腕部压力。使用电脑时间不宜过长,要劳逸结合。一旦患病,要注意休息。

病情较轻者,可服用镇痛药加上休息,同时可进行按摩和热敷,采用舒筋活络的中药进行熏洗也有一定的效果,或使用腕背屈位夹板疗法治疗。病情较重患者,可在腕管内注射醋酸泼尼松龙(封闭疗法),通常可收到较好效果。严重者可施行腕管切开术。

46. 什么是焦虑综合征?

焦虑综合征又称焦虑性神经症,是以焦虑和情绪紧张为主,伴之以自主神经系统症状和运动性不安等症状的神经症。据调查,焦虑症在我国的患病率达 7‰。且女性多于男性,多数在青年期发病,尤以 20～40 岁多见。

焦虑综合征常与不良环境因素、个体性格、遗传素质有关。不良环境因素,如家庭变故、学习与工作过大的竞争压力等皆是常见的焦虑症起因。尤其是近 20 年,我国升学矛盾突出,升学考试压力巨大,导致了近些年我国青少年学生以考试为特定对象的焦虑症多发。焦虑症患者的性格大多具有自卑心、内向敏感、自责等特点。此外,据调查,焦虑症的亲属患病率大大高于一般人群,单卵双生子远高于双卵双生子,患者的肾上腺素、去甲肾上腺素和乳酸分泌也有较大增加,这些表明焦虑症可能具有一定的遗传因素和生物学基础。

焦虑综合征的临床表现主要分急性形式(惊恐发作、惊恐障碍)与慢性发作(广泛性焦虑、弥漫性焦虑)两种。

(1)急性发作焦虑症:患者表现出强烈恐惧,犹如死亡降临,因而无法自控,同时还伴有自主神经功能障碍,如心悸、心悸、出汗、发抖、面色苍白、胸闷心痛等,症状一般持续数分钟到 2 个小时,可反复发作多次,发作间隙无明显症状。

(2)慢性发作焦虑症:是焦虑症的主要类型,常缺乏明确具体的对象和固定内容,但患者表现出恐惧、紧张、不安、易激怒,且注意力、记忆力降低。此外,还包括躯体症状和自主神经功能亢进,如头痛、肌肉紧张、震颤、睡眠不佳、有噩梦、心悸、心悸、面色潮红或苍白、尿急尿频、呼吸加快、月经不调等。

以学生考试焦虑症为例,患者在大考前夕往往表现出惊恐焦虑发作特征,如食欲不佳、睡眠障碍、心情低落、紧张、不安、注意力和记忆力皆下降,表现为学习效率低下。在考试现场,急性发作患者会控制不住地恐惧,发抖,大汗淋漓,甚至突然昏过去等。

焦虑症适合采取心理治疗。此外,在医生的指导下,服用某些抗焦虑或抑郁药物,如安定类药物、丙咪嗪、阿米替林、多塞平等也有一定疗效。

47. 什么是恐怖综合征?

恐怖综合征是指针对某些特定对象(人、物、场景)时产生不合情理的强烈恐惧或紧张不安的体验,并伴之以回避反应的一种神经症。从20世纪80年代起,精神病医生开始治疗恐惧综合征。研究人员对巴西大城市进行的调查表明,居民中有1%～2%的人可能患这种病。美国全国精神健康研究所估计,约1.6%的成年人在一生中的某个阶段会得这种综合征。精神病医生认为"病症是很短暂的,平均持续10分钟,但只有病症反复出现时才导致恐惧综合征"。患者在现实生活中明明知道自己的恐惧反应和逃避反应既不正常又无必要,但又无法控制与克服,从而影响正常生活。据报道,恐怖综合征在我国的患病率为0.2%,且女性多于男性,儿童青少年中较为常见。

恐怖综合征的发病原因多与社会、心理因素有关。恐怖综合征患者在性格上往往表现出胆小、害羞、被动、依赖、多愁善感等特征,与早期成长过程中的过度保护有关,或者与早期成长过程中缺乏足够的安全感有关。此外,不良生活事件、他人的示范与影响等皆可影响此病的发生。

恐怖综合征的临床表现通常可分为三大类:①特殊情境恐惧,如儿童中常见的对黑暗、独处一室、高处等的恐惧,儿童的学校恐怖症也是一例。另外,患者对车站、码头、集市、影院、过桥、过河等情境也可产生恐惧。②特殊物体恐惧,如对动物(蛇、毛毛虫等)、流血(如输血恐惧)、尖锐物体的恐惧。③与人交往恐惧,也称社交恐怖症,如害怕与陌生人打交道,害怕与异性的接触,总担心在他人面前会脸红、发抖。

恐怖综合征的治疗以心理治疗为主,药物治疗为辅。

48. 什么是疼痛-抑郁症?

有的年轻女性,性格内向,常因工作中的不顺心事而焦虑烦躁,出现失眠、头昏头痛、颈肩或腰部疼痛,常有难以描述的全身不适感,晨起后尤觉明显,服用镇痛药、镇静药等疗效不佳,且每逢情绪变化或工作压力加大,则疼痛加剧。检查未发现明显的器质性病变,经详细询问,得知该病员多年来失眠,难以入睡或早醒,焦虑、烦躁,疼痛加重与情绪密切相关,且时常情绪低落,烦闷,兴趣减退,注意力难以集中,记忆力下降,工作效率明显下降。甚至产生"患不治之症,死了算了"等轻生念头。采用抗抑郁药治疗,并加用一些镇痛药,2周后情绪会有所好转,疼痛缓解,服药1个月后,睡眠改善,各方面情况均有好转,继续用药3个月,患者自觉心情开朗,乐于与人交往,睡眠正常,疼痛及其他全身不适感消失。

这种原因不明的慢性疾病患者临床上很常见,常诊断为神经衰弱、神经官能症或疼痛综合征等,目前,国内外称之为"疼痛-抑郁症"或称为抑郁症的一种躯体化表现。研究证实,疼痛的出现与抑郁情绪密切相关,两者相互促进,患者疼痛部位不定,如头部、颈肩、腰部,有全身不适感,同时还有失眠、头晕,情绪低落,兴趣降低,注意力难以集中等。但经多项检查无明确的器质性病变。

因此,采用抗抑郁药治疗非常有效,一方面可直接产生镇痛作用,即使没有抑郁情绪,也可治疗疼痛;另一方面可治疗抑郁,而抑郁症状一旦控制,疼痛也会相应缓解。

49. 什么是抑郁症?

抑郁症是一种以持续的情绪抑郁、心境低落为主要临床表现、病程迁延不愈的神经症。一般说来,抑郁程度较轻,常伴有焦虑、躯体不适和睡眠障碍,但无幻觉、妄想等精神病性障碍。病人自感内心痛苦,因而常主动求医。据调查,我国抑郁症患病率为0.3%。女性多于男性,并无特殊的年龄段发病差异。

抑郁症的病因目前尚不十分清楚。一般认为,它的发病与以下几个因素有关:一是社会心理因素,如人际关系紧张、学习困难、工作压力、家庭变故、意外事故、躯体疾病等不良事件皆可引发抑郁症;二是抑郁症患者具有某些共同的个性特征,如喜欢沉思、寡言少语、内向自卑、悲观失望、自责自贬等,也有人认为,不良的认知模式、不合理思维对抑郁症的发生起重要作用;三是生化检查发现,抑郁症患者体内的生化物质有改变,如去甲肾上腺素和5-羟色胺减少。

抑郁症的主要表现为:①情绪抑郁、消沉、沮丧,患者自诉精神不振、疲乏无力。②自我评价低,患者常觉得自己无能,是个废物,甚至有轻生念头。③对学习、工作、生活、人际交往等活动的兴趣降低,缺乏热情,主动性不够,但基本能维持和参与活动,被动接触良好。④伴有自主神经功能障碍。如肠胃不适、便秘、失眠等。⑤患者自觉病情严重,常主动求医。因为对学习、工作、生活、人际交往的影响不甚明显,常被误认为是思想问题。

抑郁症的治疗以心理治疗为主,药物治疗的效果不稳定,在心理治疗中,以支持治疗和认知治疗效果较好。

此外,目前临床治疗中也使用三环类抗抑郁药物治疗抑郁症,如丙咪嗪、百忧解等,这些药物因或多或少都有不良反应,应在医生指导下服用。

鉴于抑郁症的发病因素以心理、社会因素为主,因此家长和个体应重视抑郁症的预防,尽量消除心理应激源,营造健康的外部环境,积极培养乐观、开朗、健全的个性。

50. 办公室隐形眼镜族易患哪些眼疾?

由于近视激光手术的科技愈来愈进步,许多人都想藉此手术来远离近视的困扰,有很多患者为了要做近视激光手术,才想去医院做详细的眼睛检查,却发现眼睛不是患有干眼症,就是角膜太薄弱,甚至有穿孔的现象产生。

研究表明,女性眼干率是男性的两倍,女性因为激素变化及生理期的因素,加上佩戴隐形眼镜者如果有吸烟、喝咖啡的习惯,长期盯电脑屏幕,很容易造成眼睛干涩。门诊中最常见隐形眼镜族的抱怨就是眼睛干涩、刺痛与视物模糊;主要是佩戴时间过久,加上办公室的空调系统及长期观看屏幕都会加速眼睛水分的流失。

视网膜剥离属眼科急症之一,必须在数天之内治疗,否则将有失明之虞。视网膜剥离可分成三种、裂孔性、渗出性和牵引性。一般裂孔性视网膜剥离,大部分发生于近视患者,近视度数越高则发生率越高,但正常眼和远视眼也会发生,有些则是家族遗传。中心浆液性视网膜炎是渗出性视网膜剥离的一种,多发于30~40岁男性,因长时间耗用眼力或工作压力大者,如夜班人员或职业驾驶员。糖尿病患者并发的视网膜病变或外伤都可能造成玻璃体的拉扯,而引起牵引性视网膜剥离。

视网膜剥离刚发生时不痛不痒,但可能会看到一大片黑影或看东西时影像扭曲,视力减退或色调改变,有的人还会有一些前驱征兆,例如,看到黑点、黑影、蜘蛛丝或黑云在眼前飘动或眼前突现闪光,即使眼睛闭起来时也会感觉得到。有上述各种症状的人最好赶快找眼科医师,请求瞳孔散大,彻底检查眼底情况。但有上述前驱征兆的人并不表示眼底一定有问题,其实大部分人的眼底是正常的,只不过是有了"飞蚊症"。

视网膜剥离一定要找受过视网膜专科训练的眼科医师治疗，因为无论是裂孔性或牵引性视网膜剥离的治疗都是一种相当精密而复杂的手术，手术方法很多种，只要是早期发现者，手术成功率在75％以上。渗出性视网膜剥离则可以保守疗法、激光凝固或冷冻疗法治疗。

51. 常上夜班对白领的身体健康有何影响？

几千年来，人类已经习惯了白天干活、晚上休息的生活方式。人体内的各种活动，也都是按照这种规律而"设计"的。只有当人体的活动与外界环境的变化相一致时，人的状态才能保持良好。人体也存在着一个看不见、摸不着的"生物钟"。遗憾的是，由于工作性质的不同，以及工作任务的变化，许多人不得不在夜晚工作，白天休息。这样，他们便把生活的规律颠倒过来，变成了"昼伏夜出"的夜班工作者。那么，夜班工作对人体有无影响，怎样保证他们的安全和健康呢？

研究发现，人体的生理活动具有一定的节律性。这种节律性在24小时内有一定的变化规律，如体温、内分泌、泌尿、呼吸、心血管、神经活动，乃至造血功能都表现出傍晚高潮而在凌晨陷入低潮的特征。一旦这种节律与外界变化不同，便会影响人的活动能力。造成这种情况的典型例子，便是上夜班。由于节律被打破，夜班工作者的睡觉时间安排在白天，而白天睡觉时从光线、环境安静程度等方面均与夜间不同，因而夜班工作者睡眠质量差，易产生疲劳、心理压抑等反应。这与他们长时间无法与家人在一起，心理上的孤独等也有一定关系。从对夜班的适应能力来看，适应能力较强的人，一般可在2～3天内很快适应，但许多人要有较长的适应时间，有些人则根本无法适应；长期从事夜班工作的人受影响较小，而经常轮班者受影响较大。英国学者发现，采取1周早班、1周中班、1周夜班的每周转班方式，对人体的影响最大。另外，从事体力劳动的人,对夜班适应力相对较强;从事注意力集中但运动较少工作的人,则很难适应。有意思的是,白天精神饱满的人,反而不如有"夜猫子"习惯的人更能适应夜班工作。夜班工作对人的影响,表现为夜班及轮班工作者疾病发生率增高。研究表明,糖尿病、呼吸道疾病、消化道疾病、高血压、癫痫、泌尿系统疾病等都与昼夜节律变化有关。

52. 为什么要提倡绿色办公室?

在发展中国家正大力提倡新型建筑材料之时,美国人则因其环保意识的增强与资源回收再利用技术的提高而出现了选择返朴归真的趋势。美国国立资源保护委员会总部就利用废旧回收物品的再生材料建造了一个"绿色办公室"。

该办公室以节能、保护环境及健康为原则。从外表看,它与普通写字楼并无区别,但它的墙壁其实是由麦秸秆压制并经过高科技加工而成,其坚固性并不次于普通木结构房屋。地板由废玻璃制成,办公桌由废旧报纸与黄豆渣制成。最具特色的是墙外环绕爬山虎等多种藤本或蔓生植物。这件绿衣不仅使办公室显得美丽清爽,而且能调节空气,使室内冬暖夏凉。

绿色办公室造价低廉,而又有益于身心健康,对于崇尚实用不讲排场的美国人来说,正可谓得其所哉。

53. 如何轻松应对现代文明病?

现代社会竞争激烈,但长时间精力充沛地工作和生活并非易事。相反,许多人都有过在一段时间内情绪低落,容易疲劳,失眠、注意力不集中的经历,有的甚至长期或经常出现这种情况。美国一些著名的医学和健康专家对这种现代人的通病进行了研究,提出了一系列简便可行的解决办法:

(1)锻炼身体:定期锻炼的最大受益者是心脏。所以有"完美的体形意味着完美的心脏"之说。另外,积极的锻炼能够提高机体产能的效率。当快节奏、高强度的工作需要付出更大能量时,健康的身体能够轻松地释放潜能。

(2)沐浴阳光:阳光照射可以改变大脑中某些信号物质的含量,其中令人入睡的信号物质将减少,而令人清醒的信号物质将增加,使接收日光浴者有心旷神怡之感。在上午光照半小时效果明显。

(3)定时"充电":即在正常的一日三餐之外,每隔2~3小时即少量进餐,目的是使血糖维持在能保证满足身体热能需求的水平。从生理上讲,血糖代谢是人体热能的主要来源,不断适量补充血糖是保持精力充沛的前提,过度节食者难免筋疲力尽。所选择食物应该富含糖类,同时有适量的纤维素(避免血糖波动)和少量的脂肪(减缓饥饿感)。避免食用肉类,脂肪太多也会使人昏昏欲睡。

(4)香味提神:实验表明,吸入含有薄荷和百合花香味的气体能使电脑操作人员明显减少操作失误。具体选择哪种香味并无特殊限制。只要是喜欢、能带来愉悦感觉的气味都有助于提高大脑的觉醒程度。

(5)深呼吸:深呼吸不仅可以摄取更多的氧气,同时能刺激副交感神经系统,有助于放松。深呼吸时可以躺下或端坐,一只手放于体侧,另一只手放于腹部,用鼻子吸气,同时排除杂念,想象胸部充分扩展、肺内正充满氧气,然后感觉二氧化碳从体内排出,同时颈肩放松。每次不少于3~5分钟。

(6)郊游:在假期和周末远离喧嚣的都市。现在城市空气污染严重,对人体危害不浅,每隔一段时间到林木茂盛的风景区踏青,可以令人体吐故纳新、调和呼吸、阴阳协调。在绿色植物密集的公园、森林,空气里的负氧离子有大气中的"长寿素"之美称。在负氧离子允沛的地方,人们感到心旷神怡、精神振奋。空气中的负氧离子不仅能调节神经系统,而且可以促进胃肠道消化、加深肺部的呼吸。

（7）不要依赖咖啡和酒精饮料：含咖啡因或酒精的饮料或许能带来一时的兴奋，但不能使人清醒地思考问题、做出适当的反应，而且短暂的兴奋之后是持续的混沌状态，反而得不偿失。

（8）补充维生素和无机盐：维生素和无机盐不具有立竿见影的提神醒脑功效，却是机体正常新陈代谢不可或缺的营养物质，其中B族维生素、镁、铁尤其重要。调查发现，相当部分的妇女缺乏某些种类的维生素和无机盐，但须注意不能超过人体实际需求量。

（9）了解自己的生理周期：每个人的精力充沛程度在一天中不断变化，有高峰也有低谷。大多数人在午后达到精力的高峰，但也不乏个体差异。可连续记录自己一天的心理状态、觉醒程度、反应速度和所进行的活动，找出自己的精力变化曲线，然后合理安排每日的活动。

（10）积极面对生活：生活中难免遇到令人不快、烦恼的负性事件，如果沉浸其中难以自拔，必然情绪低落、萎靡不振。只有积极的生活态度才会促进人们精力充沛地投入生活。

54. 如何在办公室保持最佳状态？

现代社会的节奏日益加快，紧张、激烈的竞争使在现代化办公环境内工作的白领们承受着压力。每一个人都希望能在工作中保持足够的精力和办事效率，而紧张、激烈的竞争也要求他们做到这一点。要想保持最佳的状态，不妨从以下几方面入手：

（1）维生素 A 对预防视力减弱有一定效果，所以要多吃鱼、猪肝、韭菜、鳗鱼等富含维生素 A 的食物。整天待在办公室，日晒机会少，易缺乏维生素 D 而患骨质疏松，需多吃含有维生素 D 的食物，如海鱼、鸡肝等。工作中与同事、客户接触难免会出现一些矛盾，为了避免发怒、争吵，可以有意识地多吃牛奶、酸奶、奶酪等乳制品，以及鱼干、骨头汤，这些食品中含有丰富的钙质。国外研究表明，钙具有镇静、防止攻击性和破坏性行为发生的作用。当人承受巨大的心理压力时,其所消耗的维生素C将显著增加,而维生素C是人体不可或缺的营养物质;在这种情况下,应尽可能多吃新鲜蔬菜、水果等富含维生素C的食物。长时间工作疲劳时,应该吃一些花生仁、杏仁、腰果、核桃等干果类食品。这些果类食品含有丰富的蛋白质、B族维生素、维生素E、钙和铁等无机盐,以及植物油,而胆固醇的含量很低,对恢复体能有特殊的功效。

(2)白领们少不了应酬,饭店的食品虽然味美诱人,但往往脂肪和糖类过高,而维生素和无机盐含量不足。常在外就餐者平时应多食用蔬菜、水果、豆制品、海带、紫菜等食品。夜间加班,热能消耗超过正常,少不了吃些夜宵。理想的夜宵应当容易消化,富含蛋白质、维生素,以提供足够的热能。如果连续的工作会失眠,可在睡前喝一杯牛奶,吃几块甜点,其中含有的色氨酸能进入大脑起催眠作用,让人睡个好觉以利再战。

(3)好心情最重要,不要带着不良情绪走进办公室,否则一天的工作都不会太顺利。人生活在社会中,难免有这样那样的痛苦和烦恼,重要的是通过心理调节维持心理平衡。如果感到情绪低落、心理状态不佳,应该尽可能在开始工作以前进行调整。首先要正视现实,无视不幸处境属消极的心理防御,只能加重心理障碍。其次,要自我暗示,不论感到多么痛苦,要有发愤图强的意愿,告诉自己要坚强,要重新开始。自我暗示疗法本身就是对意志的锻炼。自己不能疏解烦闷,可以找一个自己信任的人,向他倾诉自己的种种烦恼、失望、悔恨。也许并不需要他说些什么,需要的只是在可亲可信的人面前将内心的苦闷与烦恼全盘托出。这样做能使郁闷的心情得到宣泄,有助于平和不安的心境,重新获得心理上的平衡。当然也可以求助于心理医生,由心理医生进行正确的心理学干预,这不仅是一种直接的治疗,而且能增加心理承受能力和调节能力,尽快地恢复心理平衡和心理健康。

(4)适当休息,张弛有度。每个人的生理节奏都由体内固有的

"生物钟"调节,紧张工作一段时间就需要休息一会儿。据测定,人持续保持注意力集中的时间一般不超过1小时,这就是为什么学校规定每节课的时间为45~50分钟,课间有10~15分钟休息时间。由于办公室工作的特点,许多人容易出现眼睛、颈部、手腕等部位的疲劳。白领们不妨每工作1小时左右,就暂时放下手中的工作,休息5~10分钟,站起来眺望远处,活动活动头颈,伸展伸展四肢,喝杯醇香的清茶,加足马力以利再战。

(5)许多人习惯饭后就投入紧张的工作中,至下午3~4点钟,就会自觉疲劳、反应慢、工作中差错不断。如果午饭后能小睡片刻,往往能精力充沛地投入工作。午后小睡时间无需太长,关键是质量。不要趴在桌上睡,这种体位使呼吸受限,颈项和腰部的肌肉紧张,醒后很不舒服,易发生慢性颈肩痛。最好能平躺在床上或沙发上,睡时将身体伸展开。午睡时间应在半小时左右,太短起不到休息作用,太长将破坏正常的睡眠和清醒周期。午睡最好养成习惯,到时能自己慢慢醒过来。睡眠中被突然叫醒的人往往会出现"睡眠懒惰",这时候的状态与缺乏睡眠的状态相似。如果出现这种情况,最好静坐一会儿,不要急于工作,以免出差错。

(6)需要一个洁净的空间。装饰现代的办公室内其实隐藏着许多健康"杀手",在不经意之间影响着工作人员的健康和工作效率。空调能给办公人员提供比较适宜的温度,同时也带来一些弊端。带空调的办公室一般缺乏自然通风,人们呼出的二氧化碳、吸烟产生的烟雾、某些办公设备(特别是复印机)散发的有害气体积聚其中;空调系统里有水分滞留,成为某些细菌、真菌、病毒的孳生地;电脑、显示器、手持电话及其他电子设备均产生一定剂量的电离辐射;有的建筑材料本身也释放某些有害物质。这些办公室内的环境污染使人容易疲倦、头晕眼花、反应迟钝、烦躁不安、呼吸不畅、食欲减退等,出现所谓的"办公室综合征"。防治办公室综合征,应从改善环境因素以及自我调节、增强个人体质入手。减少办公环境中有害因素的具体措施,包括改善办公室的自然通风,禁止吸烟,增加防霉除湿功能,使用防电离辐射的设备(如视保屏),选用天然无害的建筑材料等。

55. 写字楼内如何保健?

空调房间注意通风,门窗每天早晨至少开半小时。经常检查通风口是否通畅,如通风口正对着车库等充满废气的地方,应向楼房管理部门要求改造。

复印机、打印机应放在空气流通的地方或用围板将复印区隔离开。更换完碳粉后应尽快洗手,因碳粉中含有化学物质,经常接触会导致皮肤发炎。把它放在一个空气流通比较好的地方,并要避免日光直接照射。

安装电脑防护屏。调整适当的明暗对比,减少刺目荧屏对眼睛的伤害;每隔30分钟看一看远处,远眺外边的天空和绿色植物,做眼保健操。

怀孕早期的妇女,每周上机20小时以上,流产率增加80%,生出畸形胎儿的机会也大大增加。在怀孕3个月以前,最好冷落你的电脑,如果必须上机的话,与屏幕保持一臂的距离。

很多人会忽略洗手间里的卫生情况,洗手间往往也隐藏着一些不健康的死角,像坐便器、厕纸、烘手机等,它们之中所潜伏的不健康因素也是很大的。所以,请小心使用你的洗手间。

56. 白领养生保健要注意哪些问题?

(1)少饮酒:大量或经常饮酒,会使肝脏发生酒精中毒而致发炎、肿大、影响生殖、泌尿系统。

(2)饭后不要急丁吸烟:有人说:"饭后一支烟,赛过活神仙。"其实,饭后吸烟,祸害无边。研究表明,饭后吸一支烟,中毒量大于平时吸10支烟的总和。因为人在吃饭以后,胃肠蠕动加强,血液循环加快,这时人体吸收烟雾的能力进入最佳状态,烟中的有害物质比平时更容易进入人体,从而更加重了对人体健康的损害程度。

(3)饭后不宜放松腰带:饭后将裤腰带放松,会使餐后的腹腔内压下降,消化器官的活动和韧带的负荷量增加,易引起胃下垂。此时也容易发生肠扭转,引起肠梗阻,还会促使肠的蠕动增加,出现上腹胀、腹痛、呕吐等消化系统疾病。

(4)不用保温杯泡茶:茶叶中含有大量的鞣酸、茶碱、茶香油和多种维生素,用80℃左右开水冲泡较为适宜,如果用保温杯长时间把茶叶浸泡在高温的水中,就如同用微火煎煮一样,会使茶叶中的维生素全遭破坏,茶香油也大量挥发;鞣酸、茶碱便大量浸出。这样不仅降低了茶叶的营养价值,还失去了茶香,并使有害物质增多。

(5)寒冷燥热不要过度:白领人士不少是"拼命型"的,不讲究工作环境的舒适与否。如出现过冷过热的环境立即置身其间很容易对人体造成伤害。如过冷使人血管收缩,血液运行受阻;过热则大汗淋漓,易中暑致病;过湿则会发生风湿、类风湿,引起关节肿胀疼痛,使人早衰。

(6)未渴先饮:人的味觉和嗅觉随着年龄的增长而渐趋迟钝,很容易出现因不常感口渴,而很少喝水,造成体内水分补给不足。研究发现,饮水不足,最先受其影响的是大脑,天长日久可导致脑的老化。因为体内水分减少,血液浓缩及黏稠增大,容易导致血栓形成,诱发脑血管及心血管疾病,还会影响肾脏清除代谢物的功能。所以,在没有心脏病、肾脏病的前提下,白领人士要养成"未渴先饮"的习惯,每天饮水1 000～1 500毫升,有助于预防高血压、脑出血和心肌梗死等疾病的发生。

(7)补充维生素B_{12}:维生素B_{12}参与体内蛋白质和核酸的合成过程,如果体内维生素B_{12}不足,神经组织细胞中多巴胺合成减少,可导致老年性痴呆。维生素B_{12}来自肝、肾,肉类。因此,膳食搭配不能忽视动物内脏的摄取。日本东北大学医学院的松泽一教授对86名被诊断为老年性痴呆的患者进行研究后发现,这些患者体内都缺乏维生素 B_{12},给予补充维生素 B_{12} 之后,有80％的患者病情得到改善,脑萎缩减轻。

(8)吃早餐:许多白领因为要上班,往往来不及吃早餐。这种做法将严重伤胃,无法精力充沛地工作,而且还容易"显老"。相反,吃好早餐能长寿。美国加州大学在研究了7 000个男女后,发现习惯不吃早餐的人死亡率高达40％。另外,霍普金斯大学在一次对80～90岁老年人为研究对象研究中发现,他们长寿的惟一共同点是:每天吃一顿丰盛的早餐。

(9)不要过饱:吃饭有时也成了工作的一部分,同时也常常在不知不觉中吃得过饱。这主要是食物精美,蛋白质、脂肪、糖类含量高,进食时间长,边吃边饮酒、交谈所致。其中晚餐过饱,对身体害处更大。因此白领人士不仅要节食,也要讲究饮食的清淡,荤素兼顾。如感饥饿,可喝一杯牛奶,吃三两块饼干或饮1小碗豆浆,据调查,饱餐后休息影响晚间睡眠。

(10)运动后不要立即洗热水澡:做了健身运动后,换下汗衣洗个热水澡,既卫生又可消除疲劳,这已成为众多白领的习惯。其实,运动后立即洗热水澡,会使血液往肌肉和皮肤的流量大量增加,使剩余的血液不足以供应身体其他器官的需要,尤其是心脏和脑部,易导致心脏病突发和脑缺氧。中年白领高血压、体重过重、吸烟过量等有潜在心脏病危险者,更应避免。

(11)浓雾天不宜户外锻炼:雾对人体有害,据测定,雾滴中含有酸、碱、盐、胺、酚、重金属微粒及尘埃、病原微生物等有害物质。有的雾滴中还含有较多的二氧化碳、硫化氢等物质,形成酸雾,对人的危害更大。1952年12月,英国伦敦的烟雾事件,就是由雾滴大量密集所致,4天中就有4 000人中毒死亡;事后又有8 000人病故。据调查,这种烟雾的主要成分是臭氧、醛类和过氧乙酰基硝酸等一系列氧化剂,对人体健康有严重危害。因此,雾天不要到户外锻炼。

57. 白领女性的注意力出现问题怎么办?

作为一名职业女性,也许有一天会突然发现自己生活在焦虑、抑郁之中,并产生记忆力衰退,无法集中精神工作等状态。随后,开始对自己的精力状态感到不满意,生怕它会影响个人事业的发展。这种疑虑进一步会使人忧心忡忡、失眠、恐惧。从心理学角度判断,也许此时的注意力已经出现问题。不过,这种由于过度紧张、疲劳所致的神经系统功能失调可以通过良好的心理调节起到舒缓的作用。

每天一到办公室,首先解决最令自己担心的事情。因为无论这件令人害怕或不愿意触及的事情最终结果如何,在处理过后便可以暂时把它放在一边。

饮食对于女性的意义不仅仅是维持生命,它也是保持心理健康的重要因素之一。因为当人体胃部充满食物,它会给大脑传输一种满足感。这种满足感有效地驱散失落空虚的低落情绪。同时,在食物分解过程中,胃部产生的胃酸在某种程度上也会对调节内分泌有一定的帮助。

寻找可倾诉对象。患有注意力神经系统紊乱的人都会有很强的孤独感。寻找同病相怜的人,把自己的问题向朋友倾诉,因为大家都存在同一种问题,所以聊起来彼此都会有安慰感。

如果需要帮助,不妨直接说出来。尽量去和别人沟通,会有很不错的效果。

多和富有幽默感的人聊天,尽量避免陷入自己的不良情绪当中。

面对自己的神经系统问题,了解自己的需要。很有趣的是,在心理学家统计中,很多女性都没有意识到自己患有神经系统疾病,但是她们又确实感到焦虑不安。所以,有空的时候不妨和心理医生谈谈,这样对进一步了解自己有好处。

58. 伏案工作的白领女性如何保健乳房?

白领女性伏案工作时,往往忽略了乳房的保健,约有 20% 的人可有乳房闷胀刺痛、胸背组织酸涩等症状。这些病症日趋增多,对双乳健康的危害甚大,因而要引起重视。

女性乳房是疾病最容易打扰的部位,常见的难题有三个:①乳腺增生。多见于 25～45 岁女性,其本质上是一种生理增生与复旧不全造成的乳腺正常结构的紊乱。②乳腺炎。急性乳腺炎是乳房的急性化脓性感染,绝大部分发生在产后哺乳的妇女,尤以初产妇多见,发病常在产后 3～4 周。③乳腺癌。乳腺癌的发病率在我国仅次于宫颈癌,人群发病为 23/10 万,占全身各种恶性肿瘤的 7%～10%。乳腺癌最早的表现是患乳出现单发的、无痛性并呈进行性生长的小肿块。

青春期以前,男孩与女孩的乳房在外观上没有区别。自 7～8 岁开始,女孩身体各系统逐渐发育。约 2 年后,在卵巢激素、垂体激素和胰岛素的共同作用下,乳房开始发育。

青春期开始时乳房充分发育,不应该采取束缚乳房的方法来阻碍其发育。但是,如果乳房充分发育后不戴胸罩,也对乳房发育不利。

女性斜靠或趴在桌上,使双乳处在挤压的支点上,如果受桌沿等硬物压迫近 1.5 小时,可干扰乳腺内部的正常代谢,造成不良后果。正确姿势应该是:上身基本挺直,胸离开书桌 10 厘米,使胸背肌张力均衡,能刺激大脑轻微而规律地兴奋。这对解除胸部疲劳,提高伏案工作效率,保护乳房的生理活性颇有益处。

59. 白领上班时如何控制体重?

工作单位也许有体育活动设施,或者与当地健身俱乐部或体育场有联系。与单位中其他正在控制体重的同事相互支持和鼓励。与同事们交流,寻求他们的帮助,不鼓励他们给你不合适的食物。

不应忽略早餐和午餐。如果不吃午餐,你很可能饥肠辘辘地回到家里,在晚餐桌上大吃一顿。

只携带低脂肪、低热能的小吃或零食,如水果、蔬菜、饼干、爆米花等。

一天内要时常喝水。当你想吃点甜东西时,就喝杯水,吃甜食的愿望马上就会消失。午餐前喝杯水,可降低你的食欲。

当有精神压力时,不要拿起食物,而是出去散步。体力活动比吃东西更有利于解除精神压力。

饭馆的饭往往比家做的饭含有更多的热能和脂肪。留意你单位附近提供低脂饭菜的餐馆。不要去快餐连锁店,因为那里可供选择的低脂肪食物很少。

要和同事和朋友一起进食。把注意力放在同伴的谈话上,而不是食物上。

自助餐往往导致吃得很多。

酒精含热能较高,它可阻止体脂的消耗,还降低意志力。如果想饮些酒,最好与水混起来喝。多喝水和低热能饮料。

不管多忙,你肯定能挤出 10～15 分钟。当你活动后再工作时,会感到疲劳消除了不少,而且更加清醒。

60. 为什么白领男性久坐不动易变胖?

澳大利亚研究人员发现,每天坐在办公桌前 6 小时以上的白领男性,其体重超重的比例比每天坐办公桌前少于 45 分钟的男性多 2 倍;白领女性则因为在办公室中经常走路而不会面对同样的危险。

昆士兰大学的研究人员收集了 1 500 多名在澳大利亚全日制

工作的男女资料,比较了资料中的体重指数(BMI)、性别、职业、休闲时的活动、工作时坐着的时间等。调查结果显示,工作者平均每天会坐 3 小时以上,男性平均坐 209 分钟,女性平均每天坐在办公桌前有 189 分钟,1/4 的工作者每天会在办公桌前坐 6 小时以上。研究发现,对男性来说,坐着上班的时间与超重或肥胖的危险之间有着明显的关系,但对女性来说并非如此。每天坐着时间较多的人,超重(BMI超过 25)的可能性会增加 68%。

研究人员说,男性每天坐在办公桌前的时间平均比女性多 20 分钟,造成了男女之间体重超重的巨大差异;即使在调整了年龄、职业与休闲时在办公室外活动的时间,该研究结果仍成立,即工作时坐得越久的男性,越容易超重;而在女性中则没有这种关联性。

61. 白领男性如何才能心宽体不胖?

办公室白领男性尤其面临发胖的危险。长时间久坐办公,由于工作紧张而缺乏运动;或者因为心情抑郁而从食物或酒精中寻求安慰,这些都是白领男性们失去在大学校园里那种匀称身材的原因。一般人在压力之下容易饮食过量、消化不良而造成体重过重,于是更易受压力的影响。有人认为"心宽体胖",胖起来是一种无忧无虑的表现。从心理学的角度来讲,这种说法不无道理,这也就是为什么大多数的男性结了婚以后身体就像气球被吹起来一样迅速发胖的原因之一。一般男人的体内有大约 300 亿个脂肪细胞,而且每当他老一点,这些细胞就会重一些。因此,几乎每一个男人在 30 岁以后总是要比以前重一些。一个男人随着年龄的增长,他的基因、激素和减慢了的新陈代谢都开始对他的腹部产生影响。但是,啤酒肚并不是不可避免的,去掉它会更好看,精力会更充沛,也会更长寿。

减肥其实就是改变一下运动和饮食习惯。无论从事什么工作,仍然会有消耗热能的办法。其实,日常生活中锻炼的机会到处都有,发现它们,持之以恒,白领男性们大学校园里那种匀称身材会失而复得。比如适量的有氧运动,只要利用办公室休息时间忙里偷闲的弯弯腰、踢踢腿即可,时间不一定多长,15分钟即可;其次,别像秃鹰寻找猎物一样在车满为患的停车场寻找车位,把车放得远一点,可以享受散步的乐趣;上下班时,不要乘电梯,自己爬上或走下楼去;休息时毫不犹豫地去散步而不是长时间阅读或看电视。其实做什么运动没有太大关系,只要能使自己的心跳加速至少持续20分钟就行了。骑自行车、跑步、游泳、散步等有氧运动是消耗体内热能的最有效办法。不要期望某一种运动方式会有目标地减掉身体某一部分的肥肉。科学证明,减肥是全身性的,不可能只减掉某一部分,而其他部分保持不变。所以,减肥不能性急。其实,锻炼的机会到处都有:走进大楼,不要乘电梯,自己爬上楼去;也可以自己送文件而不是发电子邮件;工间休息,毫不犹豫地去散步而不是去喝咖啡、可乐,因为散步比任何一种饮料都能使头脑清醒。

此外,有讲究地喝咖啡也可起到减肥的效果。午饭后30分钟至1个小时内,品尝一杯浓郁的不加糖和伴侣的黑咖啡,有助于饭后消化,并促进脂肪燃烧。所以餐后喝杯黑咖啡,就能有效地分解脂肪。下班前,再喝一杯,并配合步行。而且热咖啡比冰咖啡有效:热咖啡可以帮助更快地消耗体内的热能。另外,浅度烘焙的咖啡最有效:烘焙温度高的咖啡,味道虽然浓郁,但咖啡因含量比较少,不利于减肥,而味道比较淡的美式咖啡则比较有利减肥。

62. 如何才能不被体重给骗了?

定期称体重是许多人衡量锻炼效果的重要标准。而实际上,如果在称体重时不了解自己的情况而盲目相信磅秤,就很可能被体重所欺骗,达不到正确评价锻炼效果的目的。

第一,可能体重减轻而脂肪却在增加。例如,在某一时期,锻炼量减少了,或由于某些原因不得不停止锻炼,而食量却保持不变,此时的骨肉由于反面适应开始萎缩,而过剩的热能不能被消耗则转变成了脂肪。由于肌肉比脂肪密度大,磅秤上的体重虽然减轻了,但实际上脂肪却增加了。

第二,可能肌肉增加了,而体重却在减轻;或者肌肉减少了而体重却在增加。因为磅秤不能告诉由于气温等因素导致的体重变化。在潮湿的日子里,身体吸收水分增多,可使体重增加500多克。在闷热的环境中进行1小时健美训练,可减轻体重1 500克。这种体重的增减是暂时性的。

第三,站在磅秤上,只要将身体摇一下或站在不同的位置,体重不是增加1 000克就是减少1 000克。由于人们都有希望体重朝自己所期望的方向变化的心理,所以往往在不知不觉中利用这一点称出了自己的理想体重。

第四,对于短期内要排除的某些体内废物,磅秤也不会显示出来。

第五,即使每天吃同样的食物,每天做等量的运动,并处于相同的心境和气温里,体重每天仍然在变化,因为消化和新陈代谢过程本身有其规律。每天的排便量不一样,不知不觉中的流汗量也不一样。

由此可见,把体重作为衡量锻炼效果的指标是需要一定的条件限制的。尽管如此,有一点还是可以肯定的:如果每天称体重,体重渐增可能表示锻炼促进了肌肉的生长;如果没有做任何增强肌肉的锻炼,那么体重的增加便是由于脂肪的增多。

63. 如何应酬不伤身?

在公司上班,白领们有很多应酬,或是宴会,或是商务餐,一不小心就会把白己应酬进去。商务餐里有潜伏的健康隐患,白领们至少应该有所警惕。

一位 90 多岁的老外交家,他的整个外交生涯都经常与宴会周旋。可他却深谙宴会的"奥秘",懂得怎样应对。在不得已应酬时,他只拿起酒杯沾沾唇、装装样子而已。其余小菜顶多一样尝一口,或者再喝喝宴会上的果汁,于是,就给大家"吃过了"的印象。剩下的肚子,留着吃老婆做的几十年一贯制的家常便饭。老人至今 90 岁高龄,无心血管病、糖尿病等疾患,与他会"吃"宴,有很大关系。

白领们场面上的应酬多。一定要记住,应酬别人,别把自己"应酬"进去。无论哪一路的客户、哪一路的首脑,宴会与商务餐最难得的就是一个"慎"字。慎酒! 慎海鲜! 慎各类甜食! 慎高脂肪、高蛋白、高胆固醇饮食! 慎火锅!

如果在此时此刻提醒自己:商务餐不是"开"肚子的时候,而是"收"肚子的时候,当然最理智不过。一点小小的抑制,赢回的是长久的健康。何乐而不为?

健康是一种积累,不是一蹴而就的事情;不健康,也是一种积累。有一句话说得好,危机,即是不注意时积累的灾难。

64. 白领在办公室里有何减肥方法?

现代生活忙碌,很多人埋怨在家里已没有时间减肥,在工作场所更不必说了。这样的想法是错误的,其实,只要善于利用工作场合,减肥的机会比在家中更多。下面是一些有助于减肥的方法:

(1)找有相同减肥意愿的同事,大家在精神和行动上互相支持。

(2)减肥并非丑事,让同事知道减肥心志,减少在食物上"诱惑"。

(3)一日三餐,不要不吃早餐就上班,营养丰富的早餐,是提供一天精力的源泉。如果只吃早餐,不吃午餐,那么到了晚餐时间,通常会多吃一些,这反而无法达到瘦身的目的。

(4)携带低脂肪、低热能的茶点到办公室,例如水果、全麦饼干、低脂肪乳酸等食品,每种最多一份。

(5)在办公桌上放个杯子或水瓶,随时喝水。当觉得想吃甜的食品时,喝杯水,这种欲望很快就会消失。吃晚餐前,喝杯水,这可减弱食欲,想减肥的人,不妨尝试一两周,应可看出效果。

(6)面对压力时,有的人会以吃东西作为发泄。其实,放下工作,走动一下,这比饮食更能够达到减压目的。如果真是走不开,可用无糖分的糖果解馋。

(7)最好能够在家里自备午餐,带到工作场所用餐。这能够遵照自己的饮食计划,确保不会吸收太多致肥食物。吃饱后,利用一点时间散步,不要马上坐下埋首工作。

65. 白领如何预防"低头综合征"?

低头综合征一词,最先是由日本红十字会的一位专家定名的。主要症状有肌肉收缩性头痛、头晕、耳鸣、恶心,头痛是像被压似的钝痛,与单侧或双侧跳动性的偏头痛不同。从事伏案工作的白领人,经常低头书写或埋头阅读,患上这种病症是十分普遍的。

除了上述症状外,低头综合征常会出现颈部和颈肩部酸痛,有的病人在肩胛间区、肩部和上臂部有间歇性麻木感。个别人有视力减退、出汗、眩晕等现象。但该病一般无旋转感,无听力下降,无眼球震颤,无共济失调;颈肩部酸麻胀痛不沿神经走行方向放射;无排尿排便功能障碍。患低头综合征的人,经颈椎 X 线片正面摄片可未见异常,而侧面摄片常会发现颈椎弯曲的异常。

防止低头综合征发生重在预防。一般患者在进行抬头伸颈锻炼,数次后上述症状即减轻或消失。如果你伏案工作时间长,不妨常做做以下保健操,对预防或减轻此病是有帮助的。

(1)锻炼头肩肌肉:抬头、伸颈、转颈和扩胸练习,每次各 10～20 下,每日练习 2～3 次。

(2)骶束肌训练:早晨起床前做俯卧撑 20 下;做时昂首伸颈使骶束肌紧张,可为一天的低头工作储备颈力。每晚睡前做"仰卧挺腹",取"五点式"(头枕部、双肘部和双足五点支撑)或"三点式"(去掉双肘支撑点),每次挺 15～30 下;此时骶束肌也紧张,头颈必仰,可消除一天低头所致的头颈部疲乏。

(3)仰望远视:在户外散步时(也可在阳台上),有意识地抬头远望,以松弛颈肌和脊椎,消除眼睛的疲劳。

(4)低枕而卧:长期低头工作和学习者,睡眠应低枕,或用颈椎枕,以使头颈基本处在中立位,使颈部得到真正的休息。

66. 如何防治伏案综合征?

白领要经常坚持进行头颈、肩背部肌肉锻炼,每天抬头、曲颈、左右转颈至少 50 次以上,并做扩胸和屈伸颈运动。耸肩动作连续做 25 次;伏案工作时,每小时至少应主动休息 10 分钟,到室外散步,做些远眺、伸颈等动作;对于已有颈肩酸痛感者,自我按摩不失为一种有效的康复手段,其方法是用手指按摩太阳穴,手法先轻后重,直到局部感到酸胀为止。然后手指在耳上方到风池穴之间来回按摩 2～3 分钟。再找到颈背部的酸痛点,按摩 1～2 分钟,之后进行颈部的前屈、后仰、左右旋转活动数次。其步骤可早、晚各做 1 次,慢慢可以摆脱和预防"伏案综合征"。

有人建议用中医按摩的方法来治疗伏案综合征,包括用手指按摩太阳穴;从耳上方向风池穴摩擦,再沿原线路返回;按压肌肉酸痛最显著处(中医有"阿是穴"一词,即取其压痛点最明显处按摩),配合颈部运动锻炼,效果较好。但是,在动手治疗之前,应到医院做检查,以排除颈椎病等器质性病变。

67. 如何防治长时间伏案引起的紧张性头痛?

(1)应正确对待,理解紧张性头痛本身不是器质性疾病,保持乐观,不必为此使精神负担加重。

(2)要加强自我保健,养成良好的生活与作息习惯,保证充足的睡眠时间。睡眠时,不要"高枕无忧",而应低枕而卧。让头颈部基本处于中立位,利于促使头颈部血液循环的畅通无阻,从而使头颈部组织获得更多的氧和营养物质,促使代谢废物携走排出,以消除头颈部疲劳。

(3)积极开展有益的体育锻炼,如晨间保健操、深呼吸、散步、打太极拳等,使四肢关节活动,头脑放松。

(4)伏案工作时须保持颈椎的生理屈度和正确体位,宜取桌高椅低位,避免桌低椅高,注意适当的休息以舒展躯干和四肢,并定时按摩头面部肌肉,转动头颈及后仰。

(5)药物治疗一般采用地西泮、利眠宁等抗焦虑药即可收到良好效果,必要时可结合使用镇痛药。

68. 白领如何预防颈椎病?

长期从事财会、写作、编校、打字、文秘等职业的工作人员,由于长期低头伏案工作,使颈椎长时间处于屈曲位或某些特定体位,不仅使颈椎间盘内的压力增高,而且也使颈部肌肉长期处于非协调受力状态,颈后部肌肉和韧带易受牵拉劳损,椎体前缘相互磨损、增生,再加上扭转、侧屈过度,更进一步导致损伤,易于发生颈椎病。

白领首先在坐姿上尽可能保持自然的端坐位,头部略微前倾,保持头、颈、胸的正常生理曲线;尚可升高或降低桌面与椅子的高度比例,以避免头颈部过度后仰或过度前屈;此外,定制与桌面呈10°～30°的斜面工作板,更有利于坐姿的调整。

对于长期伏案工作者,应在1～2小时,有目的的让头颈部向左右转动数次,转动时应轻柔、缓慢,以达到该方向的最大运动范围为准;或行耸肩运动,两肩慢慢紧缩3～5秒钟,尔后双肩向上坚持3～5秒钟,重复6～8次;也可利用两张办公桌,两手撑于桌面,两足腾空,头往后仰,坚持5秒钟,重复3～5次。

当长时间近距离看物,尤其是处于低头状态者,既影响颈椎,又易引起视力疲劳,甚至诱发屈光不正。因此,每当伏案工作过久后,应抬头向远方眺望半分钟左右。这样既可消除疲劳感,又有利于颈椎的保健。

69. 白领如何消除疲劳?

(1)进餐时间规律化:早餐时应该吃脂肪较低,而糖类和蛋白质较高的食物,这样可以保证整个上午得到充足的血糖供应。有规律地进餐,可以使身体经常处于正常的新陈代谢状态。

(2)多锻炼:身体健康的人可以进行一些体育活动。如慢跑、骑自行车、游泳、散步等。锻炼可以使人工作起来更自信,碰到困难时更加从容不迫。黄昏时活动身体还可以更好地进入梦乡。

(3)多睡觉:精神疲劳的一个重要原因是睡眠不足。有这种情况的人每晚应当多增加1个小时的睡眠。每个人的睡眠需要是不同的,应该找出最适合自己需要的睡眠固定时间。

(4)把握精力高峰期:有些人上午生气勃勃,有些人晚间精力充沛,找出自己的精力高峰期极为重要,这样可以恰当地安排自己的作息时间。

(5)善于忙中偷闲:工作间隙伸伸懒腰,看看窗外的景观,或者到附近散步片刻,调节自己的精力。

70. 白领如何预防职业胃病?

生活压力、饮食不规律等都会导致胃部不适的发生,且60%以上的胃病都是由胃酸分泌过多而引起的。应酬时的大鱼大肉使人体内的酸性物质积聚,造成胃酸的过多分泌,从而引起烧心、反酸、灼痛、嗳气等不适症状,甚至引发胃溃疡;同样,吸烟喝酒也会刺激胃酸分泌,减少血液供应,降低肠胃消化功能,使胃黏膜受到伤害。

有的白领长期处于高强度的工作环境下,总是无法规律饮食,工作一紧张,就会不断往嘴里塞零食,每次加班加点,胃就跟着一起加班加点,生产胃酸。这就叫做"职业胃病"。这个时候,治疗这些"职业胃病"的关键就是控制过多的胃酸分泌,因此就可以服用一些抑制胃酸分泌的药物如洛赛克,效果就会很好,从而减缓胃部不适的症状。

从事以下几种职业的人属于"职业胃病"高危人群:销售人员、咨询公司职员、媒体、soho 族等。

71. 白领如何预防便秘?

不少白领人士的生活方式是:主食的精细、副食的高脂肪,又经常吃了不动。这样的人,势必便秘。

纤维素即第七营养素,在防止便秘中起积极作用。我们每天饮食中蔬菜、水果的含量就一定要大大增加,粗粮的比例在主食中就应该大大增加。排便的真正含义在于完成了一个循环。人每天的生命都有它的循环轨道。排便受阻一定就是循环障碍,生命的环节就在一个链条上出现问题了。轻则导致痔疮,重则导致直肠癌或体内积蓄中毒所引发的种种疾病。即使是美容,都不能忽视便秘的问题。

预防便秘,从以下三点入手:①饮食的多样化,注意多摄取富含纤维素的食品,脂肪适量。②排便定时,就易形成条件反射,为良性循环。白领们往往因为忙,很难定时。刚想排便,也许因为老板的一个紧急安排、一个电子邮件、一个应酬而迁就了。长此以往,就会出问题。请记住,为了健康,关键处不可迁就自己。③坚持运动。满山遍野干活的人,不会有便秘。白领的"坐"是便秘的主要因素。变坐为动,便秘或许会不治自愈。

除此之外,人们平时吃的蜂蜜、香蕉虽然有利于排便,但若长期将其作为排便的武器,似不为宜。因为有的人并不喜甜食,而上述两种食品属甜食。另外,便秘的关键问题是饮食结构和运动。

如果饮食结构起了根本变化，又加强了运动，就可以只把香蕉、蜂蜜作为防便秘饮食谱中的一个组成部分。

切忌不可一便秘就用大黄、番泻叶等峻下之品。中医对泻药分好几类，有轻、重、缓、急之分。如果一便秘就轻易用泻药，便虽排下，但肠内津液也得到伤害，反而会进一步阻碍肠蠕动。

经常适时揉腹（晚睡前、早起前在床上，不要饭后），顺、逆时针绕丹田（或肚脐）各36下，对预防便秘也大有好处。

72. 为什么写字楼内办公要常换空气？

在8小时办公时，如果条件许可，请多开开窗，多呼吸新鲜空气。因为在室外空气越来越清新的同时，与之形成鲜明对比的是，高楼内空气质量却越来越令人担忧。因此，要警惕室内空气的"老龄化"。

人的一生有70%～90%的时间是在室内度过的，室内空气对于人体健康的重要性不言而喻。而现在的许多商务楼，特别是高层大楼，大多是全封闭的，只能通过中央空调实现通风，如果空调系统输送的新风不足，就会导致大量有害气体在室内循环、积聚，促使室内空气变得污浊。

除了人为因素外，一些中央空调自身过滤系统的"先天不足"，也会导致大量的灰尘、微粒，甚至昆虫进入风管，致使室内空气污浊的一个重要原因。国外一家公司曾经按照国际标准对我国京、沪、深三地的公共及商用建筑空调系统作了一次抽样调查，发现90%左右高楼使用的都是粗效和几乎无效的过滤设备，只有不到10%使用的是中效过滤设备。

长期呼吸这种污浊空气，容易导致头痛、头晕、胸闷、乏力、咽喉肿痛、皮肤过敏等症状，影响身体健康。

73. 办公室热冬怎么办?

写字楼中的办公人员如果觉得室内温度过高,可以多与物业沟通,不过越来越多的建筑内使用中央空调,大多数人的工作环境已经没法改变了,而且再换工作可能也不实际,所以要缓解"室内暖冬"的问题只能靠你自己。

首先是从外环境做起,看看有没有可以打开的窗子,如果有,那在每天工作累了的时候,应该在征求过坐在窗子旁同事的意见后开 15~20 分钟,让室内的污浊空气散发一下。很多呼吸道专家都认为,通风是预防呼吸道疾病的最佳手段之一。

其次是改变自己工作环境的湿度。如果有电源,加个加湿器应该是个好选择。不过,用加湿器也要注意每天换水,防止水中产生微生物,被散发到空气中反而影响健康。还可以给自己放个"活氧吧"在办公桌上,比如:几株富贵竹、秋海棠之类可以水培的植物,要么就买一只大玻璃罐养几条小金鱼,累了的时候看看,慢慢蒸发出的水分可以缓解空气的干燥。

最后,减少自己被污染的机会,不要在室内吸烟或用能够在空气里漂浮的芳香剂、杀虫剂等物品,尽可能不坐在中央空调的排气孔附近。

74. 办公室热冬如何自我保健?

除了使用一些小技巧减少空气污染和调节湿度之外,要应对"室内暖冬",对身体内外的调节也必不可少:首先是要穿得合适,减少室内外温差对身体的冲击,从而降低患感冒等呼吸道疾病的几率。在燥热的办公室里尽量穿得单薄一些,然后准备较厚的大衣、围脖和暖和的鞋子用于上下班的路途中或办公时间的外出时御寒。在外面穿得暖,身体的应激反应较小,被病毒侵袭的几率也会降低一些。

很多白领一工作起来就高度紧张,很少给自己留喝水和去洗手间的时间,这样既不利于通过水的新陈代谢减少废物在体内的沉积,长时间伏案工作还增加了颈部、腰背部肌肉和骨骼的负荷,导致颈椎病,以及腰背肌肉、骨骼损伤。尽管体力消耗不大,但工作一天后会感到腰酸背痛、疲劳乏力。如果能够科学地分次、每次少量喝水,不仅能让补充进身体的水分容易吸收,还能缓解身体某些部位的疲劳。

最后,对于空调下皮肤变干的情况,除了多喝水之外,对皮肤的护理工作也不能疏忽。在热气袭人的办公室里尽量淡妆,减少皮肤呼吸的负担。有条件的在午休的时候把妆洗掉,用保湿霜好好地给皮肤"镀"层防止水分流失的膜,感觉会舒服一些。

75. 白领如何流汗保健?

现代文明病的产生已被证明跟下列情况有关:缺少运动,在空调房内停留的时间过长,营养摄入过多,伏案工作时间太久,精神焦虑,工作压力太大。而所有这些都可以归结为一个问题——一个人每天最好出点汗,出汗是新陈代谢正常的重要标志。以下列举的是关于现代人怎么出汗的"全面指标",仅供参考。

(1)性爱:这应该是成年男女最为普及的出汗方式。适度健康的性生活有益于身心健康,关于这一点已毋庸赘言。

(2)时尚:时尚的出汗往往跟消费、休闲、交际有关,高一级的是被称为贵族运动的时尚健身方式,如打高尔夫、骑马、桑拿和温泉浴、打网球等,通过高消费的手段,既达到健身的目的,又表明了自己所属的消费群体,这类人一般是那些在事业上较为成功的白领,另一个更为庞大的群体是那些普通消费者,如打保龄球,去健身房,到游泳池游泳,买一套家庭健身器材锻炼等。既经济实惠,又具有很强的时代感。

(3)情调:情调类的运动方式出汗量未必很多,但一样具有十分健康的含义,如露宿,野外烧烤,郊游等。讲究情调是这类人选择的主要条件,在好玩的同时多少是有了健身的意义,因此出汗不多,但心情十分舒畅,这也是目前很具有时尚感的放松型运动。选择这种情调型出汗方式的以情侣,三口之家和密友为多。

(4)流汗:以流大汗作为一种真正的乐趣,这类真正热爱运动的人相对来说在逐渐减少,不一定讲究场地和器械,不一定对某一类运动很固定,只以流大汗为最终的目的,在别人眼中,他们以胃口比别人好引以为豪,自己也以帮同事、朋友承担体力劳动引以为荣。他们在我们的生活中十分受人欢迎。

76. 上夜班的白领如何保健?

有时因工作的需要,白领上夜班的事也是经常发生的。那么,如何做好保健工作,使损害减低到最小呢? 首先,要按科学规律安排工作时间。目前,部分单位采取了早、中、夜班各 1～2 天,休息 1～2 天的方法,相对地顺应了机体适应的情况,有利于消除机体的疲劳,效果较好。其次,要对上夜班者进行选择。对患有慢性疾病或心理状态不佳者,或平时就有睡眠障碍的人,不应安排夜班。再次,应创造良好的工作和生活环境。工作场所应照明良好,色彩鲜艳,利于身心;睡眠环境应安静,光线弱,利于睡眠。同时,应对其交通、业余生活等给予适当照顾。最后,夜班工作者本人也应注意保健。有些年轻人精力充沛,下夜班后成群结队去玩,晚上则继续上班。这样,不利于身体健康。虽然年轻人精力好,储备能量较多,但长期下去,会使健康状况下降。另外,夜班工作者要注意饮食与营养,尤其睡醒后要多吃、吃好,并注意少吃食盐,不喝浓茶、咖啡等刺激性饮料。一旦发现不适时,要及时到医院诊治,切勿乱服药。

77. 办公室噪声会给人添压吗？

也许你的办公室里没有人在大呼小叫，办公室周围也没有什么重型机械在来回转动。但是，这种表面的安静其实隐藏着低量噪声的环境，仍然可能给你构成情绪上的压力。这些噪声包括了冷气暖气的送风声、周围同事的说话声、电脑主机、影印机、传真机运转的嗡嗡声，以及电话铃声等。

科学家对 40 名女文职人员进行了试验，一组被派到真正安静的办公室工作，一组被派到有一些办公室噪声的地方工作。3 个小时后，研究人员采集她们的尿液进行分析，结果发现，那些在有低量噪声办公室里工作的人，尿液里包含了较高水平的肾上腺素，而肾上腺素正是一个人在承受压力时分泌的一种激素。

78. 办公室噪声是威胁健康的"隐形杀手"吗？

在办公室里工作，有时却不明原因地感到头晕、心烦，注意力不集中。出现这些情况往往与办公室噪声有关，现在办公室噪声已成为威胁白领健康的"隐形杀手"。

现在写字楼越来越多，办公室噪声主要来源于电脑主机、传真机、冷气暖气的送风声，此外还有室外交通等噪声。电脑较多、面积不大的办公场所噪声污染更重，一般的人在 40 分贝左右的声音下可以保持正常的反应和注意力，但在 50 分贝以上的声音环境中工作，时间长了就会出现听力下降、情绪烦躁，甚至会出现神经衰弱现象。

办公室噪声并不是音量越高污染越大，低噪声污染同样不可忽视。空调、电脑主机、传真机的嗡嗡声及键盘声等音量并不大，但多种声音组合起来对人体会产生没有规律的刺激，在有噪声办公室里工作的人，体内肾上腺素水平会升高，对心脏是一种刺激，时间长了会损害心脏。

室内工作人员如果无法改变工作环境,可以戴上耳机,还需注意工作一段时间后到户外活动一下。

79. 白领如何在办公室里睡好午觉?

许多白领由于受条件限制,都有躺在办公室椅子上午睡的习惯,然而,这看似对身体有益的习惯,背后却潜藏着鲜为人知的健康隐患。如果躺在椅子上午睡的时间过长,有造成脑梗死的危险,尤其对于患颈椎病的人来说,容易酿成大祸。有数据显示,颈椎病在我国的发病率已达到了7%~10%,并且有低龄化的趋势。如果躺在椅子上睡觉的时间过长,会对后颈部的动脉造成压迫,导致大脑供血不足,而本身是颈椎病患者,这种姿势就更使本已不畅的供血雪上加霜,而且会加重原有的颈椎病,会出现头痛、头晕、恶心,甚至会当场昏厥,还可引起血栓形成,引发脑梗死。

每次在椅子上午睡时应在脖子下垫一块毛巾或者小枕头,好让头不至于仰得太低;睡醒后不要猛地起身,而应缓缓抬起头,慢慢坐直,轻轻转动一下脖子,好让供血恢复正常。

80. 白领跷二郎腿也会跷出病来吗?

长期持续不变的坐位工作,特别是跷二郎腿工作,会给颈、背部造成持续的负荷,使背部肌肉、韧带长时间受到过度牵拉而受损,从而引起原因不明的腰痛,但只要保持良好的坐姿,过一段时间,就会恢复正常,不会有什么问题。此外,跷着二郎腿久坐,由于双腿互相挤压,还会妨碍腿部血液循环,久而久之,就造成了腿部静脉曲张,严重者会造成腿部血液回流不畅、青筋暴突、溃疡、静脉炎、出血和其他疾病。

在工作中您只要做到以下两点,就可达到预防颈、背痛的目的:一是保持良好的坐姿;二是进行正确的椅上动作。

正确的椅上动作为:第一,不要一种姿势久坐不变,而应在2~

3 种安全的坐姿之间不断变换。第二,在坐椅上弯腰拾物时,应先将臀部前移至椅沿,一脚前移,一手撑在桌面,然后弯腰。第三,转身拿东西时,整个身体应一同旋转。第四,打电话时,切勿用头和肩夹持话筒,而应以拿话筒一侧上肢的肘部支撑在桌面上,以保持头颈部处于中立、放松位。

81. 白领常仰头观天能防病吗?

案牍劳形给办公族带来的可能是颈椎病、肩周炎等职业病。经常有意识地"摇头晃脑",对防治此类职业病有良好效果。

文字工作者伏案时脊骨肌肉处于高度紧张状态。随着年龄的增长,颈部及背部的椎间盘还会水分流失,椎间盘因失去弹性而变得脆弱,很容易发生破裂。对此类职业病,平时可有意识地进行颈部运动。

首先,仰头观天。取直立体位,两手下垂,两脚与肩同宽,头缓缓抬起,仰望天空,仰视角尽量达最大限度,眼睛盯住一个目标,保持这种姿势 15 秒钟左右。

其次,按摩颈部。取直立或坐式,用双手拇指按揉颈部后侧,先按中间部位,后按两侧肌肉,自上而下,自下而上,反复按揉 15 次。

然后,两目虎视。用手足撑地,使身体呈弓形。然后转颈回头,左顾右盼,左右各转动 15 次。要领是:左顾右盼时重在转颈部,而不是只转眼睛。

再次,摇头晃脑。将头部进行前、后、左、右的顺序摇晃。如此将头部摇晃一周,再向反方向摇动。左、右各做 10 次。

最后是互相争力。两手十指交叉,手掌置于颈项后,将颈部用力向前推,颈项则向后挺直,两力方向相反。与此同时,左右转头摇晃 5 次。放松,停片刻后再重做。

82. 白领伸懒腰打哈欠有什么好处？

开了一上午的会，或是长时间伏案办公的白领，常常怕显露疲态而不好意思伸懒腰、打哈欠。其实这样的状态，不仅会影响血液循环，使人容易疲劳，并且脑的活动能力也会减退，长时间下来，还会使身体细胞过早衰老。

一个姿势坐久了不妨起身伸伸懒腰，将头后仰深深地打一个大的哈欠，对于工作疲劳的人来说它可以促进血液的回流，帮助新陈代谢，使细胞获得更多的氧气，并且打哈欠时会张口大大地吸一口气然后再快而短的呼气，就在这么短的时间内也可以有效地将胸中的废气吐出，并且增加血中氧气浓度，对于大脑的中枢有去除困倦感的作用。

伸懒腰、打哈欠也是有方法的：最好的方式是起身站立（就算当时不方便站立坐着也行），不妨将双臂张开尽量向外扩，向后伸展。将头后仰，身体挺直让上半身的肌肉绷紧，然后张嘴深深地打一个大哈欠。然后再吸一口气，闭气一会儿再慢慢地吐气。这样可以增加呼吸的深度，使更多的氧气进入身体各部位，这时大脑也同时吸收了大量的氧气，更能提神醒脑，对于用脑过度或是工作疲劳的人来说，也是一种很好的抗衰老运动。

83. 白领如何正确呼吸？

调查显示，至少有一半以上的白领呼吸方式不正确。其典型表现为呼吸太短促：往往在吸入的新鲜空气尚未深入肺叶下端时，便匆匆地呼气了。白领人士，因为坐姿的局限和固定，只采用通过肋间肌和肋骨运动的胸式呼吸，而且这样的胸式呼吸受制于伏案工作，每次的换气量非常小，正常呼吸频率下，通气不足，使体内的二氧化碳累积；加上长时间用脑工作，机体的耗氧量很大，更容易导致脑部缺氧，出现头晕、乏力、嗜睡等办公室综合征。

现在很多办公环境的通风条件都比较差,人员密度大,如果长时间处于这样的工作状态,随着呼吸效率的减低,呼吸器官的功能也会衰退,全身组织器官随之产生退行性改变,易引发动脉硬化、高血压、冠心病、充血性心力衰竭,大脑供血不足等多种疾病。短期内是办公室综合征,长期看来就是各种慢性疾病了。

因此,要尽最大努力,改变不利于肺通气的胸式呼吸。正确的呼吸方法是:处于坐姿时,呼气的时间应是吸气时间的 2 倍。多用鼻而不是用嘴来呼吸。采用腹式呼吸,腹式呼吸指膈肌的上下运动来扩大和缩小胸腔为主、肋间肌运动为辅而进行的呼吸。

一旦改变了呼吸方式,许多常见疾病,如哮喘、支气管炎、高血压、心脏病、头痛、抑郁症等,都会有一定程度的减轻,甚至对一些难以治愈的疾病,如慢性疲劳、月经紊乱及各种变态反应,都会有很好的疗效。

84. 工间锻炼能提高工作效率吗?

白领上班时锻炼不仅有助于提高工作效率,还能缓解工作压力。英国利兹大学的研究人员从一家大学、一家电脑公司和一家人寿保险公司共挑选了 200 位员工,他们可以根据自己的喜好在工休期间锻炼或不锻炼,然后填写一份调查问卷,以便研究人员找出锻炼与工作表现和情绪之间的联系。结果发现,60% 的人表示,如果他们在某一天工休时间做了运动,当天的时间管理能力、智力及按时完成任务的能力就会有所提高,整体工作效率会提高 15%。

锻炼对工作效率的促进作用与运动的强度和时间无关。在研究期间,试验对象可以从事他们喜欢的任何运动,大多数人选择在午饭后做 30～60 分钟的运动,无论是瑜伽、有氧运动、力量训练,还是打篮球,都会带来同样的效果。试验对象还分别在上午和下午对自己的情绪打分。正如研究人员预料的那样,运动可以改善他们的情绪。在小组讨论中,许多人表示,锻炼可以帮他们更好地面对工作中的挑战与压力。锻炼后人们也不容易出现午后疲劳。此外,人们白天在工间锻炼后,回家时对自己一天的工作也更加满意。

将锻炼融入工作中对健康大有裨益。短时间的运动,哪怕是午后快走几分钟,上楼时走楼梯而不乘电梯,都能给身体带来益处。

85. 白领加班时间越长自杀倾向越高吗?

日本社会经济生产本部心理健康研究所最近通过调查发现,加班时间越长的人自杀倾向也越高。据报道,在 2003 年 9 月至 2005 年 3 月间,该研究所就"加班和心理健康的关系",将每月加班时间分为 60 小时以下、60~80 小时,以及 80 小时以上几个区间,对 15 个企业的 10 738 名工作人员(平均年龄 37.5 岁)进行了问卷调查。结果显示,月加班 60 小时以下的人群中,回答常常想自杀的人占 3.6%~4.7%,而月加班 60~80 小时的人群中,回答常常想自杀的人骤增至 6%,月加班 80 小时以上的人则为 7.1%。

调查结果同时指出,虽然月加班 60 小时以下人群的自杀倾向相对较低,但这个时间段的人群基数大,因此也不能忽视这一人群的心理健康问题。

86. 如何警惕新装修污染源?

在某商务楼的健身所里,用的是封闭式玻璃幕墙,因此没有自然通风装置。但由于安装中央空调,靠呼吸感觉空气质量还不错。经过测量,一分钟后测试仪屏幕显示甲醛含量为 0.04 毫克/平方米。

在另一家室内体育馆内,在接近地毯周围的空气含甲醛量达到 0.05 毫克/平方米,当测试仪靠近置于休息角落的皮沙发时,没多久,屏幕数字明显升高,甲醛含量达到 0.06 毫克/平方米。

　　健身房内一些设施也可能成为空气的污染源,如化纤皮革、密度板、人造胶合板和家具沙发等。特别是新装修、刚开张的健身场所,很容易埋下甲醛超标、空气污染等隐患。

　　所幸的是,根据国家标准规定,空气中的甲醛含量不得超过每平方米 0.10 毫克,即数据显示在 0.10 范围内,都属甲醛正常情况。因此,在测试的健身房里,并没有出现甲醛超标现象。但专业人士认为,尽管健身中心空气中的甲醛含量并未超标,但橡胶地毯等发出的明显刺鼻气味,不利于健身者有氧运动的呼吸。

第三章　生活环境与健康

1. 白领需要告别哪些不健康的生活方式？

　　忙碌的白领阶层在"金钱"与"健康"的交换中，损失掉的是什么呢？他们需要告别哪些不健康的生活方式呢？

　　(1)极度缺乏体育锻炼：在932名被调查者中，只有96人每周都固定时间锻炼，68％的人选择了"几乎不锻炼"。这极易造成疲劳、昏眩等现象，引发肥胖和心脑血管疾病。

　　(2)有病不求医：调查显示，将近一半的人在有病时自己买药解决，有三分之一的人则根本不理会任何表面的"小毛病"。许多上班一族的疾病被拖延，错过了最佳的治疗时间，一些疾病被药物表面缓解作用掩盖而积累成大病。

　　(3)缺乏主动体检：调查表明，在932人中，有219人从来不体检。

　　(4)不吃早餐：随着工作节奏加快，吃上符合营养要求的早餐已经成为办公室白领的奢求。被调查者中，只有219人是有规律、按照营养要求吃早餐的。不吃早餐或者胡乱塞几口成为普遍现象。

　　(5)与家人缺少交流：有超过41％的办公室人群很少和家人交流，即使家人主动关心，32％的人也常抱以应付的态度。在缺乏交流、疏导和宣泄的情况下，办公室人群的精神压力与日俱增。

　　(6)长时间处在空调环境中：在上班时，超过7成的人一年四季除了外出办事外，几乎常年窝在空调房中。"温室人"的自身机体调节和抗病能力下降。

　　(7)常坐不动：被调查者中，有542人的工作习惯是一旦坐下来,除非上厕所,就轻易不站起来。久坐,不利于血液循环,会引发很多新陈代谢和心血管疾病;坐姿长久固定,也是颈椎、腰椎发病的重要因素。

(8)不能保证睡眠时间:有超过 6 成的人经常不能保证 8 小时睡眠时间,另有 7% 的人经常失眠。

(9)面对电脑过久:31% 的人经常每天使用电脑超过 8 小时。过度使用和依赖电脑,除了辐射外,还使眼病、腰颈椎病、精神性疾病在办公室群体中十分普遍。

(10)三餐饮食无规律:有超过 1/3 的人不能保证按时进食三餐,确保三餐定时定量的人不满半数。

2. 白领居室如何绿化?

要利用居室内不同的空间,巧妙布置,既要绿化房间,又要与居室布置平衡。胡乱摆放盆栽植物就会使本来已狭窄的居室显得更杂乱而窄小。倘若把植物按层次集中放置,就会井井有条;兼具深度感。处理的方法是把较高的植物放置在室内最深入的位置,矮的植物放在最前边。

要根据不同的居室,选用不同的花卉。客厅是会客的场所,选用的植物宜简朴、美观,体现出绿色的动感。如墙角可摆放巴西木、棕竹、龟背竹等大、中型盆栽;几架上可放置米兰、君子兰、兰花、水仙等中、小型盆栽;客厅中央可放置金橘、茶花等应时花卉。卧室是休息与睡眠的场所,选用的植物应有利于营造轻松、宁静的环境与气氛。如摆放茉莉花或月季花及蕨类植物,也可摆放仙人掌类的植物,在人们夜间休息时,有毒物质可被仙人掌类植物吸收。书房选用的植物应有一定的文化气氛。如绿色的桂桐、万年青或山水盆景。书架顶部或墙壁处悬垂一些绿萝、常青藤。学习时,绿色植物可缓解视力疲劳。饭厅应选用利于愉悦心情,增进食欲的植物。较大的饭厅应根据季节选用植物,如春季用兰花,夏季用紫萝,秋季用秋菊,冬季用一品红。

3. 看电视超过两小时必须做什么事?

看完电视后,最好洗洗脸,以防由于屏幕的静电效应,而在面部积落灰尘,影响皮肤健康。对于这一点,人们已经逐渐接受了。但是,对于看电视时应当打开窗户这一常识,人们却似乎还没有加以注意。

电视机和其他视觉放射画面可以发出一种危险的能量,如果人们在看电视时经常关闭门窗,则容易使人体细胞产生癌变。尤其是录像厅,在放录像时,关上了门窗,拉下了窗帘,如果还加上开着冷气的话,则更具这种危险性。

研究表明,荧光屏中可辐射出少量的电磁射线。经常处在这种电磁辐射下,对身体亦是有害的。特别是孕妇,在怀孕的头3个月,应适当减少在荧屏前看电视的时间,至少不要近距离或正面坐在荧屏前,而应坐在较远的地方,并尽量避免正面对着荧屏,以防对胎儿造成不良影响。包括电视屏幕在内的视频显示器,可直接影响人的眼睛、骨骼和肌肉,间接地引起紧张和压力。所以,人们在看电视寻求娱乐的同时,一定要注意维护健康,并进行科学合理的安排与调节。

在家中不要边吃饭边看电视,最好是饭后20～30分钟再看电视。如果一定要看电视时,在选择电视节目时,少看或不看紧张刺激情绪的节目。

4. 秋凉之时白领如何护胃?

(1)饮食要规律、卫生:进餐有时过早,有时过晚,可口的就吃得多,不可口的就吃得少,或任意吃冷食、零食,使胃肠的工作量紧一阵、松一阵,这就容易造成胃肠病。饮食不卫生,腐败的食物吃了容易中毒。

（2）口味要清淡：要保持胃肠的冲和之气，就得常吃些素食淡饭，适当辅佐一些肉类肥甘食品。胃病患者的饮食应以温软淡素为宜，做到少吃多餐、定时定量，使胃中经常有食物中和胃酸，防止胃酸侵蚀胃黏膜和溃疡面。进食时要细嚼慢咽，不吃生冷，并戒除烟、酒，以防刺激胃黏膜而促使溃疡恶化和复发。

（3）情绪要乐观：研究表明，胃、十二指肠溃疡与人的心理、情绪息息相关。过度的忧愁、悲伤、恐怖、紧张、愤怒都能导致胃肠病的发生。因此，预防和治疗胃肠病，要经常心情愉快，保持乐观，避免患得患失、焦虑、恐惧、紧张、忧伤等不良因素的刺激。

（4）身体要锻炼：要积极参加各项体育活动，这样有利于改善胃肠道的血液循环，提高对气候变化的适应能力；要科学安排生活，保证充足睡眠，要注意劳逸结合，防止过度疲劳，以减少发病的机会。

（5）用药要谨慎：临床实践证明，应禁服对胃黏膜有强烈刺激性的药物。如因病需要服用这些药物时，应在饭后服用或同时加用保护胃的药物。

（6）衣被要保暖：要随气候的变化，适时增减衣服，夜间睡觉时要盖好被子，以防腹部着凉而导致胃病发作。

5. 白领女性贪睡好不好？

睡眠不规律会影响体内激素分泌的平衡。人的生活规律与体内激素分泌是密切相关的，生活及作息有规律的人，下丘脑及脑垂体分泌的许多激素，早晨至傍晚相对较高，而夜晚至黎明相对较低。贪睡严重影响人体健康。

清晨卧室内空气较为混浊，经测定，空气中含有大量细菌、霉变和发酵颗粒、二氧化碳气体和灰尘等，以致容易损害呼吸系统，诱发感冒、咳嗽、咽喉炎及头昏脑涨等，时间长了，还可损害记忆力和听力。

经过一个晚上,腹中空空,已出现明显的饥饿感,胃肠道准备接纳、消化食物,分泌各种消化液。这时如赖床不起,势必打乱胃肠功能的规律,时间一长,胃肠黏膜将遭到损害,容易诱发胃炎、溃疡及消化不良等疾病。

人在床上躺着,尤其是入睡后,新陈代谢降低,热能消耗减少,特别是现在生活水平提高,营养丰富,如果睡觉时间超过正常需要,就会使体内热能"入大于出",以脂肪的形式堆积于皮下,不要多长时间就会成为"胖子"。

6. 白领冬日祛除瞌睡有何招?

"春困秋乏夏打盹,睡不醒的冬三月",这句广为流传的谚语成为许多白领整天没精打采、哈欠连天的坦然解释。冬天嗜睡在中医学是有相应解释的,建议白领在这一时期加强体育锻炼和适当进补来增强精力、体力。如果仍然感到很困乏,就要警惕是否内分泌出问题了。

(1)多参加体育锻炼,比如跑步、游泳等运动量较大的锻炼,可以让人运动过后感到神清气爽,精力充沛。但运动后大量出汗要注意保暖,以免感冒。晨练时间不宜过早,最好是阳光充足,不刮风下雪。

(2)适当食补,牛羊肉、参类等都可以增加人体内的阳气,但要注意不要补得过大而上火。

(3)保证足够睡眠,成人每天不应少于8小时,青少年不少于10小时。不要熬夜,同样是睡8小时,但晚上11时前入睡和夜里3时睡觉效果肯定不同,后者容易感到疲劳。

(4)注意保暖,特别是脚和腿,不要为了贪恋苗条身材而穿得太单薄。

如果感觉自己在做到以上几点后,困乏嗜睡的情况依旧,最好到医院做系统检查,可能是内分泌系统出现了问题,如甲状腺激素分泌低者就容易嗜睡。

7. 白领临睡前应做些什么事？

白领在睡觉之前如能坚持做好以下五件事，对健康长寿无疑是有益的。

(1)刷牙：晚上临睡前刷一次牙，要比早晨刷牙更重要，不仅可以清除口腔积物，并且有利于保护牙齿，对安稳入睡也有帮助。

(2)饮水：睡前饮少量的水或牛奶，能帮助成年人特别是老年人度过一个安静的夜晚。

(3)梳头：睡前梳头，最好梳到使头皮发热，可疏通头部血液流动，起到保护头发的作用。

(4)洗脚：洗脚对大脑是一个良好的刺激，温水洗脚能起到使血液下行，消除疲劳并促进入睡的作用。

(5)开窗：即使是冬天，临睡之前也要开一会儿窗户，放进些新鲜空气，有助于睡眠。

8. 白领男性为何不能常洗桑拿浴？

桑拿设备的热源采用电炉，石头则是含有多种微量元素的矿石。室内温度达80℃左右，浴者置身于蒸气中，各种微量元素通过皮肤和呼吸道进入体内，使体内微量元素得到补充。然后去另一间房冲洗一番，躺在床上，便有腾云驾雾之感，一切疼痛化为乌有。由于浴室内温度较高，皮肤受热刺激后，反射性引起排汗，起到祛脂减肥作用。若泌汗功能良好，有害代谢物被及时排出体外，能促进血液循环和细胞的新陈代谢，对心血管疾病，如早期高血压病、动脉硬化或轻度冠心病等，均有一定的疗效。由于热的作用，可使风湿性或类风湿关节炎，以及各种慢性腰腿痛症状减轻。因矿石中含有对人体有益的元素锌、钠、钾、钙、铁，对皮肤产生化学影响，加快皮肤的血液循环，增强皮肤的抗病力，所以对皮肤瘙痒症、神经性皮炎、牛皮癣、脂溢性皮炎、痤疮等皮肤病都有治疗作用。

但是,桑拿浴并非人人皆宜,对严重的器质性心脏病、出血性疾患及传染病等,皆属禁忌之列。还应该强调指出,长期进行桑拿浴,会妨碍精子的正常发育而造成不育症。

精子产生于睾丸,它对温度要求比较严格,必须在 34℃～35℃的条件下,才能正常地生长发育。隐睾的患者,只是因为异位睾丸的温度比正常人高 2℃～3℃,精子便不能生成。因此,未婚的男青年或婚后希望生育的丈夫,应尽量少洗桑拿浴。

高温虽然能使睾丸的生精功能受到影响,但多数情况下,如不再接受这种刺激后,生精过程便可迅速恢复,不育症也随之告愈。

9. 白领排毒好不好?

一些白领坚信洗肠可以美容,目的是让自己的身体里没有宿便,不蓄积毒素,不让身体产生不良气味,避免了社交场合的尴尬,皮肤也会变得透明有光泽,比单纯外用化妆品效果好。不习惯这种方法的人,可以选择断食的方法排毒,即一周里有一天不吃饭,只吃水果或者喝蜂蜜水,同样可以起到排出身体毒素的作用。

医生也讲排毒,除了正常的粪、便、汗三种排毒通路,古代人甚至还有春秋放血排毒的说法,但洗肠容易让肠管变粗,长时间反复刺激还会使肠管麻痹,最终导致一些人为疾病因素。断食排毒法也要因人而异。有的人脾胃虚寒,吃水果等凉的东西胃里会发生胀气。如果你是超负荷工作者,到该吃饭的时候不吃,身体会出现乏力、眩晕、低血糖症状,对健康会有影响。

10. 白领如何防晒?

如今,人们的防晒意识越来越强,不把自己从头到脚用帽子、遮阳伞、防晒霜等物品"裹"得严严实实,就不踏出家门。过多晒太阳,的确会引起皮肤老化现象,或者可能患皮肤癌。

但是,阳光对人体来说是最好的补品。研究表明,经常暴露在阳光下或每星期有规律地晒太阳,可以有效预防骨质疏松症等疾病。因为适当地晒太阳,会促使人体内产生维生素 D,进而预防各种疾病。

当然,晒太阳应根据肤色、季节、时间因人而异,不是要每个人都在阳光下暴晒,而是要能接受充分太阳光线,一天要有一个小时的阳光照射。女性害怕皮肤变黑,可以在清早或者傍晚光线不是太强的时候接受日照。女性更容易患骨质疏松症,而骨头长期没有受到刺激的人群也容易患此症。

11. 白领如何"手浴"解疲劳?

目前,在日本摄影师中流行一种称为"手浴"的健康法。据称,这种方法能起到缓解疲劳的作用,适合白领人群。

摄影师长时间处于镁光灯之下,眼睛特别容易疲劳;脖子、肩膀由于长期保持一种姿势,也很容易酸痛。当这种情况出现的时候,他们就会趁拍摄的空当,进行手浴。

手浴的方法是这样的:接一盆热水,温度以稍高于体温为宜,将双手张开,浸泡在水中 5~10 分钟。如果中间温度不够热了,就再加热水。手浴之后,眼睛充血和肩部酸痛的症状会大大缓和。

按传统中医学理论,手浴就是通过外部刺激对人体经络产生影响,达到治疗、缓解人体疾患的作用。手部温度上升后,收缩的血管张开,促进血液循环,肌肉和神经的紧张状态就会有所缓和。手浴比足浴简单易行,在办公室工作的人群不妨一试。

12. 白领如何防范靴子病?

天气开始变冷,时髦的女孩们纷纷穿上了各式各样的高统皮靴,但长期穿高统皮靴可能会给健康带来麻烦。有些女孩长期穿着高统皮靴后,小腿下 1/3 处出现了轻度肿胀和小腿肚外侧疼痛,甚至足背处也感到疼痛,造成"腓浅神经压迫症"。此外,还有可能发生跟腱周围炎、腱鞘炎、脂肪垫炎和脚气等。这些病症统称为"皮靴病"。

引起皮靴病的主要原因是:皮靴偏小穿着不适、靴腰过紧、靴跟过高等使足背和踝关节处的血管、神经受到长时间的挤压,造成足部、踝部和小腿处的部分组织血液循环不良。同时,由于高统皮靴透气性差,行走后足部散发的水分无法及时消散,这就给厌氧菌、真菌造成了良好的生长和繁殖环境,从而易患足癣和造成足癣感染。

为避免高筒靴对人体所造成的危害,骨科专家认为鞋跟的高度以3厘米为佳,高筒皮靴的靴腰不宜过紧。未成年少女不宜穿高筒皮靴,如果一定要穿,回家后应及时脱掉皮靴换上便鞋,以改善足部的血液循环。此外,晚上临睡前用热水洗脚,可以消除足部疲劳。

13. 白领女性常穿高跟鞋有何隐患?

套装配高跟鞋是白领女性的经典穿法。穿上高跟鞋后,身体重心向前倾,为了保持身体的平衡,人体不自觉地挺胸收腹,便可衬托出女性的曲线美。但是,长期穿高跟鞋却会带来许多弊端。美国医生对妇女脚部病痛进行了长达15年的观察,发现75%的脚部病痛应归罪于高跟鞋。因为穿高跟鞋重心前倾,双脚前半分受压比平时增加1倍,久而久之就产生鸡眼、大小趾增大、足部关节磨损、脚横弓塌陷,还会引起踇趾外翻和滑囊炎等,这些症状统称为"高跟鞋脚病"。另外,穿高跟鞋还容易扭伤踝关节、踝部韧带,甚至引起骨折。因为有的高跟鞋跟细如小指,摆放不平,行走不稳,极易导致扭伤。穿高跟鞋行走时,身体重力前移,骨盆前倾,胸腰部后挺,膝关节过度后伸,而腰背部、臀部及小腿部肌肉加强收缩,天长日久就会引起腰肌、髂腰韧带劳损,出现慢性腰腿痛。

怎样才能减轻高跟鞋带来的痛楚呢？这里有一些较好的方法,白领女性们不妨试试:①高跟鞋的高度应该经常调换,而且在回家后用热水泡脚。②如果条件允许,可以在办公室内备一双拖鞋(在家里更应该穿拖鞋),这样就可以防止高跟鞋带来的隐患。③由于穿高跟鞋,小腿肌肉和神经较易疲劳,所以需每天按摩小腿,或者用热水焐焐小腿,这样能起到活血通络的作用。

14. 白领女性如何穿鞋才健康?

白领女性脚上的一双鞋是绝对不容轻视的。鞋子面积虽小,对整体形象却大有影响力。得体的鞋装,能让你的优雅风度无懈可击。注意了以下几项原则,更能让你从头美到脚。

(1)舒适度优先:长时间的工作,需要一双舒服的好鞋相伴。当脚部不再受到压迫束缚时,100%的自信就会油然而生。建议在下午选购鞋子。因为双脚在下午会略微膨胀,此时选购的鞋穿起来会最为舒服。试穿时,相信"第一脚"的感觉,一定要感觉舒适、无压迫。另外,建议脚型比较特别的人,遇到舒适满意的好鞋,不妨多买几双。

(2)中性色首选:鞋子切忌成为全身颜色最鲜艳之处,中性色(如黑色、灰色、米色、咖啡色、土黄色)等,可与大多数颜色的服装相配,永远是白领女性的最佳拍档。夏天,许多女性会穿着凉鞋去上班。殊不知,在严肃的工作场合中,露出脚趾的鞋款无疑会令你的公众形象大打折扣。鞋跟高度在1～2厘米的包头凉鞋,才是白领女性的最佳选择。若想换换口味,穿双平底鞋,最好搭配长裤。

(3)钟情真皮材质:皮面、皮里加皮底的"真皮"鞋无疑是职业妇女的上上之选。真皮皮鞋吸汗、透气,曲张度好,能给脚部足够的呼吸空间,穿起来舒适自在,看起来也非常有质感,款型绝对优于布面、假皮等材质。

(4)保持最佳款型:在外忙碌了一天,鞋身难免沾染污垢。回家之后要立即清理,擦拭鞋油,并塞入鞋模或报纸来保持鞋型。特殊材质的皮鞋更需要加倍呵护,如麂皮皮鞋不能用湿布擦拭,而应用毛刷来清理。

(5)精心呵护爱鞋:鞋子和人一样需要休息,不要每天都穿同一双鞋去上班,建议至少准备2～3双鞋轮流替换。若鞋面、鞋跟已磨损,马上"送医急救",设法修补或换新。千万不要以为穿上长裤或长裙,就可以遮掩住鞋子的缺陷。其实,看不见鞋子污垢与磨损的人只有你自己,旁人都"历历在目"哦!

鞋子买回后,可在鞋底贴上一层耐磨贴,或将塑胶鞋底换成皮底或橡胶底,不但防滑,还能延长鞋子的寿命。

15. 白领女性冬天如何提高耐寒能力?

耐寒锻炼之所以重要,是因为它能预防冬季严寒对人体健康的影响,有效提高人体各组织器官的免疫功能,增强耐寒能力,减少寒冷季节易发的疾病,而平时没有耐寒锻炼的经历,冬天为了美丽而穿裙子是不能算耐寒锻炼的,当然,更不能起到防病的作用。

虽然导致关节疾病的原因很多,比如磨损等,但是冬天穿得少肯定是诱发因素之一。因此,已经患有关节病的女性应该注意冬季保暖。有些年轻女性已经患有关节疾病,但是无明显症状,自己并不知道或没有诊断出来,如果她们在天冷的时候穿得非常少,时间一长,关节出现疼痛、红肿等不适时,再到医院检查,病情往往已很严重了。

寒冷的季节里穿得少还会引发感冒等疾病。如果经常感冒,就会造成自身免疫力下降,增加患其他疾病的几率。因此,冬天能不能穿裙子取决于自身的免疫力。很多白领女性工作忙、压力大、易疲劳,容易"透支"健康,更需要通过锻炼来提高免疫力。

女性应积极进行耐寒锻炼,最好清晨在户外进行。选择性地进行一些有氧耐力锻炼,如散步、健身慢跑、骑自行车、跳舞、打羽毛球、游泳等,对增强体质有百利而无一弊。在锻炼中,衣着宜单薄,让身体有明显的微冷之感;锻炼之后,应注意身体保暖,以防出汗后身体着凉。每天早晨宜用冷水洗脸、擦身,也可逐步进行冷水浴。

天气寒冷时应多摄入富含热能的食物,如牛肉、羊肉等产热多的食物可多吃一些。同时,还要注意多摄入富含铁质的食物,如动物肝脏、鱼、鸡蛋、牛奶、黑木耳、豆类和绿叶蔬菜等。多摄入海带、鱼虾、牡蛎等含碘丰富的食物,也可提高御寒能力。

16. 白领女性穿塑身内衣好吗?

塑身内衣的宣传口号是不费力就能拥有好身材。希望自己有好身材但是没时间去健身房,害怕体重增加但难拒绝眼前的美食。听听塑身内衣的导购小姐怎么说? 身体的脂肪是可以移动的……再看看最早流行塑身内衣的日本,第一批拥趸者如今已是 60 岁的人了,身材还保持在 30 多年前穿衣时的样子。你说谁能抵挡这样的诱惑?

塑身内衣容易引起一些疾病,如外阴炎;由于塑身衣将腹部紧紧包裹,腹腔内的肾、脾、肝、胃、肠等器官受到压迫,使内脏及其神经系统长期处于紧张状态,导致胃肠功能降低,消化系统功能减弱,从而造成便秘;此外,塑身内衣会使人产生缺氧反应,引起乳房肿胀、疼痛等。医生建议,塑身内衣不宜长时间穿着,特别不要夜里睡觉都穿着。塑身内衣的危害比塑身裤还要大一些,因为人体的脏器主要是在上身,热能也主要从那里散发。乳房被过度束缚,不仅形状发生改变,严重的还可能发生病变。中医讲究的是在不影响形体美的前提下,尽可能穿宽松一些的内衣。

17. 白领女性是否可以长期使用卫生护垫?

小巧的卫生护垫使用方便,近来很受白领女性的青睐,有些人

甚至天天使用,从不间断。卫生护垫本应于健康有益,但也会引起疾病,因为健康女性阴道具有自净作用,它包含几个方面:

(1)成熟女性的阴道上皮在卵巢激素的作用下会有周期性增厚,表层细胞角化并脱落,不利于致病菌的繁殖。

(2)细胞内储存的糖原在阴道正常菌群的分解下产生乳酸,使阴道保持一定的酸性环境,不利于嗜碱性的细菌生长。

(3)宫颈口的黏液为碱性,抑制了嗜酸性细菌的生长。所以,尽管阴道并不是无菌的,但在正常情况下由于多种因素使它们在阴道内既生存又被制约而成为正常菌群不会引起疾病。

长期使用卫生护垫会使局部湿度和温度都大大增加,尤其是在湿热的气候中更加明显。这样不仅给细菌和真菌的生长创造了适宜的条件,而且破坏了阴道的酸碱度,降低了局部的保护屏障作用,会造成阴道炎。加之卫生护垫的摩擦易引起局部皮肤或毛囊的损伤,发生外阴毛囊炎等疾病,所以卫生护垫不宜长期使用,认为使用护垫就不必天天清洗局部更是错误的。

18. 白领女性孕前要远离哪些办公设备?

常在写字楼中工作,环境幽雅,舒适,远离风吹日晒,但设备先进的现代化写字楼往往存在着各种污染源。以下是计划怀孕的女性和准妈妈们必须知道的办公室杀手。

(1)电脑:电脑绝对是白领女性离不了的得力助手。但电脑所产生的辐射,有可能对胚胎造成损害。怀孕早期的妇女,每周上机20小时以上,流产率和胎儿致畸率的可能性增加。所以,在计划怀孕前3个月,应远离电脑,或采取防护措施。

(2)电话:据调查,电话听筒上2/3的细菌可以传给下一个拿电话的人,是办公室里传播感冒和腹泻的主要途径。怀孕女性应该减少打电话的次数,经常用酒精擦拭听筒和按键。

(3)空调:长期在空调环境里工作的人50%以上有头痛和血

液循环方面的问题,而且特别容易感冒。这是因为空调使得室内空气流通不畅,负氧离子减少的缘故。预防的办法很简单:定时开窗通风,排放毒气。怀孕期间,应每隔2~3个小时到室外待一会儿,呼吸几口新鲜空气。

(4)复印机:由于复印机的静电作用,空气中会产生臭氧,它使人头痛和晕眩,启动时,还会释放一些有毒的气体,有些过敏体质的人会因此发生咳嗽、哮喘。怀孕女性要减少与复印机打交道。

19. 白领女性分娩前应注意些什么?

(1)避免接触有毒有害的作业环境:某些职业性有害因素(如苯、汞、铅、氯、二硫化碳等)可影响受精卵发育,尤其是妊娠3~8周时是胎儿主要器官的形成期是致畸敏感期。此期间请您尽可能避免频繁光顾可能存在有害因素的"一线"环境中去。

(2)定期进行产前检查:除常规检查外,还应包括胸部透视、肝肾功能检查及母血甲胎蛋白(AFP)的测定等,便于准确的产前诊断。

(3)合理摄入营养:除保证每日蛋白质和热能的摄入外,还须保证钙、铁、锌及多种维生素的供给。

(4)避免加班加点:要保证充足休息时间。随着妊娠月份的增加,母体的负担将日益加大。为保护你自身及胎儿健康,不宜在正常工作日外延长工作时间,而且在工作期间内也应当安排一定的休息时间。

(5)产前至少休息2周:孕末期是分娩的准备阶段,此时胎儿发育迅速,母体负担最重。所以您在产前休息两周很有必要,它有利于胎儿的健康发育及白领女性在产后的乳汁正常分泌。

20. 有车的白领要当心哪些疾病?

白领有车一族要注意下列几方面:

(1)车内甲醛、丙酮有害气体中毒:安装在新车内的塑料材质的配件、地毯、车顶毡、沙发等都含有可释放甲醛、丙酮等有害气体,不经过释放期,人吸入过多就会引起中毒。

(2)腰酸背痛、颈脖疼痛:腰酸背痛是有车族的常见病。这是由于长时间固定一个位置驾驶,或者驾驶座位不合适、踏板的距离调节不正确、背部倾斜的角度不合适等造成的。采用针灸推拿等多种方法可缓解此类不适。

(3)心绞痛、心肌梗死:由于白领驾车时思想高度集中,又缺乏运动,血液循环缓慢,容易引起心脏问题,过早出现冠心病、心绞痛、心肌梗死等。这些一般是老年人才发生的疾病,现在年轻人也时有发生。

(4)慢性前列腺炎:前列腺是男性膀胱与尿道之间的组织,接近会阴部,即肛门与阴囊间。如果长期驾驶几个甚至十几个钟头,局部不透气,代谢产物堆积,血液循环不好,前列腺腺管阻塞,腺液排泄不畅,就会造成前列腺慢性充血,引致前列腺炎。前列腺炎一旦合并细菌、病原微生物感染,还会引起细菌性前列腺炎,症状更复杂,最大的特点就是反复发作,治好了又犯。

白领有车族要注意生活方式,不能长期驾驶,开车1~2小时后应停车运动一下,舒缓15分钟,同时锻炼身体增强体质,平时多运动,生活要有规律,不要熬夜。另外,在驾驶新车的头6个月内,开车时一定要让车内保持良好的通风,调整好驾驶座位,开车时要经常变换姿势,连续驾驶1~2小时要休息一下。

21. 白领驾车如何保健?

(1)按摩头皮运动:端坐,两手五指屈曲分开,做梳头状,从前额向后按摩头部各穴位。反复做18次。

(2)颈部运动:端坐,抬头挺胸,两手扶住方向盘,头后仰、低头、左旋转、右旋转、左上仰头、右下低头、右上仰头、左下低头各做

18次。

（3）挺胸运动：端坐，两手扶住方向盘，两肩耸肩向后拉，扩胸作深吸气，稍停几秒钟，缓慢呼气。反复做10次。

（4）挺腰运动：端坐，两手扶住方向盘，腰部前挺，以腹部前凸接触到方向盘为好。反复做10次。

（5）踮脚运动：端坐，两手扶住方向盘，两脚并拢，两大腿紧靠，以脚尖为支点，两小腿肌肉紧收，两脚跟上提。反复做18次。

（6）提肛运动：端坐，全身放松，集中收缩臀部肌肉及会阴部肌肉，一收一松。反复做18次。

注意开车时保持座椅向前移，腰背挺直，使膝盖能高过臀部，同时右脚不能完全伸展才是正确位置。

22. 白领驾车护眼有何招？

对于经常开车的人，眼睛尤其需要爱护养护。下面介绍几种简便易行的方法，可以帮助司机朋友减少长时间驾驶引起的视觉疲劳。

（1）洗目：经常以热水、热毛巾或蒸气等熏浴双眼，促进眼部的血液循环，防止眼睛患病。尤其是开长途汽车的人，在加油或吃饭后，用热毛巾擦一擦眼，非常有效。

（2）养目：平时注意饮食的选择和搭配，多吃对眼睛有利的富含维生素、无机盐和微量元素的食物，如小米、红薯、胡萝卜、菠菜等。

（3）动目：适当运转眼球，锻炼眼球的活力，以达到舒经活络，改善视力功能的目的，使眼球更加灵活、敏锐。

（4）按目：经常用手按摩双眼，不仅可保持眼部的活力，还能预防视力下降，促进眼部血液循环，提高抗病能力。

（5）眺目：在中途停车休息时，应利用短暂的瞬间，将身体直立，放松眼球，极目平视远处，以调节眼部肌肉，缓解疲劳，达到调节视力的目的。

(6)护目:不要用沾上油污、灰尘等的手巾去擦眼睛,不要和别人共用毛巾,尤其是不能与有眼病的人共用毛巾。平时,在强光下开车时,最好戴墨镜、茶镜等护目。

(7)治目:一旦得了眼病,除注意休息外,还要及时治疗,以免病情加重。

23. 胃不好的白领驾车要注意什么?

很多药品长期大量服用后会产生心悸、头痛、眩晕、焦虑、颤抖等不良反应,对驾车安全造成威胁。甲氧氯普胺、多潘立酮等常用药物可引起倦怠、嗜睡、头晕等不适,而这些不良反应给驾车的人造成了安全上的隐患。

除解热镇痛药、抗过敏药等药物外,司机不应忽视下列药物的不良反应:胃肠解痉药如阿托品等,服用后常见视物模糊和心悸等不良反应;抗高血压药如利血平、可乐定等,部分患者服用后可出现心悸、直立性低血压、头痛、眩晕、嗜睡、视物模糊等不适;抗微生物药,如链霉素、庆大霉素、新霉素等,可出现头痛、耳鸣、耳聋、视物不清、颤抖等不良反应;降糖药如胰岛素等,使用剂量大可出现心悸、头晕、多汗、虚脱的症状。

24. 白领新车初驶时要注意什么?

(1)忌高速行驶:新车初驶阶段都有速度规定,国产车一般规定在 40~70 千米/小时以内;进口车一般规定在最初的 1 000 千米内,油门全开时车速不超过最高车速的 80%,且要求在使用中注意观察发动机转速表和车速表,使发动机转速和车速都在中速下工作。

(2)忌满载运行:新车或刚大修好的车满载运行将会对机件造成损坏。因此,在最初的 1 000 千米内,国产车不能超过额定载荷的 75%～80%;进口车不能超过额定载荷的 90%。

(3)忌提前拆除限速片:限速片是一个装在化油器与进气管之间的节流装置。驾驶员不应提前将它拿掉,而应在初速 1 000 千米结束后结合初始保养情况再将它拿掉。进口车一般没有加限速片,完全靠驾驶员自己控制车速。

(4)忌跑长途:新车跑长途,会使发动机连续工作的时间增长,造成机件磨损加剧。

(5)忌紧急制动:紧急制动不但使磨合中的制动系统受到冲击,而且加大了底盘和发动机的冲击负荷,所以在最初行驶的 300 千米内不要采用紧急制动。如确有突发情况,也应尽量先踏下离合器踏板,以减少对发动机冲击。

(6)忌不及时换档:行驶中应及时换档,不能使用高速低档行驶或低速高档行驶,也不要长时间使用一个档位。

(7)忌用油不规范:新车使用的机油标号不能低于厂家规定的标号。

(8)忌驾驶操作粗心大意:汽车启动后应原地升温,待水温达到起步温度后再起步。驾驶中要选择良好路面,保持中速行驶,尽量避免急加速和急刹车,油门要小,操作要轻,同时还应随时注意发动机的声音、温度等。

(9)忌不进行初驶保养。

(10)忌担任教练车:误己误人,贻害无穷。

25. 白领驾车时如何保健手指?

司机在驾驶途中,利用停车间隙或休息时间,因地制宜地做做手指保健操,不仅可以锻炼手指的灵敏度,而且有健脑和健身的作用。

(1)坐姿,双手胸前平举,手掌向下,五指分开。用力握拳 2～3 秒钟,然后松开,放松手腕,抖腕,重复 4～6 次。

(2)坐姿,双手胸前平举,手掌向下,右手握拳然后松开,同时左手握拳然后松开,二者交替进行,重复 20 次或更多,逐步加快速度。

(3)坐姿,合掌,手指交叉屈指,交替弯曲和松开手指,重复 20～30 次。

(4)坐姿,双手下垂,手指分开,置于凳面上,在 30～60 秒钟内,轮流用左、右手手指有力地叩击凳面,然后同时双手手指叩击。

(5)坐姿,双手内屈,用大拇指轮流接触食指、中指、无名指和小指,动作速度和用力逐步增加,重复 15～20 次。

(6)坐姿,双手胸前平举,手心向下,手指分开,手掌外翻向前,还原重复 15～20 次。

(7)坐姿,双手侧举,屈肘,手腕放松,自然下垂,双手抖动,屈伸手腕,重复 15～20 次。

这套手指保健操,可根据情况做其中的一二节,也可全套做完或一天轮流做完,持之以恒,必有收效。

26. 白领女性驾车如何注重自我保健?

白领女性驾车者更应该注重自我保健,避免一些由开车可能引发的疾病。

(1)不宜长时间开车:女性的尿道比较短,细菌很容易侵入,而且女性的外阴部汗腺特别丰富,长时间开车会使外阴局部长时间潮湿。长此以往,细菌会大量繁殖并侵害女性身体,导致出现尿急、尿痛等症状,这种病状在夏天尤其突出。因此,女司机应该把握开车时间,并进行身体锻炼,增强自身体质。

(2)不宜长时间开空调冷风:许多女性在夏天开车喜欢穿短裙,如果这个时候再开很冷的空调,容易令驾驶者患风湿性关节炎和感冒。一些有经验的驾驶员都尽量少开空调而享受自然风,也是有此考虑。冬天则最好让车内保持温暖,因为人体受到寒冷刺激后会发生痉挛,血液淤滞,会加剧心脏的不适。

(3)要注意皮肤养护:有的女司机抱怨说,尽管车子贴了膜,自己又带了帽子,涂了防晒霜,可风吹日晒后,脸上的色斑还是不断疯长;还有的人觉得待在车内时间久了,皮肤会发暗、干燥、毛孔变大。对于这种情况,只能尽量减少日光暴晒时间,并补充皮肤水分,多使用一些保湿的化妆品。

27. 白领有车族如何才能不让腿先老?

据调查,白领有车族明显表现出腿部肌肉比较差。要避免未老先衰,白领有车族必须多参加运动。

(1)干洗腿:用双手先抱紧一侧大腿根,稍用力从大腿根向下按摩,一直到足踝。然后,再从足踝往回摩擦到大腿根。用同样方法再摩擦另一条腿,重复数遍。此法可使关节灵活,腿肌与步行能力增强。可预防下肢静脉曲张、下肢水肿和肌肉萎缩等。

(2)甩腿:一手扶树或扶墙,先向前甩动小腿,使脚尖向前向上翘起,然后向后甩动,将脚尖用力向后,脚面绷直,腿亦伸直。在甩腿时,上身正直,两腿交换各甩数十次。此法可预防半身不遂、下肢萎缩软弱无力或麻痛、小腿抽筋等。

(3)揉腿肚:以两手掌夹紧另一侧小腿肚,旋转揉动,每次揉动20次,然后用同法揉动另一只腿。此法能疏通血脉,加强腿力。

(4)扭膝:两足平行靠拢,屈膝微向下蹲,双手放在膝盖上,膝部前后左右呈圆圈转动。先向左转,后向右转,各 20 次。可治下肢乏力、膝关节疼痛。

(5)扳足趾:端坐,两腿伸直,低头,身体向前弯,以两手扳足趾20~30 次。能锻炼腰腿,增强脚力。防止足部软弱乏力。

(6)搓脚心:将双手掌搓热,然后搓脚心 100 次,具有滋肾水、降虚火、舒肝明目等功能,可防治高血压、眩晕、耳鸣、失眠等病症。

第四章　白领运动与保健

1. 白领一族应该如何运动养生？

　　锻炼是减压的最好方法之一，不过工作已经相当繁重的白领需要在健身前考虑一下强度问题，不要在非常劳累的情况下还是按照平时的强度进行锻炼，以免健身不成反而危害健康，甚至造成无法挽回的后果。

　　心血管专家认为，过度劳累的人心脏承受力比普通人要弱，但在心脏病发作之前一般有异常反应的又不多。所以，在运动前应先综合考虑身体的状况，随时改变自己的运动计划，以免过度的运动给心脏带来负担，甚至伤害。另外，从心理角度讲，精神压力大对身体也有不良的影响。

　　经常在办公室坐着、工作压力很大的白领在健身前应注意下面两点。

　　第一，如果在下班后选择器械或一些球类锻炼项目，最好先给自己的胃垫点东西。

　　第二，在工作结束后，急忙赶场子健身时准备活动很重要，免得在大幅度身体运动中拉伤身体。

2. 白领男性如何晨练养生？

　　春光大好，天亮得早。加入晨练者当中可以使你一天的工作精力充沛。最佳的锻炼方式如下。

　　先在跑前活动一下手脚，甩甩手、压压腿、转转腰。跑的距离长短可以根据自身和客观条件而定,也可以在户外原地高抬腿跑或是使用街边跑步器。走动着叫身体舒缓下来,做做深呼吸就可以练有氧呼吸气功:双腿叉开与肩平齐,闭眼后全身放松,吸气入腹,憋气的 10 秒钟内从丹田运气经胸腔、咽喉、小舌、后脑至腰部脊椎,再缓缓呼出体内气体,这样循环做 20～30 分钟。

跳绳可以促进血液循环、供给大脑更多氧气和养分,起到通经活络、健脑和温煦脏腑的作用,提高思维和想象的能力。跳绳 15 分钟,而做操是为了平和情绪,让身体各部分肌肉都得到运动,所以也要 15 分钟为宜。

骑自行车上班也是不错的健身运动呢!你尝试过慢跑或步行上班吗?如果办公地点离家近的话。放一套革履西装在办公间,穿上运动装和跑鞋活跃在路上,这是全球最流行的白领上班曲。

3. 白领男性如何运动养生?

成功白领男人的身体似乎更值钱。咳嗽连连地钻进奔驰,坐在大班椅上虚汗横流,这似乎是天底下最令人悲哀的反差,也是众多白领男人最不愿面对的事。

(1)培养"周末斗士":男性和女性最大的不同之处在于他们喜欢通过体育运动和朋友们培养同志之情。一周工作下来,无论是对抗激烈的篮球赛还是相对温和的高尔夫,都能让身体上大大小小的"零部件"做一次放松休息。因此,要经常进行伸展运动,严格控制体重,参加一个适合自己的有氧操培训班,每周末进行一次切实有效的增强肌力锻炼。

(2)让你的关节更灵活:大多数男性的关节都不太灵活。在臀部和腓肠肌周围容易产生紧张的感觉,而正是这种紧张造成骨盆下垂,导致背部酸痛。减轻这一症状有一个好办法。平躺在地板上,用两手环绕左膝,并缓缓将膝部引向身体,持续 10 秒钟左右,接着是右膝。开始时每天做一次,以后每天增至 2～3 次。

（3）学会正确地拾起物品：这似乎是一个不值一提的话题。大多数人只是简单地弯下腰，抓住物品起身就走。但这是很不正确的，因为这会在你的背上产生过度压力，极易导致锐痛和慢性不适。正确的姿态应该是完全蹲下身去，抓住物品再缓缓起身。

（4）缩小你的"啤酒肚"：向前凸起的"啤酒肚"让人威风不再，它使重心前倾，加重背部肌肉的负担，导致肌肉酸胀。爬楼梯、游泳、步行、划船均能很好地帮助你控制并减小腰围，从而将身体重心回复到原先的正常位置。

4. 白领在办公室最需要什么样的运动？

经常坐在冷气房工作的人，最容易腰酸背痛、肩颈酸痛，加上长时间使用电脑，手腕也容易出问题。专家将告诉一些简单的运动，可以轻轻松松帮助预防这些疼痛。

如果有一天，办公室可以变得像健身房，那么工作累的时候，可马上舒畅地动一动，同事们可以随兴地加入，大家一起运动聊天，赶走了疲劳，然后精神饱满的继续工作。回家之后，再也不会像以前那样，觉得腰酸背痛，除了窝在沙发上看电视，什么也不想做。相反的，感觉到身体舒畅，心情愉快，充满成就感。

想要达成这个梦想，一点也不难。只要准备几条毯子，加上办公室原有的桌椅、地板、墙壁，再邀约几位同事共同合作，轻轻松松就可以把办公室变成健身房。

在办公室运动的秘诀，在于选择简单、轻松、短时间可以达到很好放松效果的运动。这些运动也应该能够帮助预防或减轻酸痛的症状。

每当工作半个小时左右，就应该让自己起来休息一下。因为人的注意力大约在半小时之后就开始减弱，这时活度的休息，不但可以让自己提升专注力，更重要的，是可以离开一个已经持续很久的姿势。而休息的时候，就是把办公室变成健身房的最好时机。

办公室内最好的运动就是伸展运动,因为一个姿势持续太久,肌肉就会疼痛、绷紧,这时候我们要把肌肉拉长,让它伸展、放松。

5. 白领人群的健身运动处方有哪些?

根据白领人群的特点,在制定健身运动处方时,应注意以下几个方面的内容:

(1)锻炼项目:白领人群应根据自身需要(目的、兴趣)及客观条件来选择锻炼项目,如步行、散步、慢跑、骑自行车、游泳、上下楼梯、广播操、健身迪斯科、太极拳、小球类、滑冰、滑雪,以及郊外远足、登山、垂钓等。

(2)运动强度要适中:按着科学锻炼要求,运动强度应达到最大心率的70%~85%或最大摄氧量的50%~70%为目标心率范围,即30~39岁为140~165次/分钟;40~49岁为123~146次/分钟;50~59岁为118~139次/分钟。健康的35~60岁的中年人运动时心率时最低应达到130次/分钟,但不要超过160次/分钟为宜。

(3)合理安排锻炼的时间:每周安排3~5次,每次20~45分钟。例如,早晨锻炼30分钟,先做5~10分钟广播操,再慢跑12分钟,最后以太极拳或肌肉练习5~10分钟结束。

(4)让尽量多的肌肉参与锻炼:体育锻炼参与活动的肌肉越多,对心肺功能锻炼的效果越大。人到中年切莫忽略肌肉锻炼,原因很简单,是为了防止肥胖。

(5)锻炼要循序渐进,适可而止:体育锻炼应采取渐进的方式,每周的运动量、运动时间和距离的增加幅度不要超过10%;每次锻炼的运动量、时间和距离也不要比上一次增长10%以上。中年人切忌突然地剧烈运动,因为会把激动、紧张和突然启动等不利因素结合在一起,对于有潜在心脏病的人具有特别的危险性。

(6)要设法使锻炼长期坚持下去:对于从来不运动或很少运动

的中年人来说,坚持锻炼是一件十分艰难的事。针对这种情况,可采取以下措施:①使运动简单易行,运动量适可而止。②不要一开始就期望太高,如减肥要坚持 3～6 个月,才能初见成效。③最好找个伙伴或参加集体运动,防止松懈和厌倦心理。④定下每周的时间目标,例如"今天我要在 1 小时内走完 5 千米的路",定目标具有激励作用。⑤排除干扰,不要以疲倦或无暇做借口,要持之以恒。

6. 白领如何参加时尚健身?

每个人都希望让别人看到自己最美的一面,流行的、有效的健身方式,就能将自己健康的体型、充沛的活力,展示在他人面前。于是,你自信地说,当站在别人面前时,我相信自己可以完全吸引他的视线。而这不正是健身的一种成功吗?

(1)踏板操:踏板操是目前世界上较为流行的一种主流健身方式,它具有明显的耗能减脂,以及改善肌肉线条的功效。所谓踏板操就是把健美操的动作和步伐放在踏板上完成,能更有效地改善健身者的协调性,并集中了健美操的所有特点。由于踏板的高度可以调节,健身者可以根据自己的情况选择不同的高度。而且踏板操的安全性较好,主要在踏板上上下移动,跳跃性的动作比较少,自然造成各下肢关节具有明显的屈伸和缓冲,可以最大程度上避免跳健美操造成的运动损伤。踏板操虽然刚刚引入我国,但迅速被广大健身爱好者所接受。

(2)有氧舞:有氧舞也是许多健身俱乐部的主打项目。跳舞时不但有专人领舞,而且有最新出版的舞曲伴奏,让人感到特别兴奋且投入。它让原本显得艰苦的健身成为轻松的舞蹈,让你永远不会觉得乏味。最让一些关注体型的朋友高兴的是,跳舞可以集中地锻炼身体的某个部分,比如,你觉得自己的手臂线条粗了点,就可以专门集中练手臂的肌肉线条。当然长期坚持,也可以起到很好的减少脂肪效果,使身体线条流畅,肌肉线条隐约可见,能给人一种精干、紧凑的健康美感。

健康的身体、良好的体型、充沛的精力、智慧的头脑、永远充满自信,是每个热爱生活的人所向往的。既然这样,街舞、踏板操、有氧舞这些散发着时尚魅力的健身方式,相信会为白领的健康生活增添更多风采。

7. 白领族生活中可采取哪些健身方法?

(1)骑自行车:获得锻炼的肌肉是臀部、四头肌、腿筋及腿肚。在公路上骑车要特别留意以下几点:佩戴反光的标志,转弯时要发出信号,遵守交通规则不逆行。如果是骑自行车越野登山,务必带上地图和指南针。只留意骑自行车经过多远的路程是不够的,骑车中遇到的阻力可保持好姿势,所以要让腿部感到疲惫、呼吸吃力,因此要有适当的速度才能达到锻炼的目的。每次骑车至少30分钟,但不要超过60分钟。骑车时上身要放松,这样可以保存能量,避免引起肩膀和脖子酸痛。

(2)跳绳:获得锻炼的肌肉是四头肌、腿筋及腿肚。要做的准备有弹性和用于跳绳的吸震地面比如木地板。保持膝盖弯曲,肘部弯曲在身体两侧。不要跳得过高,以恰好跃过跳绳为佳,这样可节省体力,不易过快疲劳。连续跳4分钟,然后放松1分钟。掌握跳绳技巧后逐渐延长时间,直至达到20分钟以上。

(3)跑步:获得锻炼的肌肉是臀部、四头肌、腿筋及腿肚。跑步就是为了本能地发挥能量。这就是说在向前跑的时候尽量放松身体,让双手在体侧自然摆动。如果习惯在黄昏时慢跑,最好佩戴有可闪光的标志(为安全起见,带上个朋友)。如果是刚刚开始这项运动,可考虑跑5分钟后走2分钟。每周逐渐延长运动时间,最后达到20分钟以上,如果已经习惯跑步,每次可以跑25～35分钟。如果完全是个行家,可延长至40～60分钟。同样,增强阻力(如跑步登山)可提高锻炼的强度。不要捏紧拳头,注意脚跟先着地。

(4)绞毛巾运动:获得锻炼的肌肉是二头肌。双腿分开与肩同宽站好,让一位朋友双手握住毛巾的两端而你自己握住中间部分,双肘贴住身体两侧,慢慢将毛巾提至胸前,同时你的朋友向下拉(增强阻力)。初学者做2~3组,每组12~20次;中等水平者做2~3组,每组15~25次;熟练者做2~3组,每组20~30次。保持背部挺直,肘部固定,头部上抬成45°。

(5)仰卧起坐:获得锻炼的肌肉是上腹肌。双膝弯曲仰卧,双脚着地。双手置于脑后,运用腹部肌肉,将肩部抬离地面一些(注意:不是坐起),然后慢慢放低身体。初学者做2~3组,每组30~50次;中等水平者做2~3组,每组50~70次;熟练者做2~3组。每组70~100次。抬起身体时呼气,躺下时吸气。下巴抬起,双肘张开。

(6)抬腿运动:获得锻炼的肌肉是下腹部。仰卧在垫子上双腿抬起,膝盖弯曲成适当角度。手放置于脑后,将膝盖抬起贴胸部,然后慢慢放下。初学者做2~3组,每组30~50次;中等水平者做2~3组,每组50~70次;熟练者做2~3组,每组70~100次。当臀部抬离地面时,注意收缩你的腹部。

(7)肩部运动:获得锻炼的肌肉是肩膀及胸部。双腿分开与肩同宽站好,双臂抬起成90°。缓缓抬起手臂与肩平,同时你的伙伴把你的肘部向下压以增加阻力(不要太用力)。初学者做2~3组,每组12~20次;中等水平者做2~3组,每组15~25次;熟练者做2~3组,每组20~30次。当你变得越来越熟练时,你的朋友会逐渐加大力度。

(8)俯卧撑:获得锻炼的肌肉是胸部、三头肌及肩部。双膝和双手着地伏在地上。双手保持与肩同宽,抬头,缓缓将胸部贴近地面,然后抬起。初学者做2~3组,每组12~15次,中等水平者做运动时抬起小腿,双腿交叉,进行2~3组,每组15~25次;熟练者伸直双腿,脚趾着地,分 2～3 组,每组 22～32 次。记住保持胸部挺直,收腹。

8. 白领如何假日健身?

　　长期伏案的白领平时应注意工作时的自我保健,如在坐姿上应尽量保持自然的端坐位,头部略微前倾,保持头、颈、胸的正常生理曲线;工作中每隔 1～2 小时应进行颈部的活动,或自由走动等。长期伏案的白领还可以利用双休日或节假日的时间使自己放松,做到劳逸结合。可选择一些全身性的运动锻炼项目,既能增强心肺功能,又能增加趣味性,如步行、慢跑、游泳、球类、爬山等。身体较胖者,为防止脂肪堆积,宜选择慢跑、步行、有氧韵律操(健身操)、游泳、骑自行车或球类等运动项目。下面介绍两种适合节假日进行的锻炼方法:

　　(1)步行:步行运动非常适合长期伏案的人士,步行时平稳而有节律地加快、加深呼吸,既满足了肌肉运动时对氧供给的需要,又能锻炼和提高呼吸系统功能。同时,膈肌活动的幅度增加,可增加消化腺的功能;腹壁肌肉的运动,对胃肠起按摩作用,有助于食物消化和吸收,也可防治便秘;坚持步行还有助于减肥等。步行运动的姿势和动作要自然放松,练习时抬头挺胸收腹,两眼平视前方,双臂自然摆动步幅。每次运动的时间因人而异,一般开始时约10 分钟,逐步增加至 30 分钟左右。步行速度要根据练习者的体质状况确定,体质较强者步行速度可以快些;体质较弱者步行速度可适当慢些,等体质增强后,逐步增加步行速度。

　　(2)有氧韵律操(健身操):有氧健身操是一种富有韵律性的运动,它通过长时间(30～60 分钟不等)有节律的持续的运动,不仅使心肺功能增强,而且还锻炼了大肌肉群,减少体内过多的脂肪,是一种比较适合需长期伏案的年轻男士和女士的运动。健身操除了可增强体质外,还使其成为一种社交时尚。参加者不但可以结识志同道合的朋友,还可通过锻炼保持精神舒畅、精力充沛,拥有健康和美丽。有氧韵律操的运动量比较大,在运动中应注意循序渐进。开始时,不要时间过长,以 10 分钟为宜。运动前,先做热身和适当的伸展运动,特别是下肢的适度伸展非常重要,以免下肢关节扭伤。

9. 白领如何做桌边保健操?

在办公桌前坐了几个小时后,由于用脑过多、长时间久坐,容易脑部氧气不足,造成头脑昏沉,尤其到了下午,更显得精力不济,注意力无法集中。此时可试试下面几招桌边保健操,简单得几乎看不出是在健身。

(1)坐在椅子上,轻轻缩下巴,将双手手指交叉互握放在后脑勺上,手肘关节尽量往后拉,停 5 秒钟,放松,重复 5 次。

(2)坐在椅子上,双手往后交握于下背部,双手往后往上伸使背部拱起,停 5 秒钟,放松,重复 5 次。

(3)坐在椅子上,身体向前弯,至双手手掌贴在脚背上,停 5 秒钟,放松,重复 5 次。

(4)坐在椅子上,左脚抬起到椅面高度,以双手抓住左脚脚踝,停 5 秒钟,放松,换成右脚抬起到椅面高度,以双手抓住右脚脚踝,停 5 秒钟,放松,重复 5 次。

(5)站起来,双手轻扶腰的后方,身体向后仰至有拉到腹肌的感觉为止,停 5 秒钟,放松,重复 5 次。

(6)站起来,双手手指互相交叉,双掌朝外向前推,手臂向前上方伸直,至肩胛骨肌肉有拉紧的感觉为止,停 5 秒钟,放松,重复 5 次。

注意,运动时最好把窗户打开。

10. 白领下班后如何散步锻炼?

散步对白领尤其有益,因为轻快的步行可以缓和神经肌肉的紧张而收到镇静的效果。此外,走路还是打开智囊的钥匙。走路能使身体逐渐发热,加速血液循环,使大脑的供氧量得到了增加,成为智力劳动的良好催化剂。血液循环加快产生的热能,可以提高思维能力。

(1)散步的要领:首先散步前,全身应自然放松,调匀呼吸,然后再从容散步。若身体拘束紧张,动作必然僵滞而不协调,影响肌肉和关节的活动,达不到锻炼的目的。在散步时,步履宜轻松,状如闲庭信步,周身气血可调达平和、百脉流通。散步时宜从容和缓,不要匆忙,百事不思。这样,悠闲的情绪、愉快的心情,不仅能提高散步的兴趣,也是散步养生的一个重要方面。散步须注意循序渐进,量力而为,做到形劳而不倦,否则过劳耗气伤形,达不到散步的目的。

(2)散步的速度:①快步,每分钟行120步左右。久久行之,能兴奋大脑,振奋精神,使下肢矫健有力。但快步并不等于疾走,只是比缓步的步履速度稍快点。②缓步,每分钟行70步左右。可使人稳定情绪,消除疲劳,亦有健脾胃、助消化之作用。这种方式的散步对于年老体弱者尤为适用。③逍遥步,是一种走走停停、快慢相间的散步,因其自由随便,故称为逍遥步。对于病后需要康复者非常有益。

(3)散步的时间:①食后散步。《老老恒言》里说:"饭后食物停胃,必缓行数百步,散其气以输于脾,则磨胃而易腐化。"说明饭后散步能健脾消食,延年益寿。②清晨散步。早晨起床后,或在庭院之中,或在林荫大道等空气清新,四周宁静之地散步。但要注意气候变化,适当增减衣服。③春月散步。春季的清晨进行散步是适应时令的最好养生法,因为春天是万物争荣的季节,人亦应随春生之势而动。④睡前散步。《柴岩隐书》曰:"每夜欲睡时,绕室行千步,始就枕。"这是因为"善行则身劳,劳则思息"。

11. 白领多爬楼梯有什么好处？

现在住高楼的人越来越多,如果想健身而又缺少运动锻炼的机会,那就请爬楼梯。不要小看这项运动,其效果会令人惊叹。爬楼梯不仅能迅速有效地减轻体重,而且能大大提高心肺功能。预防冠心病,对增进身体健康大有裨益。北爱尔兰奥斯特大学研究者请一群坐办公室、很少运动的女性,从每天爬200个阶梯1次开始,进阶到每天爬6次(可以坐电梯下楼),每次2分钟,也就是1天只需活动12分钟就好。不到2个月,这群女性发现自己身材变好了,而且胆固醇降低到让她们得心血管疾病的几率减少33%。

另一个研究是找13,500位男士,请他们每天爬100级楼梯,或是不限日数,每周上下700级楼梯,发现死亡率因此降低了20%。每次运动量相当于花30～40分钟走路2千米。爬15分钟楼梯和快步健走30分钟所燃烧的热能一样多。

爬楼梯相当于垂直健走,好处多多,可以锻炼体力、修饰肌肉,还能强化骨骼。北京市对18～40岁的成年人进行了测试,测试人群的上肢达标率较高,相比之下,用来测下肢腿部力量的纵跳(测高度)、10米×4往返跑(测速度)时,达标率偏低,显示出腿力弱,下肢力量的衰退。如测试中,一般18～20岁男子的纵跳高度能达49.5厘米,而40岁的男子只能跳43.4厘米。因为成年后随着年龄的增长,每人都要经历不可抗拒的衰老过程,肌肉也开始萎缩,人到中年体重不断增加,势必加重了腿部膝关节的负担,造成局部负担过重。再加上白领主要以交通工具代步,走路、跑步、骑车的次数越来越少,难免造成腿部肌肉的"用进废退"。

尽管成年人随着年龄的增长,人体功能的衰退不可逆转,但是通过锻炼完全可以延缓。延迟腿部衰老最好的运动方式是跑跳性和徒手蹲立性等的腿用力练习,跑跳中两腿轮流腾空,克服重力做功;蹲立过程锻炼膝关节和腿部的耐力,每天至少坚持做10～20

分钟,能有效地增加膝关节周围的肌肉力量,延缓腿部肌肉萎缩,缓解酸痛,对患有膝关节病者也有好处。日常劳动量大的人仍需要锻炼,日常劳动只是局部性的、重复的、被动的工作,不能代替积极的、主动的、全身的体育运动。

　　从测试结果上看,10～20 岁是体质较好的年龄段,随着年龄增长明显显示出肌肉力量的衰退。尤其 40 岁以后,衰退速度更快。所以中年人更不能因事业繁忙而忽略了身体健康。还有年轻力壮者,感觉身体特棒,认为锻炼是老年人的事。其实,人成年时身体发育、身体状况基本到了高峰期,在峰值上没有停留就该走下坡路了,所以,白领在年富力强时就要注意身体的锻炼,提早延缓身体的衰老。否则,等到腿迈不动了,肌肉萎缩了再去锻炼,就为时太晚了。

12. 白领人群进行肌力锻炼要注意什么?

　　就白领人群而言,肌力锻炼注意如下问题:

　　(1)肌力锻炼的主要目标在于改善体型,增强体质,需要较长时期锻炼才能达到目的。因此,切忌"急功近利"。当锻炼一段时间后效果不大时,不要灰心,坚持下去就能获得效果。

　　(2)科学地确定锻炼的负荷。生理学研究表明,只有当负重练习为本人最大负荷的 30%～60%,重复次数较多时,肌纤维变粗大的效果才较好。因此,开始宜以 30% 负荷练起,待机体适应后,再逐渐增加直至最大负荷的 50%。

　　(3)安排好锻炼时间及间隔,发达肌肉的锻炼并不一定要每天进行。研究表明,隔天锻炼效果更好。

　　(4)局部锻炼与全身锻炼相结合,力量锻炼与耐力锻炼相配合,使全身各部肌肉都得到锻炼,这样效果会更好。对于中年机关干部来说,不仅要锻炼腹肌,而且应对腿部、背部肌肉及斜方肌进行重点锻炼。这个部位的肌肉得到增强,有助于改善体型,减少脂肪蓄积。

（5）注意饮食营养、休息及睡眠充足。

13. 白领锻炼为什么不能突然发力?

不少白领以为只要运动就会对健康有利,其实这是个误区。

长年坐办公室的人基本上从事脑力劳动,运动不足致使白领的肌肉松弛,且对运动的应激反应低下。因此,对于长年坐办公室的人来说,在运动方面还是"软着陆"为好,即采取限时间、限运动量的徒步健身方式。

人在刚开始运动的两分钟内,体内的能源供应可随时间的推移而发生变化。在刚开始运动的 20 秒钟内,体内的肌肉是靠三磷腺苷及磷酸肌酸供应热能的。假如运动持续的话,体内的糖代谢活动开始启动。随着糖的分解,机体又产生一定量的三磷腺苷,以满足肌肉活动。若进一步运动,脂肪代谢的过程就开始了,用以提供热能。

要使脂肪燃烧,就需要多花一点时间。比起普通步行来说,跑步能使脂肪燃烧时间提前,可是机体容易产生不适感,而且在运动后可能会出现血压升高、胸闷、关节及肌肉疼痛,还容易发生心肌梗死。所以,患有糖尿病等慢性疾病的人应注意控制运动量。日本学者曾做过一个试验,让甲组缓步行走 60 分钟,让乙组以普通速度走 30 分钟,让丙组以全力快速走 15 分钟,然后对三组人加以比较。他们发现,丙组运动之后血糖马上升高,但是甲组和乙组运动后血糖值比较稳定。不难看出,30 分钟的散步是相对安全有效的运动方式。

14. 何为有益于防治白领综合征的"反常"运动?

白领综合征是 21 世纪时髦病,它对人体健康的危害往往表现在心理和生理两个方面。一般说来,防范的措施除了从改变态度、激发动机等心理纠正办法外,还可以参加一些反常运动,这对预防和治疗白领综合征很有益处。

(1)水中跑步,促进代谢:长期坚持水中跑步,可以强有力地促进新陈代谢,消耗热能,引起体内糖分大量分解,减少脂肪存积,从而控制体重,尤其是对体重不足,体质较虚弱者;又可增进食欲,改善消化吸收,对增强神经系统功能,调整大脑皮质的兴奋与抑制过程,消除脑力劳动的疲劳、预防神经衰弱和动脉硬化,改善血液循环也有良好的作用。

(2)赤脚行走,疏肝益寿:中医学认为,人的五脏六腑在脚趾上都有相应的循环路线,脱去鞋袜,赤脚行走,使脚部敏感区受到的刺激信号传入相应的内脏器官及与这相关的大脑皮质,调节人体全身功能,促进人体肾气充足,精力充沛。

(3)退步行走,协调腰部:经常锻炼退步走,可使腰部肌肉有规则地收缩与松弛,从而改善腰部血液循环,促进新陈代谢,对功能性腰痛具有良好的治疗效果。

15. 办公室里能做哪些美丽运动?

女性由于生活习惯加上繁忙的工作,很容易忘记了锻炼,其实平时几个简单的运动,就能塑造你的优美身影,当然更重要的是获得健康。

(1)优美的手臂:端坐于椅子上,双脚踏住绳子,双手拉住绳子两端,同时抬起双腿呈水平位。臀部不要紧贴椅背,稍向前坐,背部向后斜靠,用前脚掌踩踏绳子,并适当地收短绳子,使抬腿动作更容易完成。

(2)修长的小腿:左腿向前跨出一小步,右腿向后跨,做弓步状。左手撑于左腿,右手撑于墙上,上身向前倾。身体向前下方做推压,停5秒钟后上抬还原。双腿迈开做弓步和下压动作时,幅度调整至自己舒适为准,运动时会感到腿部肌肉有拉抻感。

(3)健康的膝盖:找一个弹性张力较好的皮球。将其夹在两腿膝盖中间。双肘自然向内弯曲,双手平放与大腿作力的支撑点。靠腿部力量夹紧皮球,停5秒钟后放松复原。如感到夹紧皮球困难,可将皮球稍向大腿内侧移动。也可用双手的力量辅助动作的完成。

(4)柔美的肩膀:找一张高靠背的椅子。端坐椅上,背部紧靠椅背。右手绕过后脑与抬起的左手相握,保持5秒钟后换另一侧做同样运动。动作中头部稍向后靠,有助于用力。拉抻手臂、肩膀,直到感到有紧绷感为止。

(5)灵气十足的双手:右手握起,用左手前掌抵住。双手用力互相推压,停顿5秒钟后,交换双手做同样运动。

16. 白领女性每日易行的锻炼有哪些?

作为白领女性,每天大量的文案工作,巨大的工作压力,重复的家务劳作,还有不得不参加的应酬,不得不请客户吃饭等。如果每天都很忙,没有时间去专门健身,该做些什么简单易行的运动?

10分钟的跳绳运动可获得30分钟慢跑的效果。跳绳不仅可以提高心肺功能,而且还可以让心情晴朗如蓝天。

舒适的运动鞋并非只是为了运动,在身心疲惫时,常以快走的方式舒缓压力。穿上舒适的运动鞋,即使长时间步行也不会感到疲劳,这种轻快的感觉使人总认为体重比平时轻。

早晨起床后伸展、慢跑、跳绳,做瑜伽,这是塑造白领女性线条的基本运动。瑜伽对于身体线条的塑造大有益处,在这里向大家特别推荐这一动作,首先右脚向前跨出,使双腿分开,保持平稳。慢慢地呼气,屈膝,将重心置于前伸的腿。然后吸气,伸展膝盖。每侧动作重复5~10次。

17. 伏案白领如何做健身操?

由于职业的特点,伏案工作者常常一坐就是几个小时,从而使使用眼力,使得眼睛涩痛、容易流泪、疲劳、过敏、怕光、视力减退等问题,可常按摩左右"眉头"(攒竹穴)、"眉毛中点"(鱼腰穴)、"眉尾"(丝竹空)、"下睛眶中点"(承泣穴)、"内眼角"(睛明穴)。同时可常吃有益眼睛的食物,如杏仁(欧洲进口果干)、柿子、加州油桃、地瓜叶、莴苣、桑葚汁、黑豆浆、菠菜、芥蓝菜、胡萝卜(炒的)、鲍鱼粥、芒果、哈密瓜、橘子、金橘等。

(5)头痛眩晕:长期晚睡容易引起偏头痛、眩晕、眼酸涩、黑眼圈、颈紧等,可多吃酸的及绿色的食物,如奇异果、青葡萄、青苹果、梅子、凤梨等,因为酸与绿色有入肝作用。并可常以拳头下缘敲打大小腿的内侧中线,由脚踝上缘往上敲小腿内侧中线、大腿内侧中线,一直敲到鼠蹊部,左右腿各敲 5～10 分钟,早、晚各 1 次,可畅通肝胆经脉循环系统。

53. 白领在办公室里如何健身?

(1)梳头:用手指代替梳子,从前额的发际处向后梳到枕部,然后弧形梳到耳上及耳后。梳头 10～20 次,可改善大脑血液供应,健脑爽神,并可降低血压。

(2)弹脑:端坐椅上,两手掌心分别按两只耳朵,用食指、中指、无名指轻轻弹击脑部,自己可听到咚咚声响。每日弹 20 下,有解除疲劳、防头晕、强听力、治耳鸣的作用。

(3)扯耳:左手绕过头顶,以手指握住右耳尖,向上提拉 14 下,然后以右手绕过头顶,以手指握住左耳尖,向上提拉 14 下,可达到清火益智、心舒气畅、帮助睡眠的效果。

(4)练眼:在做视力集中工作时,每隔半小时,远望窗外 1 分钟,再以紧眨双眼数次的方式休息片刻,也可做转眼珠运动。这样有利于放松眼部肌肉,促进眼部血液循环。

(5)脸部运动:工作间隙,将嘴巴最大限度地一张一合,带动脸上全部肌肉以至头皮,进行有节奏的运动。每次张合约 1 分钟左右,持续 50 次,脸部运动可以加速血液循环,延缓局部各种组织器官的"老化",使头脑清醒。

(6)转颈:先抬头尽量后仰,再把下颌俯至胸前,使颈背肌肉拉紧和放松,并向左右两侧倾 10～15 次,再腰背贴靠椅背,两手颈后抱拢片刻,能收到提神的效果。

(7)伸懒腰:可加速血液循环,舒展全身肌肉,消除腰肌过度紧张,纠正脊柱过度向前弯曲,保持健美体型。

(8)揉腹:用右手按顺时针方向绕脐揉腹 36 周,对防止便秘、消化不良等症有较好效果。

(9)撮谷道:即提肛运动,像忍大便一样,将肛门向上提,然后放松,接着再往上提,一提一松,反复进行。站、坐、行均可进行,每次做提肛运动 50 次左右,持续 5～10 分钟即可。提肛运动可以促进局部血液循环,预防痔疮等肛周疾病。

(10)躯干运动:左右侧身弯腰,扭动肩背部,并用拳轻捶后腰两侧各 20 次左右,可缓解腰背佝偻、腰肌劳损等病症。

54. 白领如何做午间健身操?

以下几种健身操是为白领人士编排的。您不妨一试:

(1)深呼吸:举臂扩胸,胸、腹式呼吸兼做。作用为清除废气、镇静神经,消除大脑疲劳。

(2)头颈部:头做绕环,正反方向交替做。每隔 2 小时重复几遍。摇头、点头交替做。作用为对颈椎病可起到预防、缓解作用。

(3)肩部:①自然站立或坐姿均可,左肩先向前绕环,重复 10 次左右。右肩再向前绕环,重复 10 次左右。②下肢站立或坐姿均可,身体面对正前方,一臂向异侧平举,另一臂屈,并下内拉引直臂,五指尽量伸展。作用为通过对肩部韧带的抻拉,改善肩部及两臂的血液循环,从而缓解肩部的疲劳。

(4)腰部:①坐位,两脚尖抵一固定物,两手置脑后。先慢慢后网球运动可引发"网球肘"，打羽毛球、乒乓球亦可致病。

肩周肌腱劳损典型病症是打球后出现肩局部肌肉肿痛现象，以及将手臂慢慢抬高时感到痛楚甚至困难，如肌腱撕裂会感到软弱无力。

膝关节韧带、半月板损伤及运动中碰撞易引起韧带撕裂，出现关节不稳、活动后肿痛等症状。膝关节韧带、半月板损伤后如未及时发现，继续活动时极易反复受伤，引起创伤性滑膜炎、关节软骨磨损，导致关节提早退化。

肌肉痉挛抽筋是肌肉遇寒冷刺激、精神过度紧张、身体过度劳累所引起的过度收缩所致，在一些长时间的运动或游泳中最为常见，热身运动没有准备充分的时候也会出现，处理不当时会造成肌肉损伤。

腹部刺痛、侧腹痛主要发生在停止运动一段时间，重新开始接受运动训练的初期，或偶尔参加身体活动的人。侧腹痛是因为呼吸肌在运动时血流不足而形成的缺氧性疼痛。饭后马上剧烈运动或是肠内积气也可能造成侧腹痛。

51. 眼皮跳时如何做眼保健操？

眼皮跳是大多数白领都经历过的，常常不用管它，一会儿就好了。但是，有的人用眼过度时会出现眼皮跳起来没完的情况，十分令人烦恼，采取什么办法能够解决呢？眼皮在医学上被称为"眼睑痉挛"，眼睑内支配肌肉的神经受到某种因素的刺激，就会使其兴奋，从而出现反复的颤动，甚至痉挛。这时，人就会感觉到眼皮在不由自主地跳动。

生理性的眼皮跳动发作时间很短，通常只是几秒钟到几分钟。当眼皮跳动比较频繁的时候，可以闭上眼睛休息一会儿，做做眼部操，来缓解眼周肌肉的痉挛，以解除症状。方法为：用大拇指按在太阳穴上，用食指指腹从内眼角开始，轻轻按摩到外眼角，上下眼皮轮流做。

如果眼皮跳动反复发作，而且持续时间长，跳动幅度大，有些人甚至连嘴角、半边脸都会一起抽动，这是由支配眼皮肌肉运动的面部神经被压迫所致。这种眼皮跳动很难自愈，时间长了还会引起眼皮和面部的肌肉萎缩，而且很有可能是颅脑内疾病的征兆，要及时到医院就诊。

52. 白领制痛有何妙招？

（1）肩颈酸痛：对于常需提肩打字及凝视电脑荧屏，引起的肩痛、颈痛、落枕，应当在打电脑 1 小时后，左右"摇头晃脑"3 分钟，因为这样的动作能散瘀活血，活动颈动脉，畅通呼吸管道，并帮助调节久未活动的颈椎，避免血液凝结在肩颈部，使累积的疲劳容易散开，避免哪天早晨醒过来，突然"落枕"，不能转动脖子了。

（2）手腕痛：手腕痛大都是因为长期打字、移动操作鼠标或写字而造成的。此时不妨多做"伸臂旋腕"的动作，将右手举在头右前方，手掌朝上，大拇指往下，小指往上，使手腕往右下旋转；同时，左手往左臀部旁伸，手指下垂，大拇指往上，小指往下，使手腕往右下旋紧；然后同时右手再尽量往上伸，左手尽量往下伸，同时以鼻子缓缓吸气，使两手腕周围感到酸麻，受到调整。最后，缓缓以嘴吐气，慢慢放下手臂。然后再换成左手在上，右手在下，同样方法运动，如此左右重复做几次伸臂旋腕，可减轻手腕的疼痛及加强腕部的功能。

（3）腰酸背痛：至于久坐引起的腰酸背痛、坐骨神经痛、足麻等，不妨每隔 2 小时，左右摇动双腿 5 分钟，可立即改善下肢循环，舒缓膝腿、腰部的僵硬，或者伸伸懒腰，松弛一下脊柱，畅通呼吸，或者站着把脚伸直，把脚尖往上仙内翘，使整只脚的背后经络感觉酸痛，整只脚的循环就变好了。

（4）眼睛涩痛：至于现代人因电视、电脑、功课及工作等，过度后再向另一侧屈,同样停止片刻。

(3)头绕环:头部先沿前、右、后、左,再沿前、左、后、右用力而缓慢地旋转绕环。练习中常可听到颈椎部发出响声。这个动作有助于增强颈部肌肉。

(4)肩耸动:肩部是连接头部的重要部位,但平时肩部活动机会不多。耸肩活动有三种:一是反复进行一肩高耸,一肩下降;二是两肩同时向上耸动;三是两肩一上一下向前后环绕颈旋转。

(5)体侧转:坐着,上体缓慢地轮流向左或右侧转动。

(6)腿抬伸:坐着,小腿伸直用力向前抬起,脚面绷直,停片刻,放下,再抬。如果可能,也可臀部离座,全身尽量伸展,停止片刻,还原后再伸。

(7)膝夹手:两手握拳,拳眼相触夹在两膝间,然后两膝从两侧用力挤压两拳。

(8)体放松:端坐座位上,全身放松,眼微闭(或望着天上的白云)摒除杂念,闹中求静,呼吸自然深长。

49. 白领在办公室里如何瘦身?

整天埋首工作的白领们由于缺乏运动很容易造成局部的肌肉松弛和肥胖,其实在办公室内也可以采取灵活的瘦身战略。

(1)在同事中找几个志同道合的人,让你们在精神和行动上都能互相勉励;另外,群众压力也可以提高你的决心,促使你与脂肪周旋到底。

(2)在办公桌上准备满满的一大杯水,当你觉得有想吃东西的冲动时,立时喝杯水,你想吃的念头就会被冲走。

(3)要知道西多士、炸鸡翅、薯饼、串烧和春卷等都是令你发胖的食品,最好不要在正餐之后再进食以上的东西。你可以准备一些全麦饼干、低脂乳酪和水果等健康小吃来过过口瘾。

(4)应该尽量在家里自备午餐,需要出外用膳时,点菜也要有点技巧:煎炸食物当然要避之,配合大量酱料的面、饭亦不宜多吃,因为这些酱汁的食品脂肪含量一般都很高;另外,只点可以令自己七成饱的分量就足够了。如果食物的分量太大,可以在吃之前将部分分给其他男同事。

(5)吃过午饭后,不要立刻就坐下来开始工作,这不但会大大增加脂肪入侵你的机会,对消化系统也会构成负担,最理想便是在公司附近随便逛一下,就算时间不许可也要在公司内走走,舒展一下手脚。

(6)切莫将压力转化为食欲,尝试以不同的方式给自己消消气、分散一下注意力:上 BBS 撒野、写个 E-mail 给好友,或看则小笑话,不过这些举动必须隐蔽实施。

(7)遇上需要与公司同事讨论的事情,尽量少使用内线电话,亲自走到同事那里吧,这会让你在不知不觉间消耗掉多余的热能。

50. 白领健身时如何防范伤身?

下班之后上健身房锻炼,工作之余约朋友打球,已经成为时下不少年轻白领流行的健身方式。然而,由于很多白领错误地把健身作为释放压力的一种方式,且健身过程中缺乏专业教练的指导,结果造成了各种隐性运动损伤,严重的甚至导致死亡,健身反变成了"伤身"。

运动是一把双刃剑,多运动一定多损伤。关节就好像一台机器,使用频率高了,机器的磨损自然也加快了。很多病人认为,运动中扭伤了,休息一两周会自然痊愈,这是一个严重的认识误区。有的病人因为运动过度,造成半月板损伤,需要手术;有的病人交叉韧带断裂,需要专门治疗;还有很多肩、腰的损伤需要康复训练。因此,在锻炼后如果感到关节、肌肉、韧带不适,应尽快就医。

网球肘患者会感到手肘外侧疼痛,手握力减小及用力较差,打反手球时显得非常困难,主要是因肌肉肌腱处发炎所致。不单是果身体太硬够不到额头也没关系,只要尽力就好。一边慢慢呼吸,一边慢慢做这个动作,时间控制在 8 秒钟左右。

(2)膝盖碰到额头:膝盖碰到额头后,向后上伸展。小腿部分稍稍向内扣,从正面看,好像时钟 1 点的位置(如果是左腿,则相当于 11 点),保持这个姿势 8 秒左右。从膝盖的内侧开始到脚跟伸直从膝盖的内侧开始到脚跟伸直,脚尖绷直。肩膀不要向上耸,不要弯曲肘部。保持 8 秒钟,然后将脚放下。重复 4 组。

伸展运动最重要的是必须加入收缩的动作。重复一张一弛的动作,能够加强身体的柔韧性。一个动作完成后,需要把身体团起来放松一下。

46. 如何在办公室做美臀操?

不是所有女性都拥有姣人的身材,许多人在为没有得天独厚的先天条件、臀部较大或松弛下垂而感到苦恼。要想拥有理想的臀形,也不是没有办法,下面就为你度身准备了一套美臀操,而且站立着就可进行,非常适合白领女性在工作间隙练习。它会通过不同角度的变化,使你的臀部得到较全面的锻炼。

(1)站在椅子左侧,左手叉腰,右手扶椅背,两脚前后分开,后脚跟抬起,上身保持正直,双腿缓慢弯曲至大、小腿成 $90°$,稍停,再缓慢伸直。

(2)左手叉腰,右手扶椅背,左腿屈膝上抬。屈右膝下蹲,缓慢站起。

(3)左膝向外转动至极限,髋部放松,稍停。屈右膝下蹲,缓慢站起。

(4)站立,左膝外展屈膝,左腿向后上方连续伸展。

注意,所有动作均要用力收紧臀部,根据自己的体力,每组动作重复 8~12 次。

47. 白领如何巧用时间瘦身？

运动是要每天随时随地地进行才会有实际的效果。只是，平时真的有可利用的时间做好确实运动吗？平时只要利用坐公车、上班和做家事的时间，其实也是个非常好的瘦身时间！

（1）搭公车的瘦身妙招：利用搭车的时间，一上车不要有座位就坐下去。最好是站着，然后一边数拍子，一边以全力将腹部往内缩。这种方法能够有效地紧缩腹部肌肉，因为腹肌往内缩，就能够使腹部产生紧绷感。所以，就能够慢慢将腹部缩小。

（2）利用上班的时间：白领多半都坐在椅子上办公的，坐在椅子上的时间就是瘦身的好时机。当你坐在椅子上的时候将上半身挺直，然后双脚平稳地放在地上，手肘弯曲，贴近下腹，接着将手臂前后摆动。这种运动的效果一样能够美化你的腹部，不会有水桶腰出现。

（3）回家做家务的时间：每个白领回家一定都懒得动了。不过，家务总是要做的啊！所以，干脆就利用做家务的时间顺便做局部瘦身，一举两得！回家如果要擦地的话，膝盖着地，一手扶地固定上半身，背部一定要伸直。然后另一只手拿着抹布，单手由外往身体方向擦拭。这种辛苦的擦地方式真的对于瘦腹部的效果非常好。不过，这种利用日常生活所做的运动，效果可是要一点一滴慢慢累积，成效可是急不来的。

48. 办公室里如何忙里偷闲活动身体？

白领可利用一些空暇时间，见缝插针，忙里偷闲活动身体。

（1）头俯仰：头用力向胸部低垂，然后向后仰伸，停止片刻，以颈部感到有点发酸为度。如果两手交叉抱在头后用力向前拉，而头颈用力向后仰，则效果更好。

（2）头侧屈：头用力向一侧屈，感到有些酸痛时，停止片刻，然高达 42％的女性能够预防乳腺癌。

　　要想受益于以上诸多好处,重要的是要每天坚持步行。白领女性只要有可能,就应坚持每天 30 分钟的步行。如果把 30 分钟的步行时间分成每 10 分钟一个阶段,一样也会受益匪浅。

43. 白领如何锻炼腿?

　　每天早晨一进办公室,就坐进椅子里不再起来,这样真的好吗? 一整天让身体从腰部分成两截,一截忙于接电话、打字、整理文件,另一截却终日无所事事。长期这样下去,体形会变成什么样? 其实完全可以避免这样的危机,不需要特殊的场合,随时随地只要坚持做到其中的 4～5 项。

　　(1)蹲坐:早晨起来后,进行洗漱时,让双腿弯曲,成骑马蹲裆式,直到洗漱完毕。注意不要把臀部翘起,双腿一定要受力。

　　(2)蹬马桶:一只脚蹬在马桶上,站起来,身体站直以后再下来。重复这样的动作,每条腿各蹬 10 次。

　　(3)行走:上下班的路上,尽量少坐一站车,多走一点路。不要像逛街似的慢慢溜达,而要快步走,让双腿充分地运动起来。

　　(4)站立:去文件库找文件的时候,手抓住文件柜(或墙、椅子等)一条腿慢慢向后抬起至 45°,然后回复原位,重复这样的动作,每条腿各做 30 次。

　　(5)靠墙坐:办公室没人的时候,靠墙这样坐在一把想象中的椅子上,身体和大腿尽量保持垂直,坚持 1 分钟。一天中,只要有机会,就这样坐一会儿。

　　(6)爬楼梯:只要不担心迟到,尽量不坐电梯。上楼的时候,两个台阶一起迈。腿部用力蹬,让身体向前冲。

　　(7)倒行:在保证安全的前提下,倒着走,可以比正走更有效地锻炼大腿前、后部的肌肉。

　　(8)加强锻炼:周末打打网球,再去健身房做一些针对腿部的锻炼。

44. 白领如何忙里偷闲做锻炼？

众所周知，人不吃饭，会产生饥饿感，那么，长期不锻炼，肌肉也会像肚子那样出现"饥饿感"，医学上称为肌肉饥饿症。这主要是由于长期缺乏应有的活动，使肌肉组织内储氧量降低，从而导致一系列代谢功能障碍。

肌肉饥饿症多发生于白领。这些人会说："我每天工作那么忙，哪有时间锻炼呢？"其实，健身不应该拘泥于形式，工作再忙，总不会比名人、领袖们还忙吧。例如，前英国著名首相丘吉尔，就很会利用空闲时间进行锻炼和放松，二次世界大战期间，在德军对伦敦进行狂轰滥炸时，人们惊奇地发现他坐在防空洞里织毛衣，难怪英国人把他视为是"忙里偷闲"的典范。我国十大元帅之一的陈毅，在艰苦的战争年代，仍经常利用战斗的空隙下围棋，他通过下围棋，调节疲劳的神经，使大脑得到休息。

可见，时间还是有的，关键在于是否会利用。白领预防肌肉饥饿症，就要学会忙里偷闲，比如：家离上班地点近者应以步代车，可走路也可慢跑。在单位少乘电梯，多徒步上下楼。工作不忙时，可在室内自由走动，伸伸懒腰，或做做扩胸运动、俯卧撑等，有条件的，大家还可以相互鼓励，一起共同活动，只要动起来，前面所说的病痛也会得到缓解。

45. 白领如何做万能伸展运动？

腿部向后伸展运动可以同时锻炼腹、背、臀的肌肉。做这组动作时，要注意膝盖不要向外撇，肘关节不能弯曲。

（1）匍匐姿势：①从匍匐姿势开始，双臂打开与肩同宽，双膝并拢。接触地面的手掌比肩部的位置稍靠前。从膝盖到大腿与地面呈垂直状态。②将一侧的膝盖向前靠近头部，并与额头接触。如乐,一边散步、练太极拳、舞剑、健美操等均可自行实施。要注意的是应根据个人体质和欣赏水平酌情而定,在掌握好自身状况前提下,可以运用自如,只要是自己喜爱的音乐和爱好的运动,随心所欲地去应用它,坚持下去会得到意想不到的结果。场地可以选择庭院、公园等均可,自己可以创造一切空间,随意选择良好场地,使用方便。

音乐运动疗法,为多功能疗法,具有精神和身体的养生作用,既能防病,又能治疗多种疾病。如心理及精神障碍、慢性胃炎、结肠炎、月经不调、腰痛、关节炎、心脏病、高血压等,只要不是绝对卧床患者均可采用,适用于各种年龄的白领。

音乐运动从中医学的角度来分析,具有调节心神之功能,使机体气机疏展通畅,调节体内各脏腑气血平和,使生命力强盛,从而维持人体的生命和健康。

从现代医学的角度来看,美妙的音乐,通过听觉器官传入人体,发生微妙的和谐的同步共振。与此同时,音乐可提高大脑皮质神经细胞的兴奋性,活跃和改善情绪,消除外界精神心理因素所造成的紧张状态,通过神经和神经体液调节机制,促进人体分泌出多种有益健康的激素、酶等生理性物质,从而起到调节血液流量,促进血液循环,增强心、脑、肝、肾等功能,增加胃肠蠕动和消化腺体分泌,加强新陈代谢等作用。

41. 白领女性如何加速下午的热能消耗?

据报道,一半的女性在下午的热能消耗会减少。下面的是一些快速的适合在办公室里做的运动,每一种至少做一个动作,以加速下午热能的消耗。

上半身拉抻运动:坐在一个有轮子的椅子上,双手分开与肩同宽,抓住你的桌子。要保持大拇指在桌面下,其他的手指在桌面上。把脚抬离地面,收缩腹部,慢慢向后推椅子,直到你在看着地面,此时头在你的双臂之间。然后慢慢地把自己拉回去,直到腹部与桌子相抵。重复做 12～15 次,用 3 秒钟推出来,3 秒钟拉回去。

下半身拉抻运动:坐在一个有轮子的椅子的边缘上,双脚放平,双手也平放在大腿上。依据你的鞋子和袜子的类型,以及地板的表面,你可能需要脱掉鞋子,脚后跟着地。用脚后跟慢慢的向后推你的椅子,直到你的腿完全的伸展开来。保持上半身放松,然后再用脚后跟把椅子拉回去。做 12～15 次,用 3 秒钟推出来,3 秒钟拉回去。

42. 为何提倡白领女性走着上班?

调查显示,要想保持身体健康并达到最理想的状态,那么每人每天应该走 10 000 步。显然,步行健身是达到这个目标的最简捷方法了。步行是一种增强体质和增强免疫系统的理想运动方法,它能够促进心血管的流通,提供心肺功能锻炼的机会,还能加快血液循环和新陈代谢。可是,步行健身法并不意味着能够消耗更多的热能,它是通过步行健身使身体更有效地从食物中摄取营养。

步行健身有诸多好处,可让心脏更加强壮,达到减肥的效果;吸收更多热能,从而锻炼自己的耐力及柔韧性,起到延长寿命,提升生活质量的作用。实验证明,如果一周有 4 次 45 分钟轻快的步行,无须改变饮食习惯,体重就会下降。步行的好处还有:

(1)缓解压力和解除忧虑:运动可以缓解脑中的内啡肽,减轻疼痛感,并且还有镇定的功效。这就是每天晚上 30 分钟的步行可以缓解一天中所有的紧张情绪、疲乏感,最后起到振作精神作用的原因。

(2)减轻很多疾病的痛苦:比如糖尿病、心脏病、骨刺、背伤、气喘病,以及支气管炎等病的疼痛感。

(3)提高夜间睡眠质量:睡眠质量的提高有助于身体的健康。

(4)减少得乳腺癌的可能性:在始终保持定期锻炼的女性中,

面,如果不注意运动中的皮肤保护,也很容易伤害到脆弱的皮肤。

(1)运动前先卸妆,并用中性清洁剂洗净脸部污垢,因为运动时如果脸部残留任何化妆品或污垢,会造成毛孔阻塞。

(2)别在运动前不久刮毛,因为经过剃刮后的皮肤特别敏感,运动时的汗会使这些部位的皮肤有刺痛感。

(3)在户外运动时,使用防晒霜可避免皮肤受太阳紫外线的伤害。

(4)运动后马上脱掉汗湿的衣服,不然肩、背、胸上的暗疮会在汗湿衣服的摩擦下再冒出来;此外,汗水黏附在皮肤上,很容易长出粉刺。

(5)运动后彻底洗脸,去除污垢、汗水和防晒霜,然后做皮肤按摩。

(6)最佳方法是洗澡,洗澡最好不要超过 5 分钟,而且要用温水,不要用热水,否则皮肤会很干燥;洗完澡后,在皮肤还微湿时擦上乳液。

(7)运动后半小时内,脸部仍会流汗,因而不要抹上浓妆。

(8)适合运动的发型,不一定非短不可,但如果希望能减少流汗的话,短发是较佳选择。

(9)汗水、阳光、氯和碱水是头发的天然大敌,在运动后必须洗净头发;在户外运动时,为避免头发和面部皮肤遭受阳光中紫外线的伤害,最好戴上遮阳帽;游泳时戴游泳帽有助于防止头发遭泳池水中化学物质的伤害。

39. 如何做操助挺拔?

(1)热身运动:活动四肢各关节,脊背保持平直,上体前倾,双臂伸直用力向后上方挥动。

(2)走:大幅度摆臂,有力地向前走。

(3)跑:小步跑,同时双拳放在肩上,双臂屈肘向前旋转;快速跑跳 25～50 米,重复 4～6 次,每次之后稍休息。

(4)抻拉:双臂上举,然后向各个方向抻拉,同时踮起脚后跟,重复 6～8 次,中间稍休息。

(5)单杠练习:悬垂(20 秒～1 分钟),同时身体向右、左转动,双脚并拢;身体向前、后摆荡;顺时针或逆时针方向摆荡。

(6)跳跃式引体向上:下蹲,脊背保持平直,向上跳起,抓住单杠,并利用跳跃的惯性做引体向上(单杠的高度和双手的握距因人而异)。每次至少重复 6～8 次。

(7)跳跃:向上跳,逐渐增高,或达到一既定高度;从稍高的地方向下跳;下蹲跳起。做 30～60 个不同姿势的跳跃,双脚用力蹬地。可选择练习,但一开始就要按规定数量做,逐渐加大运动量。

每节操做完后应稍事休息一下,使呼吸平稳,四肢放松。整套操做完后,平躺在地板上,绷紧背部和臀部肌肉,微微挺腰。每周不少于 3 次练习,每次 35～45 分钟。坚持下去必有收获。

40. 白领如何进行音乐运动健身?

音乐运动疗法属于自然疗法,对白领健康有良好的效益。音乐运动疗法是在音乐伴随下进行适度的运动,以达到健身养生,防病治病的目的。

音乐,首先要以旋律优美、清新的乐曲为最佳处方,音响不应超过 80 分贝的轻音乐为最佳音量,使人听之享受一种清雅宁心的感觉,并应根据每个人不同病情、不同文化程度、个人爱好情趣、性格特点,选择适合自己的乐曲。

运动,最佳时间为每晚饭后 30 分钟左右进行,运动极限在 40～90 分钟为宜,最佳的运动量为适度的运动,在音乐的旋律中,根据每个人不同的体质所承受不同的运动程度,任意选择适合自己的运动。如:可以静静地欣赏音乐,随节奏自由自在地自身运动;也可以和大家在一起伴随音乐旋律欢歌起舞;还可以一边听音

36. 如何巧用自行车健身?

(1)自由骑车法:即不限时间,不限速度;主要目的是放松肌肉,加深呼吸,从而达到缓解身心疲劳的作用。

(2)强度骑车法:一是规定好每次的骑行速度,二是规定自己的脉搏强度来控制骑速。可有效地锻炼人的心血管系统。

(3)间歇型骑车法:先慢骑几分钟,再快骑几分钟,交替循环几次,也可有效地锻炼人的心脏功能。

(4)力量型骑车法:根据不同的条件用力去骑行,可有效地提高双腿的力量或耐力素质,还可预防大腿骨骼疾患的产生。

(5)有氧型骑车法:以中速骑车,一般要骑 30 分钟左右,用此法锻炼时应注意加深呼吸,同时对心肺功能的提高也很有好处。

(6)脚心骑车法:用脚心部位接触自行车的脚踏板(脚心部位为涌泉穴,脚心蹬车可以起到按摩涌泉穴的作用)。双脚交替蹬车,左脚蹬车时,右脚不用力;右脚蹬车时,左脚不用力,一只脚带动自行车前进,每次一只脚蹬车 30～50 下,在顶风或上坡时锻炼,效果更佳。

37. 如何走出健康走出美?

肢体语言丰富的好莱坞女星,定格一看,都像画卷般美丽,但是走起路来,就有不同的状况发生了。有的人觉得 T 台上的模特儿,走路的方式夸张了点,那么正确的走路姿势,有哪些要点要把握,美姿专家说,抬头挺胸,膝盖伸直,背脊挺直,双膝内侧在行走时微微摩擦,就能够走得漂亮,走得有精神。

走路姿势美妙的人,是非常富有魅力的。一般人只注重到化妆与服饰的装扮,却忽略了走路的姿势,因此我们常见到精神散漫、心不在焉的女性走路,背脊弯曲,脚步沉重,正是破坏整个人气质的最大败笔。我们平时可以配合音乐,让动作轻快、有节奏的进行走路训练,并非一定要上舞蹈课才能培养优美的仪态。

美丽、气质与个子的高矮是没有关系的,多注意自己走路的方法——保持良好姿势,伸直膝盖,以脚尖迅速地往前踢出,不但是属于健康的姿势,也会连带的使人觉得有精神,如果是膝盖弯曲,而脚步似乎往后踢的方式,那便会显出腰部降低,拉长了背部,令人有沉重的不良印象。

要让自己显得高挺,除了姿势外,在服装方面,尽可能选择自己所喜爱的样式,只要把握简单大方的原则,颜色要明亮一点,总之,保持心情愉快,远比高挺来得重要。

要想知道自己的仪态有没有缺陷,首先站在一面能照到全身的穿衣镜前,仔细地观察自己,看看自己的姿势,这个观察包括前后左右,检查自己的背部是否弯曲,肩膀是否前倾或左右倾斜,下巴有没有突出,腰部是否挺直和膝盖是否并拢,臀部有无下垂的现象,如果以上的缺点都没有出现,那么便可称之为美的姿势。反之,若包括其中一两项缺点,都属于不良的姿势。

美的姿势,也有助于身体气血循环顺畅,有益健康。而膝盖伸直、背脊挺直的标准姿势,可以在平躺时揣摩,将平躺时的姿势直接竖立起来就是标准的姿势。

驼背矫正一定要持之以恒有决心。首先养成经常看镜子的习惯,这样一来可以常常提醒自己不要驼背。另外,穿上束腰带,或者将腰带勒紧一点,只要身体稍微前倾,腹部与腰部就会感到不舒服,这也是促使自己养成挺直背脊习惯的方法之一。同时,也可以配合运动来改善驼背现象。

将头部往后仰,手臂尽量向后高举,反复做几次,如此练习也可以改善驼背的不良姿势。

38. 白领女性如何让运动与靓肤同步?

运动一方面能促进血液循环,使气色红润有光泽,但另一方

33. 如何轻松缓解工作中的不适？

经常坐在办公室里的,会不会觉得感到有些腰酸背痛,甚至感到脑子开始僵化了呢?

(1)头痛:如果长时间坐在办公桌前或操作电脑时间过长,将会使颈部肌肉紧张,导致头痛发生。这个时候最好能够平躺在床上或地板上,最好再有一个帮手,请他将双手放到头部并扣紧,再用手指轻压头颅边缘,在3～5分钟之后,就能感觉到头痛慢慢减缓。

(2)小腿肚痉挛:腿部肌肉过度紧张或身体缺乏某种元素都会引发小腿肚疼痛。在小腿肚出现疼痛的时候,将腿伸直,并将两手尽量搭在双脚上。将这样的姿势保持大概半分钟,一般痉挛现象就会得到缓解。如果不能缓解,则可以重复该动作多次直到疼痛消失为止。

(3)关节痛:有些由于工作关系,需要长时间采取蹲着姿势工作的人,在突然直立的时候很容易感觉到关节疼痛。这个时候将脚放在一张矮桌上,双手抱紧腿部,轻轻前后拉动,然后单腿独立,将脚、膝盖和大腿拉起来靠近上半身,保持相同大概90秒钟左右,疼痛就会缓缓消失。

34. 白领晨起如何做床上操？

白领人士平时工作繁忙,总抱怨找不出时间锻炼身体。其实,锻炼不一定非要安排一整段时间不可,只要把时间化整为零,合理安排,就可以产生效果,增进健康。清晨醒来,躺在床上做一些轻微运动或床上操,可以使白领人士头脑清醒,轻松愉快地开始一天的工作。

(1)仰卧,一腿屈膝,另一腿抬起,双手扶小腿,慢慢拉向身体。要感觉到腿部韧带充分伸展,10秒钟后换腿再做1次。

(2)仰卧,两腿屈膝侧倒,双臂侧伸,头向异侧方向转。感觉到身体充分扭转,10秒钟后换方向再做1次。

(3)仰卧,双臂前举,收腹,上体和腿同时慢慢抬起,两手抱腿,向上拉抻,稍停后还原,反复练习10次。要能感觉到全身肌肉的紧张与松弛,才算有效。

(4)面部按摩。用手心左右来回擦额头数十次。用手指梳头,手掌浴面,手指搓耳,由轻到重直至摩擦部位发热,以促进脑部血流畅通。

35. 白领卧室保健操怎么做?

每天下班后,是不是常感到腰酸背痛,只想躺在床上休息。腰肌和背肌的劳损是每个白领都必须面对的,除了在工作时注意姿势,并时常起身伸展一下外,家里的卧室也可以变成健身房。

(1)躺在床上,双手抱住右腿,将右膝盖往胸部方向靠近,头往右膝盖靠近,停5秒钟,换另一侧,重复10次。躺在床上,双手抱住双腿,将膝盖往胸部方向靠近,头往膝盖靠近,停5秒钟,重复5次。

(2)盘坐,身体前倾,上臂往前伸展,直到感觉拉到背部的肌肉,停5秒钟,要回复坐姿前,可先将手肘放在膝盖上,再慢慢将身体撑起,重复5次。

(3)坐姿,两腿弯曲抱在胸前,下颌贴向胸部,再缓缓向后躺,前后滚动,放松,重复5次。

(4)四肢跪在地板或床上,往胸部收紧下巴,使背部弓起,停5秒钟,放松,重复10次。

(5)平躺在床上,使背部平贴在床面上,两腿靠拢,将膝盖转向右侧,停5秒钟,再将膝盖转向左侧,放松,重复10次。

(6)平躺在床上,以双手支撑着腰部,慢慢将腿伸过头部,直到感觉拉到腰部为止,放松,重复5次。

后,应让大脑充分放松休息。在一处认为最满意的角落,闭上眼睛,深深呼吸,让全身放松,同时还可以在大脑中构想一幅图画,仔细品味画中的含意。

31. 伏案白领怎样做 5 分钟轻松操?

长期伏案工作的白领,可以通过一把椅子,一小块空地进行锻炼。这套健美操不仅对增强体质十分有益,而且对健美形体、保持下肢修长收效更佳。

这套椅上健身操共八节,每节动作可做 6～15 次,具体做法是:

(1)伸臂扩胸:坐在椅上,两臂下垂。然后,两臂由两侧上举,同时抬头;相继两臂胸前交叉还原,头部下垂,如此反复运动(尽量伸展,把背阔肌都伸展开。长期伏案工作,肩部是下垂的,后背是松弛的。这节操主要是与坐时的动作相反的,有利于肌肉的恢复)。

(2)肩带环绕:坐在椅上,两臂下垂。然后,两肩上提,两臂向后环绕一周还原,反复运动(主要锻炼肩关节,有利于增加斜方肌的力量,对预防颈椎病起到很好的作用)。

(3)挺胸夹背:坐在椅上,两手向后扶着椅座的后边缘,直臂撑体。然后,挺胸夹背,臀部可以崛着点,同时仰头,停顿 6 秒钟后放松还原。反复运动(这是强制的用力,主要锻炼背肌、肩肌)。

(4)脚腕屈伸:坐在椅上,两腿分别直伸上抬,脚腕用力屈伸,勾脚、绷直,如此反复,两腿、脚交替运动。可以两腿一起做,也可先一腿后另一腿(主要练习小腿的后侧;把膝盖下面的韧带拉直,使其更有伸缩性;小腿前侧的肌肉抻拉开)。

(5)伸屈压腿:坐在椅上,一腿屈膝,另一腿向前伸直,足跟着地,足尖翘起;然后上体前屈,两臂前伸,胸部尽量触腿。接着再换另一腿做(主要抻拉腿的韧带。保持腿的修长健美)。

（6）伸臂压肩：面向椅背，两脚分开站立，体前屈，直臂，两手扶椅背。然后，肩、胸做弹性下压动作，反复运动（主要抻拉肩部）。

（7）蹲起压肩：背向椅背，两脚分开站立，两手向后扶椅背。然后，身体尽量下蹲，并保持上体垂直。如此，一蹲一起的上下活动（抻拉肩部韧带，预防肩周炎）。

（8）站立起落踵：面向椅背，手扶椅背站立。然后，两脚交替上下起落踵（起落踵：足尖站地，然后脚后跟上下伸展。保持小腿肌肉的健美，增加小腿肌肉的力量）。

32. 如何做肩部放松操？

挺胸站立，两脚平行同肩宽，肩部尽可能向上方耸起，一耸一落，共做20次为一组；或者两肩胛骨尽量向脊柱中间靠拢停住一会儿，再放松，20次为一组，可做2～3组。经常低头伏案工作的脑力劳动者还要注意锻炼颈肩背部肌肉。简单的方法是低头、仰头、向左右转动头部、双肩做回环动作。经常做俯卧撑、引体向上、爬绳、游泳等体育活动，这些项目对发展肩、背部肌肉力量很有好处，也能使疲劳了的肩背肌肉得到有力的恢复，对于预防颈、胸椎疾病很有益处。

已患有脊柱疾病者，如有脊柱轻度侧弯、驼背等，可注意以下几点：①在单杠、吊环上做悬垂动作，每次3～10分钟，同时要做前后，左右摆动或转圈活动。完成一组后休息片刻再做一组。②症状重些的患者，可用皮围腰固定腰部，用双臂架在双杠上做自体悬垂牵引，其间应加摆动。③进行一些力所能及的劳动，使背部的肌肉、韧带得到锻炼，以保证脊柱的正常位置。④保持良好的脊柱生理位置，平时应注意坐、行时的挺胸姿势，睡硬板床。提扛重物时应先蹲下，不要直着腰提起，以免损伤背部的肌肉。这些方法不仅对身体其他部位有锻炼作用，也可在个同程度上纠正脊柱疾病，有利于恢复健康。

要停止练习,坚持一段时间,身体就会适应,然后再慢慢加大运动量。

28. 办公室里如何巧练健身术?

(1)动静适度:久坐伏案,应适当活动肢体,深呼吸、扩胸、下蹲、腰部左右侧屈,头部左右转动,眼睛左右侧视,从上到下或从下到上,让全身都得到活动,可促进气血周流,舒筋活络,提高工作效率。

(2)静养内观:微闭双目,心无杂念,全身各部位放松,随着深呼吸运动,由头至脚,如温水蒸气浸润全身,如此做3~9次,顿感轻松舒适,疲劳顿消,其目的在于加强内脏的锻炼。

(3)按摩头面:头面为阳气汇集之处,加强头面按摩,可促进头面血液营养,解除焦虑、美容明目。①梳发。微展五指,以中指为中心,从头额部向后梳至枕部,3~9次,可使头发柔软改善头部血液供应。②摩面。揉太阳穴,轻刮眼眶、鼻梁,有美容保健作用。③叩齿。稍用力咬合上下牙齿,可起到固齿作用。

(4)敲天鼓:双手无名指塞入耳道,中指、食指叩击后枕部,耳内可听到如击鼓之声,可防治眩晕,清醒头目。

(5)拉耳垂:耳垂上有许多穴位,常拉耳垂,可刺激该部穴位,有调节神经内分泌的功能。

29. 办公室里如何做健身减肥图书操?

图书操是用书做器械,可锻炼胸部、背部线条美。

(1)两手拿书,手臂放松。两脚开立与肩同宽,屈膝,而后左臂向前,右臂向后用力振臂。

(2)上体前屈与地面平行,两脚分开站立,两腿伸直,两臂侧平伸。

(3)两手拿书,两腿分开站立与肩同宽,挺胸,收腹,抬头,两臂侧平伸。

(4)两臂,利用惯力在体前交叉摆动。

(5)两臂在体前交叉后,向斜上方用力伸展,做扩胸运动。

(6)上体前屈,挺胸,同时两臂体前交叉,再用力向上摆。

(7)两臂向前平伸,两腿直立。

(8)手臂放松下垂,自然低头弯腰,膝略前屈。

(9)利用膝部弹力,伸直两腿,同时两臂向后摆,头仍向前低。

(10)挺胸抬头,两臂向上高高扬起。

(11)两臂高举,挺胸,塌腰,抬头两腿略前屈。恢复预备姿势。

30. 如何做大脑保健操?

英国爱丁堡大学脑维克斯博士经多年研究发明的一套"健脑操"。这部"健脑操"简单易学,它要求人们通过反复训练,养成良好的思维习惯,从而提高大脑的记忆力和创造力。

健脑操的第一部分主要是训练人的记忆思维能力,它包括以下部分:

(1)多看轻松、愉快的喜剧:对人脑的思维记忆力来说,精神消沉、悲观抑郁是主要天敌。因此训练大脑应从培养乐观情绪开始,如每天听5分钟自己喜欢的音乐,读一段轻松愉快的小说,看一些让人发笑的喜剧等都会有助于提高思维的敏捷性并增强记忆力。

(2)多读不同体裁的书籍:知识面越广,人的表达能力就会越强,同时思维也就更加灵活丰富。因此,多读一些新书和不同体裁、不同领域的书对大脑十分有益。

(3)注意增加词汇的积累:在读书、看报时,应注意对词汇的积累。语言的丰富可以帮助人增强大脑思维,因此经常将词语有意进行分析,探讨词语结构,并写一些语法复杂的长句等都有助于大脑的健康

(4)经常放松自己:同体力训练一样,在紧张的工作、学习之

种姿势 2～3 秒钟,重复 4～8 次。此动作可强健腰腹肌力,预防腰背酸痛。

(2)坐在椅子上,伸直身体,两肩向后用力使背肌收紧,两肩胛骨靠拢。保持此姿势 4～6 秒钟,重复 4～8 次。此动作有强健肩背肌力和预防肩背肌酸痛之功效。

(3)坐在椅子上,两手撑住坐板,用力支撑,尽量把自己身体抬起。保持这种姿势 3～4 秒钟,重复 4～8 次。此动作有助于消除疲劳,兼有祛除腹部多余的皮下脂肪,达到健美腰围之目的。

(4)坐在椅子上,身体紧缩收腹,双手用力支撑,收紧臀大肌,并使臀部从椅子上微微抬起一点。保持这种姿势 4～6 秒钟,重复 4～8 次。此动作可强健上肢、腰腹、臀部和腿部的肌力,有预防腰痛和坐骨神经痛之功效。

(5)坐在椅子上,双腿屈膝抬起,双手抱住小腿,尽力往回使膝盖贴近胸部。重复 4～8 次,此动作可促进腿部血液循环,有预防下肢肿胀之功效。

(6)坐在椅子上,双手叉腰,两脚踩地,左右转动腰肢至最大幅度,重复 8～12 次。此动作可强健腰腹部肌力和柔韧性,防止腰痛,对于祛除腰腹部多余的皮下脂肪与健美腰围,颇见成效。

(7)坐在椅子上,双腿轮流快速屈膝向上提起,双臂屈肘于体侧,交替前后摆动。重复 30 次。此动作可促进全身血液循环。

27.白领女性如何做腰腹健美操?

腰腹部是人体健美的重要部位,腰腹部如果缺乏锻炼就会变得肌肉松弛没有力量,同时还会造成大量脂肪的堆积,对于白领女性尤为如此,因其生理特点,脂肪更易堆积于这些部位。那么,怎样锻炼才能保持体形,塑造窈窕的身段呢?

(1)左右压腿:取坐姿两腿分开(130°～150°),左手握左踝,右臂上举贴耳,以右臂带动上体向左侧压后还原。连续做 8 次,然后交换另侧,右手握右踝,左臂上举贴耳向右侧压 8 次。注意,上举臂应一直保持伸直姿态并与躯干在同一平面内,防止手臂弯曲并落于体前。

(2)侧踢腿:侧卧。右小臂放平支撑上体,左手于体前辅助支撑。左右腿伸直并拢,上下重叠后,左腿直膝向侧上方踢(上踢腿与躯干在同一平面内,脚尖下绷,努力够头,上踢角度在 90°～150°),上踢到最大角度后慢慢还原。连续踢 8 次,然后换另侧,用同样的方法踢右腿 8 次。

(3)仰卧举腿:仰卧并腿,两臂上举、两手抓牢物体使上肢固定,两腿伸直,脚尖下绷后,收腹吸气,直膝上举两腿与地面垂直,然后呼气慢慢地、有控制地将腿还原,如此连续做 8 次。

(4)举腿交叉:并腿坐,上体后仰,两小臂支撑于体后。两腿伸直上举至 60°～80°后,两腿分开 1～2 个肩宽,保持 2 秒钟,向内交叉使一腿在上,一腿在下,再保持 2 秒钟,如此分开交叉连续做 4 次后还原,注意:做本节操时,要始终保持两腿伸直的姿势。

(5)俯卧抬起上体:取俯卧姿势,固定下肢不动,两手相握后背于腰部,背肌用力,使上体向上抬起至最大限度,再还原趴下,连续做 8 次。

(6)放松腰腹:两手、两膝着地成跪撑姿势,首先收腹吸气,同时低头含胸,两臂伸直,使背部尽量向上拱起,保持 2 秒钟;然后塌腰呼气,同时抬头挺胸,两臂弯曲,使腰部尽量下沉,显出曲线,再保持 2 秒钟,如此反复拱起、下塌,做 8 次。

腰腹部的肌肉是由腹肌、腹外侧肌和背肌等组成,上述六种方法中,一、二种方法锻炼腹部侧肌肉,三、四种方法锻炼腹肌,第五种方法练习背肌,第六种方法锻炼和协调腹肌和背肌。依照上述方法锻炼时,应视个人的身体状况和生理反应来定运动量。如果做完后没有感觉到累,这说明运动量较小,可通过增加练习次数和时间来加大运动量;如果身体出现酸痛情况则可减小运动量,但不可起到健脑提神的功效。

(6)胸部运动:屈肘侧举向后扩胸 15 次左右,两手相握上举后振臂 15 次左右;双手扶胸,顺时针、逆时针各按摩 10 周左右,可使胸部伸展,呼吸通畅。

(7)躯干运动:躯干左右侧屈各 15 次左右;左右转腰各 15 次左右;上体前屈,用拳轻捶后背、腰部 20 次左右,可缓解腰背佝偻、腰肌劳损等病症。

24. 白领女性健美小腿有何技巧?

要改变小腿的形态和有效地提高功能,主要的是要使小腿肌肉得到锻炼,在锻炼的方法上可采用:①足跟离地的足尖走。②足跟不着地的跳绳。③在沙坑内做连续向上的弹跳。④肩部负重的足尖走。⑤肩部负重的原地弹跳。

另外,还有一套特别为雕塑小腿而设计的运动:

(1)分腿运动法:两腿分立,两手叉腰。①前伸运动,一脚向前伸出(脚跟呈直线方向运动)足跟在运动中抬起,脚尖抵地,用力收缩小腿肌肉。然后直线收回,整个脚掌着地,接做外展运动。②外展运动,仍以足跟为直线外展,足跟在运动中抬起,脚尖抵地,用力收缩小腿肌肉。然后直线收回,接做前伸运动,如此交叉反复运动。每次做 5 分钟左右,两脚交替反复进行。

(2)踮脚跳跃法:两脚站法同上述。两手叉腰,用双脚前掌起跳,下落时,先前脚掌着地,然后全脚掌着地,再踮脚起跳。

(3)搓揉小腿法:坐位。小腿肌肉放松,用双手掌搓揉小腿肌肉。手法宜轻柔,做 2～3 分钟。

在锻炼中要逐渐增加密度、强度,每次锻炼要感到疲劳。只要持之以恒,不仅可以跑得快,跳得高,同时可使小腿具有健美形态。

25. 白领女性如何做胸部健美操?

(1)两脚略分开直立,同时吸气将双臂向前平举。上体90°前倾,背部伸直,两臂向后上方挥举。上体还原,再慢慢举向头上方,吸气,两臂放下,呼气。连续做4次为一组。

(2)跪姿,两手掌贴地,抬头,屈肘,胸部渐渐接近地面,同时吸气。做此动作时,要感觉到胸部肌肉在用力,不要将臀部后移,借用腰和腿的力量。还原时呼气,做8次为一组。

(3)坐姿,两腿伸直,两脚尖尽量绷直,双手在身后撑地,以手掌和双脚做支撑点,用力向上抬身体,上体和两腿尽可能成水平,呼气,还原时吸气,做8次为一组。

(4)两脚前后分立,前弓后蹬,手持拉力器,将双手抬至双肩的水平面往前直伸,接着双臂向后,胸部前挺。此套动作连续做,每分钟15~20次。

(5)做俯卧撑动作,每分钟做15~20次。

(6)手持拉力器,臂上举,掌心向前,然后双臂以半圆形后展,还原到开始的动作,每分钟做25~30次。

(7)双腿开立,手持拉力器向上挥动,双臂在头的上方做交叉动作,掌心向外,速度每分钟25~30次。

(8)两腿自然开立,挺胸,手持拉力器,挥动双臂,在体前做交叉动作,停留片刻还原。每分钟做25~30次。

(9)双手持哑铃站立,一手前平举与肩同高,另一只手沿体侧下垂,然后两臂于体前上下交替平举哑铃,速度同上。

(10)两手持哑铃在体前交叉做大回环,练习时不要弯腰,两臂尽量伸直,每分钟做25~30次。

26. 白领怎样做椅上健美操?

(1)坐在椅子上,伸直身体,做一次深呼吸,紧腰收腹。保持这拉。左右交替。效果：脖子肌肉系统获得伸展，松弛颈脊椎。

22. 办公室中有何健身经验？

白领常要埋头工作 2～3 个小时以上。此时常令人眼睛酸涩、头昏脑涨。若不注意调节和锻炼，就会出现疲劳、反应迟钝等症状。这不光有损身体，工作效率也会大打折扣。有位养生有道者奉献出自己的办公中的健身经验：

（1）保持正确坐姿：伏案办公背需挺直，眼睛与桌面的距离应大于 23 厘米，若上机操作眼睛与显示屏的距离应大于 45 厘米。工作时应注意头部不可过分前倾，四肢舒展，两胳膊肘对上身应起到一定的支撑作用，双脚着地，两腿不应交叉。

（2）干洗面颊：全神贯注地工作 50 分钟左右，可用双手干洗面颊，方法是左右手分别以左眼和右眼为中心呈圆形揉搓 5～6 次，然后揉揉太阳穴，同时搓搓手，捋一捋头发。

（3）摇晃头部：包括左右晃动脑袋和以脖颈儿为轴按顺时针和逆时针转动，以各 3～5 次为宜。

（4）倚椅后仰：在长时间的坐椅办公中，人的身体均是向前方倾斜的，这样工作一段时间后，可将后背依靠椅背连同头部向后仰，以求得身体的调节与平衡。需要说明的是，椅腿不得翘起，后仰幅度不宜过大。

（5）注视远方：在双眼感到疲劳后，也可闭目片刻，然后注视一下窗外的绿树、花草、蓝天。这样一可缓解眼部疲劳；二可增强继续工作的信心。

（6）踱步放松：坐时过长，而紧张的任务又不允许走出办公室，便可在室内来回踱步数次，做做深呼吸，或原地踏步，或双手叉腰活动一下腰部。

（7）少打电话多走路：若需进一步搜集核实有关数据资料，只要时间允许，就应尽量减少打电话的次数，走出办公室来做，这既可减轻工作疲劳，又可增强与有关部门及人员的联络与沟通。

23. 办公室内如何巧做健身运动？

长期在办公室内工作的人员，经常伏案久坐，头处于前屈位，颈部血管轻度屈曲或受压，造成大脑的氧和营养供应不足，易引起头晕、乏力、失眠、记忆力减退等症状。伏案久坐，胸部得不到充分扩展，心肺的正常功能得不到很好的发挥，使患心脏病和肺部疾病的机会增多。久坐还会使腹部肌肉松弛，腹腔血液供应减少，胃肠蠕动减慢，从而引起食欲缺乏、腹胀、便秘等。为了身体健康，更好地工作，特向长期伏案工作的人员介绍如下几种在办公室内利用休息时间进行的简单方便、行之有效的健身方法。

（1）梳头运动：用手指代替梳子，从前额的发际处向后梳到枕部，然后弧形梳到耳上及耳后，梳头 20～30 次，可改善大脑血液供应，健脑爽神，并可降低血压。

（2）揉耳运动：左手横过头顶，手指捏住右耳尖，向上提拉 15 次左右，同样方法换右手提拉左耳 15 次左右；两手揉捏耳垂 20 次左右，可达到清火益智、心舒气畅的效果。

（3）眼部运动：眼睛疲劳时，每隔半小时，远望窗外 1 分钟。再用力向四个方向转眼球各 10 次，眼球向各个方向绕动各 10 周，最后闭眼，用手指轻揉眼部，这样有利于眼部肌肉放松，促进眼部血液循环。

（4）脸部运动：工间休息时，将嘴巴最大限度地一张一合，带动脸上全部肌肉以至头皮，进行有节奏地运动 30 次左右，可加速脸部血液循环，延缓局部各组织的"老化"，使头脑清醒，还可起到美容的作用。

（5）颈部运动：抬头尽力后仰，低头下颔俯至胸前，使颈背肌肉拉紧和放松，并向左右两侧抻拉，反复 15 次左右；头左右侧屈，耳尽量靠肩，各 15 次左右，最后颈部向两个方向各绕环 10 次左右，形。持续 30 秒钟后将臀部及腰部放下,休息 2 分钟再做。每天起床时及睡觉前各做 3 次。

20. 白领女性如何做减肥健美锻炼?

爱美之心人皆有之,特别是女青年总希望自己有一副"健与美"的体型。随着物质生活水平的提高,对美的追求已经从羞涩和传统的忌讳中解脱出来,不惜代价去实现美感,尤其是职业女性致力于自身美的三大投资:健美、服饰和美容。如果美得不科学、美得不合理,反而会适得其反,甚至罹患"爱美病"如戒指病、化妆病、束腰病,以及高跟鞋病等。为了实现健康优美的体型,除了先天因素之外,参加适当的正确的体育锻炼和健美运动是必要的。肌肉的健美主要有两种:

(1)使肌肉恢复弹性的健美法:肌肉处于松弛状态的人多为30~45 岁的女性,这些人或夜生活过多,或饮酒吸烟,或饮食不正常,造成身体肌肉出现不同程度的松弛。因此,首先必须改变不良的生活习惯,然后再做下列运动:①抗阻力锻炼。在家中适当的地方设置两根较粗的橡皮筋,双手分别扯住橡皮筋带用力拉抻,每次做 10~20 分钟。在拉抻的时候,脚要趴蹬直、腰部要挺直,使全身处于紧张的状态。②踢腿运动。每天坚持做 20 分钟。③自我按摩。全身涂满按摩乳,用手掌进行全身性的拍打(也可找别人来做),每次 15 分钟。

(2)使肌肉变柔软的健美法:肌肉僵硬的情况多出现于 35 岁以上的妇女,这与她们缺乏运动,食量不定,以及长期操持家务有关。肌肉僵硬不仅使身体失去曲线美,而且还会产生连锁反应,使韧带僵硬、血液循环减慢,并导致肌肉疼痛,甚至还会牵扯内脏。①注意必要的营养和饮食安排。要求热能充足,经常锻炼的女青年,每天最好摄入的蛋白质为每千克体重 1.2~1.5 克,通过吃豆制品、鱼、肉、奶、蛋等来摄取足够的蛋白质。并要养成良好的饮食习惯,要克服偏食、挑食、吃过多零食等。②游泳锻炼。每周 3～4 次,每次 30～60 分钟。③保证充足的睡眠和休息。防止身体发生慢性疲劳。④有条件者可用肌肉柔软剂来沐浴。配方为粗盐 100 克,姜泥粉 50 克,面黄粉 50 克,菊花粉 100 克,用水煮开后倒进浴缸中隔日浸浴 1 次。⑤按摩、电疗及穴位针灸。按摩每次进行 25 分钟。

21. 办公室中如何做 5 分钟健美保健操?

办公室办公或电脑屏幕前一坐好几个钟头,对人体背部会造成损害。德国专家为此专门编了一套只需 5 分钟的办公室健美保健操。练习时姿势应柔和,照镜子观察一下自己。如面孔涨得通红表明呼吸不正确。每周至少练习 4 次,每次 5～10 分钟,每种姿势保持 5 次长呼吸。

(1)双臂上举,手掌合拢,轻轻地向后拉移双臂。效果:手臂、肩部和胸部均获得伸展。

(2)上臂垂直地置于两耳旁,双手握住手肘。效果:使斜方肌和下颈项肌肉系统受压。

(3)手掌置于双肩,手肘尽量在脑后合拢。效果:颈项肌系统和肩胛带肌受压。

(4)双手置于背后,用下面的手尽量向上抓住另一只手。效果:伸展肩肌。

(5)双手交叉在臀部,手肘向里,臂尽量抬高。效果:对治疗溜肩膀有效。

(6)左右手互握,手掌向上,双臂轻轻地向后、向上抻拉。效果:双臂、双肩和背上部获得伸展。

(7)左右手互握,手掌外翻,双臂往前拉。效果:伸展背中、上部、各指关节和手臂。

(8)伸直肩胛带,右臂同肩高,左手将头尽可能地向左肩方向身体产生疲劳。这对循环系统、消化系统、运动系统等都会产生影响。因此,每坐 1 个小时,应起来活动一下。

(1)伸展运动:坐在椅上。双手叉握向上推,手心向上,感觉身体向上伸展。双臂直臂由上到前,含胸收腹,感觉腰、背部充分伸展。重复数次。

(2)转体运动:坐在椅上。身体向右侧转,双手扶住椅背。感觉一侧腰背部充分伸展。稍停后换方向再做。

(3)腿部抻拉:坐于椅上。右腿伸直,勾脚尖,双手扶膝、身体慢慢靠近伸直的腿,感觉腿部后侧韧带充分伸展。稍停后,换腿再做。

(4)收腹运动:坐在椅上。双手扶椅两侧,身体挺直,双腿向前伸展。屈体收腹,低头含胸,伸展背部。稍停后还原。重复 10～15 次。

18. 久坐者如何做保健操?

长时间坐着工作的白领会感到腰酸背痛。这时若能走一走、跑一跑,弯弯腰,踢踢腿,那该多好。假如连这也做不到,那该怎么办呢? 下面这套操能为白领排忧解难,使人神清气爽,活力再现。

(1)掌心向上,将左手拇指轻轻向手腕扳动,换右手做,重复几次。

(2)掌心向上,将手指逐个轻轻下按,同时呼气,换另一只手再做。

(3)按顺时针和逆时针方向转动手掌,左右各 5～10 次。

(4)上下抖动手掌。

(5)按顺时针和逆时针方向缓缓转动头部各 5 次。

(6)双肩上耸,吸气,然后放松呼气。反复做 4～5 次。

(7)转动肩关节,前后各 5 次。

(8)按顺时针和逆时针方向转动脚踝,左右各 10 次。

(9)交替跷脚,左右各 20～30 次。

(10)用指尖轻击头顶和太阳穴若干次。

(11)用指尖从太阳穴按摩至下颌。

(12)用大拇指和食指按摩眉弓。

(13)用手指按摩眼眶,然后沿鼻翼下按摩至上颌。

(14)用指尖按摩下颌。

(15)手掌按住鼻尖,分别向顺时针和逆时针方向各揉5次。

(16)用力将耳朵向上、向外牵拉,再将耳垂向下牵拉,各5次。然后将耳朵向前后各拉3次。

19. 白领女性如何做纤腰美体操?

(1)站立,两手叉腰,两腿分开。先向左侧扭转腰部,直到最大限度;然后再向右侧扭转腰部,同样直到最大限度。连续做10～20次。

(2)站立,两手叉腰,两腿分开。先向前后前腰,再向左右弯腰,弯后直立。连续做10～20次。

(3)站立,背靠墙或树,两手向上伸直,腰向后弯。两手逐渐下移,直到腰不能再弯为止,弯后直立。连续5～10次。

(4)仰卧,先将右腿弯后,使大腿尽量靠近胸部,停1～2秒钟后再伸直。换左腿,动作同前。两腿交替,连续10～20次。

(5)仰卧位,两臂垫在头下面,双腿稍微弯曲,然后尽量屈右腿,使膝关节靠近下颌,然后慢慢伸直;再屈左腿,使膝关节靠近下颌,然后慢慢伸直。两腿交替进行10次后,再换右侧卧位,动作同前。

(6)跪在床上,双手支撑上身,像猫一样练习弓背,在弓背时要低头,腰部要用力;然后慢慢抬头,并放松腰背肌肉,使脊柱呈U形。在做弓背动作时深吸气,塌腰时长呼气。反复进行。

(7)仰卧,两腿弯曲,两臂放于体侧,头及上身慢慢向上抬起,停留1分钟左右,头再落下。反复进行,直到颈部及腰部感到酸沉为止。

(8)仰卧,以头和脚为支撑点,腰臀部尽量向上挺,身体成桥仰至最大限度,然后还原,呼气。②双手撑腰,从左向右,做腰部环绕动作。然后从右向左,做腰部环绕动作。作用为增进腰部肌肉的柔韧性,还可缓解腰部的疲劳。

55. 白领如何旋转健身?

人的身体犹如一台机器,头、腰、腿和心、肺、肝是身体的重要"零件"。机器需要转动,零件才能不生锈,人体的"零件"也需要经常转动,才能不发生疾病。否则,人体的"零件"就会逐渐衰老退化,发生骨质增生、肌肉萎缩、内脏器官的功能失常等,影响健康长寿。经常采用转头、转腰、转腿的"旋转"健身防病法,对调节精神、增强体质、预防器官衰老,很有帮助。此法简便易行,省时省力,长期坚持下去,既能健身,又能防病。

(1)转头:站在地上或坐在椅子上,挺胸收腹,头部微微下低,先按顺时针方向转动10圈,再按逆时针方向转动10圈。此法能锻炼颈部的肌肉关节,使其血液流动通畅,能更好地向头部供血,并能防治神经性头痛、失眠、颈椎骨质增生、颈肩综合征、颈项强直等疾病。

(2)转腰:站在地上,挺胸收腹,两手叉腰,两腿稍分开,四指并拢在前,拇指在后压住腰眼,先按顺时针方向转动腰部10圈,再按逆时针方向转动10圈。此法能锻炼腰部的肌肉关节,使其坚强有力,并能防治慢性腰肌劳损、腰椎骨质增生、风湿性腰痛、坐骨神经痛等。

(3)转腿:站在地上,两腿并拢,身体向下蹲,双手扶住双腿膝盖,先将两腿按顺时针方向转动10圈,再按逆时针方向转动10圈。此法能增强膝关节和腿部肌肉的力量,防止腿先老,并能防治下肢静脉曲张、坐骨神经痛、膝关节炎、小腿抽筋等疾病。

56. 白领如何打壁球?

壁球,这个好玩又激烈的项目,在许多大都市中,都被越来越多人喜爱着,因为它够时尚,够个性,够方便。壁球的规则与网球类似,每个人击球前,球可落地反弹一次,或在另一侧墙壁上反弹一次。比赛二人交替击球,互相为对方制造难题,直到一方无法救起回球。

壁球可以两个人打,也可以一个人打,因为它不像网球,少了搭档几乎就没法进行。

打壁球不需要精确地计算热能的消耗,只要坚持,每一次的大汗淋漓过后,都意味着你已经离窈窕身段、健康体形不远了。对于男士也是如此,打壁球可以让人的身体曲线匀称,增加活力。

因为是在室内打球,当你真正能把壁球打上手了,用在捡球上的时间将会非常少,回报自然就更好了。面对挥之不去的巨大工作压力,狠狠地对着墙壁发泄一下,也不失为一个减压的手段。

很多人都用"没时间"作为缺少运动的借口,而玩壁球,正好可以满足用少量的时间达到最佳锻炼效果的要求。由于壁球场地小、球速快、球路变化莫测,参与者必须全神贯注,将反应和动作大幅提速,大汗淋漓就是常事了。

相同时间内,同等水平选手之间的壁球比赛,其运动量和锻炼效果,是相同条件下网球比赛的3～4倍。

快节奏的脚步移动和击打频率,还有变幻莫测的球路,与灵活的技战术结合在一起,可以使壁球玩家在短时间内锻炼心肺功能、肌肉、关节和韧带,对灵活性、协调性和柔韧性等的改善也有很大的帮助。

57. 如何让散步运动更有意思?

(1)跟着宠物走:只要在每天散步时带上你的宠物狗就可以

了。让宠物狗在前面不停地奔跑,自己也跟随着它们不停地奔跑。这项"被动"的奔跑方式,能够达到疾步行走的功效。更重要的是,宠物能增添你运动的乐趣。有宠物的陪伴,单调的散步也变得更容易坚持了。喜爱宠物的朋友,通过这种有趣的奔跑,更多地消耗体内的热能,从而使自己的体型呈现出更加诱人的风采。

(2)雨中行:最适合性感而且爱好运动的女性。在天气适宜的金秋,穿上防水的休闲衣裤,选择一条安静的小道,享受雨中疾走的闲情逸致。一场毛毛细雨,不仅可使树更青、草变绿、路更洁,而且能消除尘埃,让空气更干净、更清新。雨前阳光照射和细雨滴洒时产生的大量负离子,有"空气维生素"之誉,能松弛神经,降低血压,加强新陈代谢。雨中疾走还是一种很好的健脑活动,有利于大脑由紧张趋于平静,也就是人们常说的心理和精神的调节。

(3)阳光下散步:在这个追求美白、防晒的时代,阳光散步颇有些"叛逆",阳光孕育了生命,对人体的健康尤其重要。选择阳光伴侣的女性可以在早上6~10时,下午4~5时进行散步。尽量避免上午10时~下午4时这个时段,因为这时的紫外线最强,容易对皮肤造成伤害。此外,运动的时间不宜过长。晒太阳能促进人体的血液循环,增强人体新陈代谢和免疫功能。接受适量的紫外线照射能促进维生素D的合成。维生素D有助于骨骼和牙齿的健康,调节身体中的钙、磷代谢。此外,日光照射可以使人情绪高涨,愿意从事富有挑战性的活动。上午光照半小时对经常精神萎靡、有抑郁倾向者效果尤其明显。

58. 白领男性如何做收腹体操?

据调查,白领男性的体质普遍较虚弱,经常易患感冒、头痛等症,而且由于他们的身体"动感"不足,久而久之,皮下的脂肪组织往往会很放肆地聚集,造成下腹部隆起,臀部肥大。

肥胖不仅有损白领男性的外表形象,而且对健康构成了莫大的威胁,如脂肪肝、高血压、糖尿病等很有可能会找上门来,为了切实防止体内多余脂肪的堆积,防止其在机体内兴妖作怪,日本的运动医学专家给白领男性安排了一组有效的简易徒手操,只要每周练习2~3次,下腹部会产生起坚韧有力的肌肉组织来,这样,身体会变得健美,人会感到精力充沛,高效率地应对好每天的工作。具体方法如下:

(1)仰面平躺,双脚紧紧地并拢,上抬10厘米,保持此动作约10秒钟,再把双脚放下,将这套动作重复做50次,如果做100次效果会更理想。

(2)身体躺平,双脚并拢,膝关节弯曲,双手交叉放置脑后,旋转颈部,头部略向上抬,视线投向自己的膝部,头向上运动50~100次。

(3)面向前坐在椅子上,上身挺直,双手紧握椅子两端,双脚并拢,然后上提,将该动作保持10~20秒钟,然后放下,这套动作重复做100次。

59. 白领男性如何练习魅力形体操?

这里为已有上述不良体形的男士们开个处方,推荐一套国外流行的、在办公室内操练的特殊健美操。

(1)屈臂运动:将电话簿等有一定重量的东西放入手提包内,然后,手握住包的提手,反复将其以屈臂的形式,从腰部开始上提到肩部位置,左右手臂交替进行,各做30次。本运动可有效地刺激肱二头肌,使其结实发达。屈臂运动能锻炼你的上半身,告别单薄、瘦弱的上半身,得到强壮的双臂及丰厚的胸膛。

(2)俯卧撑运动Ⅰ:将双手分别平放在离肩膀约一个拳头间隔外的两张椅子上,身体尽量保持一条直线,然后做俯卧撑。这一运动可锻炼上臂的肱三头肌。

(3)俯卧撑运动Ⅱ:运动前的准备姿势与Ⅰ相同,只不过为加大锻炼的强度,将双足架在桌子上。伸直双腿,缓缓地做俯卧撑,这样可以使手臂外侧的肌肉群受到刺激,逐渐变得有韧劲。

(4)下蹲运动:双腿分开,约与肩同宽,脚尖略向外,两腿略弯曲,双手抱住后脑部。然后,使臀部慢慢地下蹲,直到大腿与地面平为止。随后再慢慢地复原,注意不要伸直膝关节。

(5)屈膝运动:臀部略微接触椅子、双手紧握椅子边缘。让膝部轻松地弯曲,双腿并拢,然后,慢慢地使膝盖向胸部靠近,而后慢慢地复原。

(6)侧身弯曲运动:一只手持有适当重量的手提包,另一只手的掌心贴在后脑勺。然后,手提包像被拉向地面一样自然下垂,身体跟着一起侧身弯曲。复原动作是:慢慢地将手提包上提,身体也慢慢地伸直。左右侧交替进行。

(7)下半身的训练:若想使臀部紧收、大腿有劲,塑造一个理想的下半身的话,请做以下前屈运动:双脚分开与肩同宽,一手扶着椅子,让上半身保持固定,然后,膝盖向前屈,而腰部则慢慢下落,向后倾,保持这一姿势,直到较疲劳为止。这节操可使大腿部的前侧肌肉健壮、消耗臀部的脂肪。

60. 白领男性如何简易运动?

上班运动以强化肌肉,提神醒脑为主,须搭配伸展运动,可以减少运动后肌肉因乳酸堆积产生酸痛。下班后运动则以放松、伸展运动为主。每一种运动各做8~12次(1组),休息30秒钟,重复做3~5组。视个人体力做调整。

(1)屈膝上提:训练大腿前侧、下腹部肌肉。①坐在椅上,颈部放松,背挺直,肩靠椅背上。②双手握椅边撑住。③提气、挺胸、缩小腹,背挺直。④先吸气,吐气时屈膝把脚往上抬(脚上提程度视个人体能而定)。注意背部挺直,大腿尽量与身体呈90°;或以单腿屈膝上提,较省力。

(2)屈膝上提之伸展运动：①站在椅子背后(亦可改成墙壁、桌子前面)。②单脚提起,以同侧手抓住脚踝,另一手扶住椅背。③持续20秒钟,感觉大腿前侧肌肉紧绷。④支撑脚的膝盖要稍微放松弯曲,可避免韧带受伤。身体挺直不要前倾。

(3)跪姿伏地挺身：锻炼胸大肌及后手臂。①屈膝跪姿,身体稍微前倾。②背挺直,双手朝前扶住椅边。③吸气,重心往下压。④吐气,肘关节放松,将身体推上来。下去时的角度因人而异;椅子可改成桌子或推墙。

(4)扩胸伸展：双手反抓住椅背,背部挺直,持续20秒钟。

(5)下背伸展运动：使下背部肌肉放松。①坐在椅上。②双脚打开与肩同宽。③颈部放松,身体弯下,手臂自然垂放两侧。④停留10～20秒钟,慢慢起来。

(6)侧颈伸展运动：放松颈部,减少颈部酸痛。①坐在椅上,背挺直。②挺胸收腹。③先用右手将头慢慢往右倾。④放松,换左手重复。肩膀与地板呈水平,勿歪斜。腰杆挺直,才会拉到肌肉。

61. 白领男性如何在健身中补充营养?

除了吃含有动物性蛋白质的食物外,还应多吃富于植物性蛋白质的豆制品。黄豆芽含有丰富的门冬氨酸,有利于肌肉中乳酸的代谢,推迟疲劳的出现,是一种价廉物美、适合健身锻炼者的食品。一般说来,在训练后的90分钟里,蛋白质的需求达高峰期,此时补充蛋白质效果最佳。富含蛋白质的食物主要有：瘦肉、鸡蛋、鱼类、牛奶和豆类。

新鲜蔬菜和水果含有多种维生素,只要常吃品种不同的蔬菜和水果,就能从中获得人体所需要的多种维生素。

一般在健身锻炼前要补充充足的糖类,以保证肝糖原储存,为训练提供能源和维持血糖水平做好准备;运动后要及时补充糖类,促进肌糖原和肝糖原的恢复。富含糖类的食品主要有：大米、谷类食物、土豆、蔬菜和水果。

健身运动中的基础营养是热能。有关糖类、脂肪、蛋白质在食谱中的营养比例说法不尽相同。一般蛋白质 20％、糖类 60％、脂肪 20％较合适。蛋白质主要对大强度训练中破坏了的肌肉纤维起修复作用，有的健身者不知何时摄取蛋白质，常常边训练边饮用牛奶、酸奶等，这样既造成浪费，又损害了身体。

人体的新陈代谢在夏天比较旺盛，出汗能排出人体内的毒素，释放出热能，是有利于人体健康的。而被动出汗（如由于天热、心情烦躁等形成的出汗），却对人体不利，如果身体状态不佳的话，这种出汗会对人体造成一定的损害。主动出汗是人体主动运动所出的汗，是为保持体内的温度，散发热能而流淌的，有利于身心健康。

出汗之后，必须及时补充水分和无机盐。

从品种众多的膳食中摄取丰富的营养就是最佳方案。除了科学训练外，遵循科学的饮食方法，相辅相成，健身效果才能凸显。

第五章　白领饮食保健

1. 白领的饮食危机在哪里?

(1)不吃早餐:严重伤胃,使你无法精力充沛地工作,而且还容易"显老"。一次以7 000人为对象的研究中,发现习惯不吃早餐的人死亡率高达40%。而另一所大学在一次对80～90岁老年人的研究中发现,他们长寿的共同点之一是:每天吃一顿丰盛的早餐。

(2)晚餐太丰盛:傍晚时血液中胰岛素含量为一天中的高峰,胰岛素可使血糖转化成脂肪凝结在血管壁上或腹壁上,晚餐吃得太丰盛,久而久之,人便肥胖起来。同时,持续时间通常较长的丰盛晚餐,还会破坏人体正常的生物钟,容易使人患上失眠症。

(3)嗜饮咖啡:①降低受孕率。女性每天喝一杯咖啡,受孕率就有可能下降50%。②容易罹患心脏病。咖啡中含有高浓度的咖啡因,可使心脏功能发生改变并可使血管中的胆固醇增高。③降低工作效率。适量饮用咖啡有提神醒脑的作用,但过多饮用反而会降低工作能力和效率。每天喝咖啡超过5杯者,其理解能力会有所下降,将难以完成复杂的工作。

(4)水果当主食:造成人体缺乏蛋白质等物质,营养失衡,甚至引发疾病。很多白领一族由于长期静坐的工作方式而造成的消化不畅、血脂增高、血管硬化等疾病,确实需要水果中的营养物质来化解。但是,水果不能当主食。因为水果中虽然含多种维生素和糖分,却缺少人体需要的蛋白质和某些微量元素。

2. 白领女性需要哪些营养素？

蛋白质是人体细胞的"灵魂"，身体组织的修补更新需要不断地补充蛋白质，蛋白质长期得不到充分供给，还会导致记忆力下降，精神萎靡，反应迟钝。长期从事紧张脑力劳动的白领一族应多吃瘦肉、动物的内脏、鱼虾、奶类、蛋类、豆制品等蛋白质含量丰富的食品，电脑操作人员尤其要多吃豆类食品。

含有维生素A的食物对眼睛有益，维生素A还可以预防和治疗干眼症。一个成年男子每天维生素A的正常摄入量为1 000毫克，而半碗蒸胡萝卜的维生素A含量是它的4倍。其他富含维生素A的食物还有各种动物的肝脏、鱼肝油、奶类和蛋类，蔬菜中的苋菜、菠菜、韭菜、青椒、红心白薯，以及水果中的橘子、杏、柿子、甜瓜等。

含有维生素C的食物不仅对眼睛有益，还具有增强免疫力、减少心脏病和脑卒中、加速伤口愈合、缓解气喘、预防感冒、延缓衰老的奇效。因此，应该在每天的饮食中，注意摄取含维生素C丰富的食物，比如各种新鲜蔬菜和水果，其中尤其以青椒、黄瓜、菜花、小白菜、西兰花、鲜枣、生梨、橘子、柚子、草莓等含量最高。

含有维生素E的食物可以降低胆固醇，防止血小板在动脉内聚集，提高免疫力，清除体内杂质，防止白内障，与富含维生素C的食物一起食用还具有美容、防衰老的功效。因此，白领一族可以多吃些杏仁、花生和山核桃。

磷脂是大脑的能源之一。蛋黄、虾、核桃、花生、牡蛎、乌贼、银鱼、青鱼中都含有较高的磷脂，在日常饮食中不妨多吃一些。

丰富的钙粉对眼睛也是有好处的，钙具有消除眼睛紧张的作用。各种奶制品、西兰花、豆制品、纯果汁、虾皮，以及深绿色的蔬菜含钙量都比较丰富。另外，常吃些排骨汤、糖醋排骨等美味也是不错的选择。

3. 白领如何注意膳食平衡?

在很多外资企业工作的白领阶层中,他们工作节奏快,压力大,紧张度高;以脑力劳动为主,平时又缺少体育锻炼或根本不锻炼;他们对饮食营养无暇顾及,工作忙起来常吃快餐,容易造成营养不平衡,脂肪摄入过多而蔬菜吃得又少,维生素和膳食纤维会发生不足;为了生意或应酬,有时山珍海味,大吃大喝。如此时日一久,必然会影响身体健康,使工作效率下降。他们应注意膳食平衡、饮食合理。为此,提出如下几条营养须知:

(1)减少脂肪摄入:白领要控制总热能的摄入,减少脂肪摄入量,包括素油,少吃油炸食品,维持正常的体重,以防超重和肥胖。脂肪的摄入量标准为 $20\%\sim25\%$,目前在城市中已超过 30%。脂肪摄入过多,不但容易导致超重,而且还会使脂质过氧化物增加,使活动耐力降低,影响工作效率。

(2)维生素要充足:维生素和无机盐本身不产生热能,但它们是维持生理功能的重要成分,特别是与脑和神经代谢有关的维生素,如维生素 B_1、维生素 B_6 等。这些维生素在糙米、全麦、黄豆中含量较丰富,因此日常膳食中粮食不宜太精白。抗氧化营养素,如胡萝卜素、维生素 C、维生素 E 和微量元素硒,有利于提高工作效率,蔬菜和海带中含量颇丰,每日摄入必须充足。铁可提高血红蛋白含量,为脑供氧,增加脑力劳动的效率。钙与心肌的功能及神经肌肉反应有关,在我国居民膳食中特别容易缺乏,应当保持充足的供给,平时应多饮牛奶或酸奶。

(3)需补充氨基酸:白领的工作特点是用脑,因此营养脑和神经的氨基酸和其他营养物质供应要充足。脑中的游离氨基酸含量以谷氨酸为最高,其次是牛磺酸,再就是天冬氨酸。在平衡蛋白质供给的基础上,应适当增加含有上述氨基酸丰富的食物,有助于减轻脑的疲劳。牛磺酸在贝壳类食物中含量丰富,谷氨酸在粮食中较多,豆类、芝麻等含谷氨酸及天冬氨酸也较丰富,应适当多吃。此外,磷脂约占哺乳动物神经系统脂类的一半,磷脂的补充对脑的功能有重要的作用。大豆和鱼类中含有丰富的磷脂,多食大豆对预防心脑血管疾病和肿瘤还有良好的作用。

总之,白领应注意营养和膳食平衡,减少脂肪摄入,保持正常的体重,多食鱼类、豆类、新鲜蔬菜,多饮乳类,以保持充足的维生素和无机盐,同时还要经常加强体育锻炼,使自己有充沛的精力,并可预防心脑血管疾病和肿瘤。

4. 白领如何均衡营养?

(1)理想的食谱:首先要保证营养均衡,糖类、蛋白质、脂类、无机盐、维生素等必需的营养物质在每天的膳食中一样也不能少。都市中有两种不良营养倾向,一是营养和热能过剩,另一种倾向是为了节食导致某些营养素和热能的不足。这两种倾向都足以引起"灰色状态"。

(2)脂肪类食物不可多食亦不可不食:因为某些脂类是大脑运转所必需的。缺乏脂类将影响思维;但是若食用过多,短期内会产生昏昏欲睡的感觉,长期食用则在体内堆积,形成脂肪。

(3)维生素作用大:从事文字工作或经常操作电脑者容易眼肌疲劳、视力下降,维生素A对于预防视力减弱有一定效果。所以,要多吃鱼肉、猪肝、韭菜、鳗鱼等富含维生素A的食物。经常待在办公室里的人日晒机会少,容易缺乏维生素D,需多吃海鱼、鸡肝等富含维生素D的食物。当人承受巨大的心理压力时,所消耗的维生素C将显著增加,而维生素C是人体不可或缺的营养物质,应尽可能多吃新鲜蔬菜、水果等富含维生素C的食物。

(4)补钙可安神:工作中与同事、客户难免会出现一些矛盾,为了避免发怒、争吵,可以有意识地多吃牛奶、酸奶、奶酪等乳制品,以及鱼干、骨头汤等,这些食品中含有丰富的钙质。国外研究资料表明,钙具有镇静,防止攻击性和破坏性行为发生的作用。

(5)应酬过后多调理:现代人少不了应酬,饭店的食品虽然味美诱人,但往往脂肪和糖类过高,而维生素和无机盐含量不足,常在外就餐者平时应多食用蔬菜、水果、豆制品、海带、紫菜等食品。

(6)碱性食物抗疲劳:大量的体力劳动后,人体内新陈代谢的产物——乳酸、丙酮酸蓄积过多,造成人体体液偏酸性,让人有疲劳感。为了维持体液的酸碱平衡,可多食用以水果为主的碱性食物,如西瓜、桃、李子、杏、荔枝、哈密瓜、樱桃、草莓等。

5. 白领怎么调整饮食?

(1)迷你食品定时"充电":紧张的节奏和繁杂的事务经常使得白领们在正常的进食时间只能简单地吃上几口,食物中的热能和营养物质不能满足机体所需。解决办法是每隔2~3小时即少量进食,一杯脱脂奶或麦片加几片面包足矣。

(2)吃水果的不宜之处:长期静坐的工作方式所造成的消化不良、血脂增高、血管硬化等最需要水果中的营养物质来化解,但是水果不能随便吃,吃多了弊大于利。白领们时常精神紧张,容易患溃疡病,不宜吃柠檬、杨梅、李子、山楂等酸性高的水果。香蕉味道鲜美、质地柔软,但性寒,容易导致腹泻,也不宜多吃。

(3)长期在办公室工作宜吃食物:做文字工作或经常操作电脑的人视力容易下降,维生素A对预防视力减弱有一定效果,每星期吃3根胡萝卜即可保持体内维生素A的正常含量。整天待在办公室里的人日晒机会少,易缺乏维生素D而患骨质疏松,需多吃海鱼、鸡肝等富含维生素D的食品。

(4)慎食海鲜:生猛海鲜正在成为一种饮食时尚,三文鱼、鲈鱼、乌鱼、生鱼片等已成为餐桌上的佳肴,但是由于这些食物中常常携有寄生虫和细菌,加之过于追求味道的鲜美而烹调不够充分,当人们从龙船中夹取生鱼片时,往往会造成病从口入。

(5)饮酒的取舍：每天饮用 20～30 毫升红葡萄酒，可以将心脏病的发病率降低 75％，而饮啤酒过量将加速心肌衰老，使血液内铅的含量增加，应多食新鲜蔬菜对抗之。

(6)当心夜餐综合征：有人夜餐时间较晚，持续时间长，食物中脂肪和糖类含量过高，而维生素和无机盐含量不足，危害甚大。一则此时人体吸收能力增强，容易发胖；二则破坏了正常的生物钟，容易失眠。

6. 白领女性如何安排三餐？

在饮食的安排上要适应白领女性的生理状况和工作需要。文秘工作如起草文件、操作电脑、打印文稿、接待应酬等，主要是以脑力劳动为主，应提倡"早饭要吃饱、午饭要吃好、晚饭要吃少"的通常做法。

首先，在三餐的饮食分配比例上，一般以早餐摄入量占全天摄入食物总量的 30％、午餐 40％、晚餐 30％为宜。值得注意的是早、晚两餐。早饭最好要保证有一定量的牛奶、豆浆或鸡蛋等优质蛋白质的摄入。蛋白质的摄入既能补充脑细胞在蛋白质代谢上的需要，也能增强大脑皮质的兴奋和抑制作用。

由于晚饭后至次日清晨的大部时间是在床上度过的，机体的热能消耗并不大，所以晚餐主要少吃那些富含热能的食品，如米饭、面食及油脂性食物。对于蔬菜、水果不但不应少吃，相反倒应多吃一些，这样可以保证机体有充分的维生素和无机盐的摄入，对保持白领女性的形体优美、头脑清醒、思维敏捷是极为有利的。

其次，还要养成按时就餐和不偏食的良好习惯。医学家认为，两餐之间的间隔一般以 4～5 小时为宜。如果两餐间隔时间太长，容易感到饥饿，以致影响耐久力和工作效率；相反，两餐间隔时间太短，消化器官得不到适当休息，不容易恢复功能，又会影响食欲和消化。千万不能因为工作忙或一味追求形体美而不吃饭或拖延就餐时间。

另外,尚需提及的是,白领女性参加陪酒的应酬机会较多,尤应注意饮食营养方面的问题。在酒席上不要偏食少吃。饮酒助兴是必要的,但要适量,不能多饮。

7. 白领女性最缺什么?

现代女性面临的生活压力越来越大。工作上的竞争和挑战,持家理财的烦琐和辛劳,赡养父母养育孩子的责任和义务,工作家庭两头忙,整日的奔波操劳,令人身心疲惫、心情烦躁。面对繁忙的工作,我们需要有足够的热能和均衡的营养使自己保持精力充沛。不过,对不同的女性来说,需要补充的东西不同。

对常吃快餐或用餐不定时的人来说,多数的快餐含有较多的脂肪、盐、味精,会在体内积存大量的热能,但由于体内缺乏维生素、无机盐和植物纤维,令营养摄取不足,又容易发胖。而用餐不定时则会导致消化器官功能紊乱,不利于食物的消化吸收及利用。所以,每天应补充多种维生素、无机盐和膳食纤维,保证营养的均衡。

一些女性为了减肥选择了食素,但对于素食者来说,进食的食物种类越少,就越难得到均衡的营养。素食者由于不吃肉,往往缺乏维生素 B_{12}、维生素 D、钙、锌和铁等营养素。此外,素食者未能摄取充足的高质蛋白质,因为植物性蛋白质通常缺少一种或几种必需的氨基酸,要确保自己能吸收充足的营养,素食者需注意进食谷类食物及各种蔬菜瓜果,以吸收更多的维生素 C、B 族维生素及铁质,还应补充高质蛋白质。

怀孕期是一个特别的时期,摄取充足均衡的营养对尚未出生的孩子的健康有着深远的影响。这时,需要更多的蛋白质、B 族维生素和维生素 C,同时钙、铁的需求量也双倍增加。此外,在怀孕前 1 个月和怀孕期间摄取叶酸,可以降低婴儿神经管缺陷的危险。

在哺乳期,母乳不仅提供婴儿所需的各种营养,同时也帮助加强婴儿的免疫力。这时,母亲对钙的需要尤为重要。维生素 A、维生素 E、蛋白质和铁质的需求量也增大。

人从出生到死亡,蛋白质是永远不可缺少的。假如食物中各种营养充足,人就可以保持健康与青春。摄取充足的蛋白质,会使一个人年轻美丽、精力充沛、耐力持久,生命充满健康的阳光。

8. 白领品茶为何能瘦身?

中医学认为,肥胖的病因是由"湿"、"痰"、"水滞"等形成。因此轻身食品多以健脾胃、利湿、利水为最佳,而茶的作用就在于此。乌龙茶、铁观音等是深受人们喜爱的茶叶。在大鱼大肉之后,人们习惯冲上一杯香茶,这是因为酒肉之后喝一杯香茶会使胃中舒服些,正是利用了它具有消除油腻的作用。少数民族有喝酥油茶、奶茶的习惯。他们大都是以肉为主食的民族,从而不难看出,茶对肉的消化起很大作用。现代研究证明,茶叶中含咖啡碱、茶碱、可可碱、挥发油、维生素 C、槲皮素、鞣质等,对降低血脂和促进新陈代谢都很有益处。适合各种肥胖症者饮用。

下面介绍几种茶饮料:

(1)双乌茶:取乌龙茶 5 克,何首乌 30 克,干山楂 20 克,冬瓜皮 20 克。将何首乌、冬瓜皮、山楂同时入锅煮至山楂熟烂,滤渣取液,以其汤液冲泡乌龙茶,即可饮用。

(2)玉盘葫芦茶:取乌龙茶 25 克,干荷叶 25 克,陈葫芦 10 克,橘皮 5 克。将干荷叶、陈葫芦、橘皮共研为细末,混入茶叶中。欲饮时,可取少量冲泡,反复冲泡至茶水清淡为度。

(3)清络饮:取干荷叶 50 克,乌龙茶 5 克,丝瓜皮 6 克,西瓜翠衣 5 克。用纱布将干荷叶、丝瓜皮、西瓜翠衣、乌龙茶包好,放清水中浸泡清洗后备用。沙锅中放水 5 杯,放入纱布包,以水煮熬至水沸,代茶饮之。

9. 白领女性如何安排膳食营养？

现代生活中，白领女性工作节奏快、压力大、负担重，常常无暇顾及饮食营养，热能摄入量常常处于较低水平。她们容易疲劳、情绪低落，抵抗力下降等。有关专家提醒白领女性在膳食中注意以下几点：

（1）维生素摄入要充足：维生素本身并不产生热能，但它们是维持生理功能的重要成分，特别是与脑和神经代谢有关的维生素，如维生素 B_1、维生素 B_6 等。这些维生素在糙米、全麦、黄豆中含量较丰富，因此日常膳食中粮食不宜太精。另外，β-胡萝卜素、维生素 C、维生素 E，有利于提高工作效率，各种新鲜蔬菜和水果中的含量尤为丰富。

（2）不可忽视微量元素的供给：女性在月经期，伴随血红细胞的丢失还失去了许多铁、钙、镁和锌。因此，妇女应多吃绿叶蔬菜、硬壳果实、小麦、乳品、豆浆、豆腐等。

（3）注意补充优质蛋白质：白领女性的工作特点是用脑，营养脑神经的氨基酸有谷氨酸、门冬氨酸。因此，应多吃奶类、精肉、禽蛋和鱼虾、豆类、芝麻等含谷氨酸及天门冬氨酸较丰富的食物。

（4）注意食物的酸碱性：人们每天所吃的食物可按酸碱性分为两大类。含有磷、氯、硫元素较多的食物，如大米、面粉、鱼、肉、蛋、糖、花生、啤酒等属于酸性食物；含钾、钠、钙、镁元素较多的食物，如蔬菜、水果、豆类、茶等属于碱性食物。酸、碱性食物应当搭配食用，偏食酸性食物可以引起酸中毒，即血液酸性化，结果易使人疲劳，抵抗力降低，特别是能使脑力劳动者思维能力下降、记忆力减退，发生神经衰弱症。因此，白领女性不宜偏食成酸性食物。

10. 白领三餐后如何化解饮食危机？

成人嗜好零食有害无益，因为零食不仅会增加胃肠负担，而且还会导致热能过多,特别是高热能、高蛋白的巧克力、冰淇淋等,这些都是导致白领肥胖的主要原因之一。不节制零食,特别是临睡前吃零食会影响口腔卫生,增加龋齿几率,是影响健康的不科学饮食习惯。

含糖饮料主要成分是蔗糖。虽然糖类是人体生命活动所必需的重要营养物质,可是糖的摄入并非越多越好,写字楼工薪族活动少,热能消耗少,过多食用糖类容易使高血糖者难以控制血糖水平。肥胖者对蔗糖尤其敏感,蔗糖摄入后很快被消化吸收,并转化为脂肪在体内堆积起来。肥胖发生年龄越小,肥胖病史越长,晚年导致糖尿病、高血压、冠心病、高脂血症的危险性就越大。

摄入过多高糖饮料,人体为了加速对糖的分解,就会消耗大量维生素 B_1。如维生素 B_1 供应不足,就会影响丙酮酸、乳酸等代谢产物的排泄,一旦这些代谢产物在脑组织中积蓄过多,就会使人脾气暴躁,情绪不稳定,出现恼怒、激动等异常反应。所以,含糖饮料不宜作为饮用水或茶水。

工作、学习到深夜,热能消耗很多,睡前适当补充一点夜宵,无可厚非,关键是适当。适当的夜宵是量出而入。比如体力劳动中班、夜班人员,应适当多吃一点粮食,菜肴以清淡、易消化食物为主。至于脑力劳动者,一般在临睡前喝杯牛奶,吃 4~5 片苏打饼干为好。万万不可进食大鱼大肉。否则,人体内的胰腺就会分泌大量胰液,试图消化食物。胰液突然分泌增加,特别是患有慢性胰腺炎者(轻症一般自己不知道),由于胰管内压力升高,造成胰小管、胰腺腺胞破裂,胰液外溢。同时出现十二指肠乳头水肿,胆汁进入肠腔的通道受阻,致使胆汁溢入胰管,激活胰酶,引起急性胰腺炎,重者引起猝死。所以饮食要有节制,特别是患有慢性胆囊炎、胆石症、慢性胰腺炎的病人万万不可马虎。常常不节制夜宵,也是导致肥胖症、高脂血症、高血压病、高血糖、高尿酸血症、冠心病等慢性疾病的原因之一。

11. 再现活力如何吃好喝好?

在这个分秒必争的社会里,要想拥有充沛的精力来与时间赛跑,就要有一个补充活力的法宝,这个法宝就是会吃。下面有几则饮食小方法,可以让你能以最轻松、最方便的方式,迅速活力再现。

(1)当压力来临时,适时适量地补充 B 族维生素和维生素 C,将可改善你失眠与疲劳状况,而且也有稳定情绪的作用。可依靠谷麦类、豆类食品,以及酸奶、水果、蔬菜等食物来获得补充。

(2)当精神不济时,可多食用含有丰富维生素 E 的小麦芽类食物。

(3)当注意力不集中、脸色苍白、抑郁、浑身无力时,可多食含有铁质的鸡肉、鱼、蛋类食品,驴胶补血冲剂等中成药是补血又补气的佳品。

(4)当经常失眠时,可多食莴苣、芹菜与桑葚。

(5)当损伤元气,身体功能减退,眼睛酸痛时,可常喝枸杞菊花茶,因枸杞子能滋养肝肾,菊花能提神明目,绿茶能减轻辐射的伤害,非常适用于常操作电脑的白领。

12. 咖啡对白领女性的健康有何影响?

每天饮 1 杯咖啡的妇女比不饮咖啡的妇女易患不孕症。

每日饮 5 杯或更多的咖啡,可使妇女患心肌梗死的危险增加70%,而且危险性随着饮咖啡的数量增加而增加。

长期每天饮 2 杯以上咖啡而不饮牛奶的老年妇女,不管年龄、肥胖程度如何,其髋骨、脊椎的骨密度都会降低,且降低的程度与习惯延续的时间长短和饮用量的多少有关。因为,咖啡因能与人体内的游离钙结合,并经尿排出。游离钙的减少必然引起结合钙的分解,从而导致骨质疏松。

每天给小白鼠饲喂相当于成人饮 12~24 杯浓咖啡的量后,妊娠鼠就会生育出畸形的小鼠。为此,孕妇应暂停饮用咖啡。

妊娠高血压综合征是孕妇特有的一种疾病,患者表现为水肿、高血压和蛋白尿,如不及时防治,可危及母儿安全。

咖啡饮料中含有的咖啡因可以透过胰腺而沉淀到胎儿组织中,尤其是胎儿的肝脏、大脑,使出生后的婴儿可能患糖尿病。

不论男女,饮咖啡均可增加患心脏病、高血压的危险性,还会导致成瘾现象。

13. 白领需要哪些食物清毒高手?

(1)菌类食物:如黑木耳、银耳、蘑菇、香菇等。这些菌类含有丰富的硒。经常服用可降血压、降胆固醇、防止血管硬化、提高机体免疫功能,增加体内免疫球蛋白的含量,兴奋骨髓造血功能及润肠、净化血液、解毒、增智等。

(2)海带:海带中的褐藻胶有治疗动脉硬化,阻止人体吸收铅、镉等重金属和排除人体内的放射性毒素的作用。褐藻胶因含水率高,在肠内能形成凝胶状物质,故有助于排除毒素物质,并可防止便秘和肠癌的发生。

(3)猪血:猪血的血浆蛋白经胃酸和消化液分解后,能产生一种有润肠作用和解毒作用的物质。这种物质可与黏附于胃肠壁的粉尘、有害金属微粒等发生化学反应,从而使这些有毒有害物排出体外。

(4)鲜果汁和菜汁:鲜果汁和菜汁进入人体可使血液呈碱性,从而将积聚在细胞中的毒素溶解,然后排出体外。

(5)含胡萝卜素较多的食物:这类食物有紫菜、甜瓜、胡萝卜、柑、红薯、南瓜、柿子、木瓜、甘蓝、橙子、动物肝脏、牛奶、蛋黄、鱼类等。

(6)绿豆:绿豆可解酒毒、野菌毒、砒霜毒、有机磷农药毒、铅毒、丹石毒、鼠药毒等。中医学认为,绿豆可解百毒,能帮助体内毒物的排泄,促进机体的正常代谢。

14. 白领女性如何对症喝汤?

(1)皮肤灰暗、睡眠不好的女性:冬虫夏草与老龟一起炖汤饮用,有补肺益肾、止血化痰、健脾安神、美白皮肤的功效,是女性四季适宜的补品。

(2)月经不调,皮肤粗糙的女性:自古以来大枣是补血佳品,而乌鸡更能益气、滋阴,经常服用大枣乌鸡汤可以调节月经紊乱,同时还可以滋养肌肤起到美容功效。

(3)脾胃不和,火气大,满脸痘痘的女性:假如你小便赤黄,那就喝土茯苓龟肉汤吧。土茯苓的味道比较重,所以在烹调时应通过调味来进行遮盖,这也是检验厨艺的好方法。

(4)工作忙碌、压力大的女性:比起人参来,西洋参品性更加温和,适合多数人进补之用,四季皆宜。而甲鱼的滋补功效尽人皆知,可以补气养阴、清火、养胃,西洋参甲鱼汤对于那些工作繁忙、压力过大的白领女性特别适合,

(5)秋冬干燥,肺热、咳嗽多痰的女性:虫草煲鸭汤的主要作用是补肺益肾、止血化痰。中医学讲鸭肉属凉性,所以更加适合夏季食用,也因此脾胃虚寒和胃溃疡的人最好不要食用,以免病症加重。

(6)压力性头痛的女性:天麻对于头痛眩晕、肢体麻木效果特别好,而乳鸽营养丰富,口感滑嫩,经常服用天麻乳鸽汤对于工作压力太大、用脑过度的女性来说,效果很好。

15. 白领女性如何选择健康饮食?

白领女性往往因工作繁忙忽视了早餐和午餐,也常常因为与客户共餐难以控制自己的饮食。这时该怎么保证营养?以下建议对你会有所帮助。

如果不吃早饭,整个上午都会感到热能不足,工作效率难以提

高,你也许有过这种感受。其实,健康早餐并不复杂,只要在头一天备好一大杯牛奶、一把香蕉片、一片全麦面包和一片火腿就可以了。这份早餐只需要几分钟就能解决,却会使人感觉精神抖擞。

因为工作忙,午餐可能没有时间,晚餐也可能会推迟。提前准备好"健康零食",在你特别繁忙的时候能助你一臂之力。如果不备"健康零食",只要肚子一饿,你就会受甜饮料、甜饼干、巧克力、热狗之类"垃圾食品"的诱惑。不妨在自己的办公桌中腾出一个小抽屉,放一些经过营养强化的谷物脆片、杏干、葡萄干、香蕉片、菠萝片、紫菜片、红薯干之类,再备上盒装灭菌牛奶和纯果汁。如果办公室有冰箱,最好再放些番茄、胡萝卜和酸奶等。

宴会食品容易造成营养过剩。如果不得不吃,只能在可能选择的食物中挑些营养素较全的食物。在饭店用餐时,假如你有点菜的权利,就为自己点些蔬菜,把肉换成豆腐,把煎炒菜换成清蒸菜等。在点菜之后,你还可以控制自己夹哪个盘子中的菜。远离高脂肪食品,多选蘑菇、木耳、蔬菜、豆腐肯定是没有错的。最好远离大分量的猪肉菜肴,因为其中脂肪含量太高。吃西式快餐时把奶酪换成番茄汁,把炸鸡换成烤鸡,也是明智的选择。

如果与客户共同进餐时难以选择食物,就暂时少吃一点,回家之后再多吃些蔬菜水果作为补偿。这么做就能在每日的忙碌生活中基本保证健康的饮食,享受均衡营养带来的高质量生活。

16. 白领应该吃什么?

如果在不良少年的食物中增加钙量,就可以改变他们的攻击性与破坏性,钙具有安定情绪的效果。牛奶、乳酸、奶酪等乳制品,以及小鱼等都含有丰富的钙质。

餐厅食物虽然味美可口,但往往脂肪和糖的含量过高,而维生素和无机盐不足。因此,经常在外就餐的人,平常应摄取蔬菜、水果、乳制品、豆腐、海带、紫菜类的食物。例如,在咖啡厅吃早餐时,应加一杯番茄汁,餐后再喝一杯牛奶,喝酒时,多吃些豆类食品或是鱼类等蛋白质高的食物,并养成吃完饭菜再吃水果的习惯。

不吃早饭必然会使血糖降低,整个人一上午注意力无法集中。人昏昏欲睡,工作效率极差。因此,想多睡片刻而没有时间吃早饭时,至少应喝一杯牛奶和服用复合维生素。

对预防视力减弱,维生素 A 极具功效。眼睛使用过度时,可食鳗鱼。鳗鱼肝的维生素 A 含量更丰富,约为鱼肉的 3 倍。韭菜炒猪肝也有此功效。此外,整天在办公室里的人容易缺乏维生素 D。虽然食用香菇等菌类食品后再晒太阳,体内会产生维生素 D,但是日晒机会少,这就需要多吃含维生素 D 的食物,如海鱼类、鸡肝等。

理想的夜宵应易消化,不含过多热能,具有丰富的维生素和蛋白质。不过也应视情况而定。若工作结束吃夜宵,则选择易消化不会加重胃负担的食物,如菜、蛋花汤、馄饨等。切忌在吃大碗面后就上床呼呼大睡。若吃过夜宵尚需工作,则可随意选择,但吃得太饱容易打瞌睡。

可在口中嚼上一些花生、杏仁、腰果、核桃等干果,这类小食品对恢复体力有神奇的功效。因为它们含有丰富的蛋白质、B 族维生素和维生素 E、钙、铁,以及植物性脂肪,却不含胆固醇。

17. 白领女性如何能保证饮食营养?

一些白领女性由于工作节奏快,无暇顾及饮食营养,常吃快餐或方便食品,因而造成营养不平衡。时间长了必然会影响身体健康。还有的"白领"女性为了保持苗条的身材,热能摄入常常处于较低水平,若活动量过大,又没有足够的营养补充,就会导致营养缺乏。"白领"女性有着与男性或其他阶层女性不同的营养需要。

首先,要注意减少脂肪的摄入量。少吃油炸食品,防止脂肪摄入过多,导致身体超重和脂质过氧化物增加,使活动耐力降低。脂肪的摄入量标准应占总热能的 20%～25%。

其次,维生素摄入要充足。维生素本身不产生热能,但它们是维持生理功能的重要成分,特别是与脑和神经代谢有关。这些维生素在糙米、全麦、黄豆及新鲜蔬菜中含量较丰富。抗氧化营养素如 β-胡萝卜素、维生素 C、维生素 E 有利于提高工作效率。由于工作繁忙使饮食中的维生素摄入不足时,不妨服用一些维生素补充剂来保证维生素的均衡水平。

再次,不可忽视无机盐的供给。女性在月经期,伴随血红细胞的丢失,还失去了许多铁、钙和锌,加上我国城市居民膳食中特别容易缺乏上述营养物质。因此,在月经期,女性应服用比其他时期多一些的钙、镁、锌和铁,以提高血红蛋白含量,为脑供氧,增加脑力劳动的效率。平时可多饮牛奶、酸奶和豆浆。

最后,注意补充蛋白质。"白领"女性的工作特点是用脑,因此营养脑神经的氨基酸供应要充足。蛋白质由多种氨基酸等组成,脑组织中的游离氨基酸含量以谷氨酸为最高,其次是牛磺酸,再就是的天门冬氨酸。牛磺酸在贝壳类食物中含量极高,谷氨酸在粮食中比较多,豆类、芝麻等含谷氨酸及天门冬氨酸较丰富,应适当多吃。此外,磷脂的补充对脑神经的功能有重要作用,大豆和鱼类中含有丰富的磷脂。每餐都应有适量的优质蛋白食品,例如早餐有蛋,午餐有肉,晚餐有干酪或鱼。

总之,脑和机体的正常活动在很大程度上取决于所需食物的质量。不平衡的营养对大脑的活力产生不良的影响,甚至成为"白领"女性某些疾病的诱因。因此,"白领"女性应注意营养和膳食平衡,戒除烟、酒等不良嗜好,加强体育锻炼,使自己有充沛的精力和健康的身体,去胜任所承担的工作。

18. 白领女性为何不能吃零食成瘾?

许多白领女性都患有"甜食综合征"。主要有两种症状:一种是厌食,不喜欢吃正餐,而特别喜欢吃零食;一种是贪食,除了正餐外还大量吃甜食。原因与当事人承受的工作压力和其他外界压力较大有关。在办公室内频频吃甜食,可看作是一种对外界的应激反应,应引起重视。

吃适量的甜食是正常的,但如果吃得过多,不仅会对身体产生影响,而且还可能形成成瘾性强迫症。若成瘾,就要特别注意,需要及时通过心理疏导来治疗。临近年底,各个单位都相对比较忙碌,压力也随之增大,应该选择一个正确健康的解压方式,采取吃零食这种行为,对身体没有好处。

19. 白领午餐要注意什么?

白领虽然工作忙,但还是要尽量定时定量吃饭,要搭配合理、营养均衡。每顿饭里都不能缺少主食、蔬菜、肉食中的一类。

(1)不能太简单:许多白领中午吃面包、泡面、饼干,加一杯牛奶就搞定了。午餐是一天饮食量的绝大部分,午饭必须吃好,仅吃点泡面、饼干是远远不够的,营养上不够均衡。

(2)不能太"垃圾":吃麦当劳、肯德基等洋快餐,基本入口的都是肉。蛋白质、脂肪倒是够了,维生素肯定不够,营养也不均衡。

(3)不能太油腻:每天下馆子的白领,脂肪量一定会超标,因为馆子里的菜普遍油量过大,而且会缺少蔬菜,摄入不均衡。

(4)不能"两不误":不少白领喜欢对着电脑屏幕吃饭,号称吃饭工作两不误。营养师建议,吃饭尽量还是专心地吃。因为吃饭时,血液会集中到胃肠道,如果边吃饭边工作,血液到了脑部,会对消化不利。另外,键盘、鼠标通常比较脏,如果边打字边吃饭,也很不卫生。

20. 白领的午饭为何不要常吃快餐?

如果您是中午在外就餐的白领,不知你有没有这样的经历:午餐时面对各色快餐都感到没有胃口,最后只是随便买点什么填饱肚子。"为了吃饭而吃饭"可能意味着您已经患上了"快餐综合征"。

由于长期吃快餐,品种单一、营养不全,使舌头失去了敏锐的味觉,表现为咽痛、口臭、口腔溃疡、牙痛、烦躁、多梦等症状,中医学认为,是饮食不适导致胃肠积滞化热、肝胆不和、心脾生热。快餐方便、易食,而且一般快餐店都采用煎炸及高浓度配料等烹调方法,使快餐看上去色香味俱佳,从而刺激人的食欲。但同时,快餐也有它的坏处。快餐营养供应有欠均衡,只注重肉类、糖类及油脂类,缺乏蔬菜、水果、纤维素等,此外还有热能供应过量、盐分供应过多等问题。长期食用快餐,人体所需的各种营养比例失衡,难免会引发身体的不适。

因此,白领对待午餐一定要重视,不要随便凑合,要丰富食品种类,预防"快餐综合征"。午餐要尽可能多地变换花样,不要为了省事老是吃一种食物,有条件时可多食富含维生素 A、B 族维生素、维生素 C 和微量元素的食物,多喝水,可选择一些清热的饮料,如绿茶、菊花茶等,预防上火症状。

21. 白领饮食为何要注意酸碱平衡?

在忙碌了一天后,白领们容易将胃口留到晚上,尤其在夏天气候炎热的时候,正好可以利用晚上这个时间大吃一通,借以消磨晚上的时间。殊不知人在疲劳时,体内的酸性物质就已集聚,所吃的食物,如鸡、鸭、鱼、肉等又多属酸性,这样一来就会使血液酸性增加,加重疲劳感。相反,新鲜的蔬菜水果,以及豆制品等碱性食物,可使人酸碱平衡,达到抗疲劳的作用,食物的酸碱性搭配对人的健康具有重要的意义。现代医学研究证明,人体内每时每刻都在进行着数以万计的化学反应,以保证人体器官完成各种复杂的生理功能。这些反应之所以能顺利进行,就是由于人体体液的酸碱度

(pH)始终处于恒定的平衡状态。人体体液的酸碱度正常值为7.35,高于或低于0.1个单位,都会对人体的健康产生不利的影响,如果得不到及时纠正的话,疾病就会乘虚而入。

22. 白领午餐有何禁忌?

据调查,白领午餐的问题主要表现在以下几个方面:

(1)求速度:白领中午休息时间很短,最少的只有半个小时。就这一点时间,许多人还没有充分地利用起来,宁可缩短吃饭时间也要去打牌、聊天。

(2)减肥少食:不知道从何时起,无论男女都开始注意减肥,但又没有专门的营养师提供采取节食的方法,长此以往使胃长期得不到运动,造成功能退化,这在男性危害尤为严重,因为一个不可否认的事实就是,男性每天要比女性消耗更多。

(3)营养搭配不当:白领饮食最大的问题还是来自营养方面的。目前的快餐食品以煎炸食品为多,品种少,营养不全面。盒饭虽然品种较多,但是烹制方法不科学,而且许多摊主为了节约成本,不会提供最新鲜、时令的荤素菜。

(4)饮食不规律:白领的午餐问题还表现在饮食不规律上。白领工作比较忙,午餐时间不固定,没事的时候早一点吃,有事的时候拖到下午,甚至不吃。这是导致胃病的主要原因。

23. 使用电脑的白领应喝哪些健康饮料?

(1)绿豆薏苡仁汤:绿豆可以清热解毒、利尿消肿,薏苡仁则可以健脾止泻,轻身益气,对于经常需要熬夜工作者或是心烦急躁、口干舌燥、便秘、长青春痘时,除了多吃蔬菜水果与补充水分外,把绿豆薏苡仁汤当点心食用,对于消暑除烦非常有帮助。

(2)绿茶:绿茶是近几年来最为人所津津乐道的养生饮品。因为其中含强效的抗氧化剂儿茶酚及维生素 C,不但可以清除体内的自由基,还能使副肾皮质分泌出对抗紧张压力的激素,当然绿茶中所含的少量咖啡因也可以刺激中枢神经,提振精神。最好在白天饮用以免影响睡眠。

(3)枸杞茶:枸杞子含有丰富的 β-胡萝卜素,维生素 B_1、维生素 C、钙、铁,具有补肝、益肾、明目的作用。因为本身就具有甜味,不管是泡茶或是像葡萄干一样当零嘴来吃对电脑族的眼睛涩痛、疲劳的问题都有很大的帮助。

(4)菊花茶:菊花对治疗眼睛疲劳、视物模糊有很好的疗效,平常就可以泡一杯菊花茶来喝,能使眼睛疲劳的症状消除。菊花的种类很多,不懂门道的人会选择花朵白皙,且大朵的菊花。其实又小又丑且颜色泛黄的菊花反而是上选。菊花茶其实是不加茶叶,只将干燥后的菊花泡水或煮来喝就可以,冬天热饮,夏天凉饮都是很好的饮料。

(5)决明子茶:决明子有清热、明目、补脑髓、镇肝气、益筋骨的作用,若有便秘的人还可以在晚餐后饮用,对于治疗便秘有很好的效果。

(6)杜仲茶:杜仲具有补血与强壮筋骨的作用,对于经常久坐,腰酸背痛很有帮助,男女都可以喝,若是女性朋友还可以在生理期的末期与四物汤一起服用。

24. 白领吃早餐为何不宜冷食?

很多白领女性一早就喝蔬果汁,虽说可以提供蔬果中直接的营养及清理体内废物,但大家忽略了一个最重要的关键,那就是人的体内永远喜欢温暖的环境,身体温暖,微循环才会正常,氧气、营养及废物等的运送才会顺畅。

所以吃早餐时,千万不要先喝蔬果汁、冰咖啡、冰果汁、冰红茶、绿豆沙、冰牛奶等,短时间内也许您不觉得身体有什么不舒服,事实上会让你的身体日渐衰弱。这是为什么呢?

吃早餐应该吃热食,才能保护胃气。中医学说的胃气,其实是广义的,并不单纯指胃这个器官而已,其中包含了脾胃的消化吸收能力、后天的免疫力、肌肉的功能等。

　　因为早晨的时候,夜间的阴气未除,大地温度尚未回升。体内的肌肉、神经及血管都还呈现收缩的状态,假如这时候你再吃喝冰冷的食物,必定使体内各个系统更加挛缩、血流更加不畅,也许刚开始吃喝冰冷食物的时候,你不觉得胃肠有什么不舒服,但日子一久或年龄渐长,你会发现怎么吸收不到食物精华,好像老是吃不结实,或是大便老是稀稀的,或是皮肤越来越差,或是喉咙老是隐隐有痰不清爽,时常感冒,小毛病不断,这就是伤了胃气,伤了身体的抵抗力。

　　因此早上第一种食物,应该是享用热稀饭、热燕麦片、热羊乳、热豆花、热豆浆、芝麻糊、山药粥或广东粥等,然后再配着吃蔬菜、面包、三明治、水果、点心等。

　　因为牛奶容易生痰、产生过敏,因此牛奶不适合气管、肠胃、皮肤差的人及潮湿气候地区的人饮用。

第六章　白领常见病防治

1. 白领当防肠胃无故闹情绪？

不少 20～30 岁的年轻人就有上腹痛、反酸、烧心、厌食，甚至恶心、呕吐等症状；还有不少人因腹泻、便秘交替来看病。经过胃肠镜、X 线胃肠造影，以及相应的化验检查又查不出器质性毛病，但消化道症状却实实在在地存在，用一些药物治疗却总不见效。如果有了上述症状，又查不出器质性的毛病，要考虑到是否得了肠易激综合征。根据其主要症状，又分为腹泻型、便秘型和交替型（即腹泻、便秘交替出现）三种类型。

肠易激综合征是一种功能性疾病，女性多于男性，且较多具有多重症状和不能解释的症状。至于发病原因，目前尚未清楚。但目前比较一致的看法是，可能是工作引起的精神压力及饮食因素，导致肠道出现不正常蠕动，进而有腹痛，再加上大便次数增多，或者不通，粪便中带有黏液或稀便等。

研究表明，应激所引起的心理变化常可引起肠蠕动增强，患者表现为腹痛和腹泻。如面临突发事件时常出现腹部不适和如厕次数增多即是典型例证。约 1/3 的患者存在着对某些事物不耐受的问题。英国报道的不耐受食物依次是麦类、乳制品、咖啡等。还有一种可能是有些人因遗传因素的关系，对这些食物渗透性差，吸收量少，长期摄取便可能引起肠易激综合征。

肠易激综合征是一类十分常见的胃肠道功能性疾病。肠易激综合征的病人占了普通内科门诊病人的 10%～20%，占消化专科门诊病人的 40％左右,是除了功能性消化不良以外,是最常见的功能性消化疾病,特别是以城市里的学生、公务员、白领、知识分子等从事紧张脑力劳动者高发,女性比男性更常见。但是,该病到医院的就诊率并不是太高,大约有 75％的病人并没有到医院就诊。由此可见,真正到医院求医并经医生确诊的病人只是冰山一角。

临床上目前还没有什么特效药,预防肠易激综合征的关键是要积极调整个人的情绪,经常保持乐观豁达及稳定的情绪,提高社会心理适应能力,以应对各种应激情况。确认这种疾病时,首先排除没有其他的器质性疾病,因此做胃镜及其他一些检查还是必须的,以免耽误病情。

此外,还必须从饮食保健环节加以注意。①饮食中要增加食物纤维的摄入。纤维可加速食物的运转,使粪便变软,增加粪容量,因而使排便顺利。每日饮食中要有足够的蔬菜。②应限制产气食物的摄入。产气食物进入肠道经肠道细菌分解产生的大量气体,可使肠道扩张、肠蠕动缓慢,引起肠胀气、腹痛、便秘或腹泻。如咖啡、碳酸饮料、酒精等,都可成为产气食物,少食、少饮为宜。③要做到饮食规律。以饮食清淡、易消化、少油腻为基本原则。一日三餐定时定量。

中医学的饮食疗法可调整肠道的蠕动,更重要的是可以调整人的精神情绪。肠易激综合征属中医学泄泻范畴,针对患者腹痛、腹泻、泻后痛减的特点,可给予以下食疗方:①薏苡仁粥。白米、薏苡仁、党参、红枣数枚,煮粥食之。②板栗芡实羹。板栗去壳,与芡实加水同煲,煲至板栗熟烂,冰糖少许调服之(放入红枣、枸杞、桂圆肉少许,再煲 10 分钟左右)。③平时煲汤之时,也可放入北芪、党参、扁豆、薏苡仁、沙苑子、青果仁等。

2. 白领如何防止颈椎病?

颈椎病的病因多种多样。但是,长期伏案、缺乏运动是导致颈肌慢性劳损的重要原因。如果经常感觉头晕、上肢麻酸、耳鸣、耳聋、视物不清甚至恶心、呕吐等，就应该及时就医，不要忽略颈椎的各项检查。白领们因为处于年龄的"黄金段"，所以只要注意预防，即使已有一些颈椎症状，也可以在预防中消失。近年来，颈椎病有年轻化的趋势。不过，颈椎病的退行性病变是一个长期、缓慢的过程，并非一日之寒。所以年轻时的锻炼和呵护十分重要。

（1）走好每一步：正确的走路姿势是：站立时全身从脚心开始微微上扬，即收腹挺胸；双肩撑开并稍向后展；双手微微收拢，自然下垂；下颌微微收紧，目光平视，头顶如置一碗水或一本书；后腰收紧，骨盆上提，腿部肌肉绷紧、膝盖内侧夹紧，使脊柱保持正常生理曲线。从侧面看，耳、肩、髋、膝与踝应于一条垂线。随着呼吸的调节，应找到一种在微微的绷紧中放松的自信、自如的感觉。正确的站姿可从背贴墙面开始训练，每天早、晚各 1 次，每次 15 分钟，头上可放一本书。行走时牢记站立的要点，双手微微向身后甩。双腿夹紧，双脚尽量走在一条直线上。走路时脚跟先着地、脚掌后着地，并且胯部随之产生一种韵律般的轻微扭动。正确的走姿应在正确的站姿的基础上进行。头 1 个月最难坚持，如果能坚持练习 3 个月，那么正确的站姿、走姿将使颈椎、腰椎终生受益。

（2）坐好每一分钟：正确的坐姿实际上是正确站姿与走姿的延伸，应尽量拉近与工作台的距离，将桌椅高度调到与自己身高比例合适的最佳状态。腰部挺直，双肩依然后展，工作间隙应经常随呼吸做自自然然的提肩动作，每隔 5～10 分钟应抬头后仰休息片刻，使头、颈、肩、胸处在一种微微绷紧的正常生理曲线状态，并尽量避免头颈部过度前倾或后仰；描图、绘图等专业设计人员可调整工作台倾斜 10°～30°，以减轻端坐疲劳。臀部要充分接触椅面，可经常用椅背顶住后腰稍作休息。还要特别提醒有头部偏左或偏右写作习惯的白领应注意纠偏，如一时改不过来，可每小时缓缓转动头部片刻，以消除偏颈状态导致的肌肉疲劳。

（3）练好每一次：抽时间到体育场馆锻炼，恐怕是许多白领人士的计划，但由于工作、学习等原因总也实现不了。这里介绍几种简易的运动方法仅供参考：每晚洗浴前做俯卧撑 30 次（女性可跪在地上双手撑地或撑床，做时胸腹尽量贴地），哑铃运动 30 次，或双手向上向后跳跃（可在地毯上进行）100 次。这种细水长流的主动锻炼，只要坚持下去就会事半功倍。

另外，还要注意合理营养、降脂、补钙等。伏案或注视电脑状态最长不超过 50 分钟。每天坚持做 2 次头颈部前屈、后伸、左右旋转运动。这样可预防颈椎间隙变窄及生理曲度的变直。睡眠时的枕头不宜过高，正常人的颈椎有一个生理弯曲度，高枕会造成颈椎生理曲度消失、变形而诱发颈椎病。

3. 白领如何预防颈动脉硬化？

全身有三个动脉硬化危害最严重的区域：冠状动脉硬化是心脏病的祸首；脑动脉硬化是脑卒中的罪魁。而颈动脉硬化是"一箭双雕"，既易引发脑卒中，又是冠心病的危险因素。

临床上有很多看着像是"脑卒中"的偏瘫病人。实际上，他们很多脑血管没有危象，而是颈动脉在找麻烦。因此，千万不可小瞧"脖颈"这一人体重要通道。香港中文大学的调查显示，那些移居海外的华人与所在国的西方人比较，华人颈动脉硬化明显高于西方人。而且这种颈动脉硬化比未硬化者患心脏病的几率高出一倍。粗短、肥胖、脖粗颈硕、脂肪臃肿的人隐患重重。

因此，预防颈动脉硬化应从以下几点入手：①预防颈椎病。②饮食低脂。③尽量使脖颈瘦下来。脖颈变细，不仅对预防颈动脉硬化有好处，对预防心、肺系统疾病，支气管哮喘等，也很有好处。临床显示，脖子粗、短个头矮的人，支气管类疾病的恢复也慢于脖子细、长的人。

4. 白领族如何防感冒？

身处亚健康状态的白领难免不受感冒的侵扰,科学研究也表明,其不良生活方式正是引发感冒的诱因。白领要预防感冒可采用下列方法:

(1)盐水漱口法:每日早晚,餐后用淡盐水漱口,以杀灭口腔病菌。

(2)食醋熏蒸法:每日用食醋在室内熏蒸 15～20 分钟,能杀死居室病菌,保障健康。

(3)药物擦涂法:每日早晚或外出时用清凉油或风油精少许涂擦双侧太阳穴(额头两侧)和鼻唇部,可起到防治感冒的作用。

(4)冷脸热足法:每日晨晚养成冷水浴面、热水浴足习惯,能提高身体抗病能力。

(5)服药防范法:发现有流行性感冒时,可提前服用预防药。

(6)饮糖姜茶法:以生姜、红糖各适量煮水代茶饮用,能有效地防治感冒。

(7)呼吸蒸气法:在杯中倒入开水,对着热气做深呼吸,直到杯中水凉为止,每日数次。这对初发感冒效果甚佳。

(8)热风吹面法:感冒初起时,可用电吹风对着太阳穴吹 3～5 分钟热风,每日数次,可减轻症状,加速痊愈。

(9)按摩预防法:两手对搓,掌心热后按摩迎香穴,位于鼻沟内、横平鼻外缘中点十余次。

(10)调整工作节奏:长期承受与工作相关压力的人,患感冒的几率要比生活在平静氛围中的人大 5 倍。原因是:压力激素(如肾上腺素)会扰乱你身体的免疫系统。每天都要为自己设置一段"放松期"。

(11)不要劳累,保证睡眠时间:劳累时免疫系统功能较弱,病毒容易侵入。一晚少睡 3 小时,就会降低人的免疫力。一定要保持健康的睡眠习惯,尤其是在冬天,因为届时会接触更多的病毒。

(12)注意冷暖,特别在季节交替时:当人体受凉时,呼吸道血管收缩,血液供应减少,局部的抗体随之减少,病毒就会乘虚而入。

(13)随时洗手:经常洗手能显著地降低患感冒的危险。每隔几小时就洗一次手,如从门外进入室内或做了一套健身操之后,洗手时,要用肥皂,且应在温水中冲洗 15 秒钟以上。

(14)加强锻炼,出点汗:如跑步、做操、打拳,户外散步,呼吸新鲜空气,可增强血液循环,改善体质,提高免疫功能。锻炼可以提高抗病水平,每次 30 分钟,每周 5 次,且锻炼时需使心率达到最高值的 65%～80%。

(15)开窗睡觉:开窗睡觉有三大好处:一是卧室内空气流通新鲜,使人起床后头脑清醒,精神振奋。二是室内的病菌等污染物能通过空气对流及时排出室外,减少得病机会。三是冷空气可增强人体对寒冷的适应能力。

(16)勤晒衣被褥:被褥上人体蒸发的汗水和油脂浸渍受潮后,易使细菌、病毒繁殖生长。常晒被褥,一可借阳光中的紫外线杀死病菌。二可使被褥干燥、松软,对预防感冒有好处。

5. 白领如何预防脂肪肝?

下面介绍的 18 条措施,在脂肪肝的自疗自养中是非常重要的:

(1)绝对禁酒。

(2)选用去脂牛奶或酸奶。

(3)每天吃的鸡蛋黄不超过 2 个。

(4)忌用动物油,植物油的总量也不超过 20 克。

(5)不吃动物内脏、鸡皮、肥肉及鱼子、蟹黄。

(6)忌食煎炸食品。

(7)不吃巧克力。

(8)常吃少油的豆制品和面筋。

(9)每天食用新鲜绿色蔬菜500克。

(10)吃水果后要减少主食的食量,每天吃一个大苹果,就应该减少主食50克。

(11)山药、白薯、芋头、土豆等,要与主食米、面粉调换吃,总量应限制。

(12)每天摄入的盐量以5克为限。

(13)葱、蒜、姜、辣椒等"四辣"可吃,但不宜多食。

(14)经常吃鱼、虾等海产品。

(15)降脂的食品有:燕麦、小米等粗粮,黑芝麻、黑木耳、海带、发菜,以及菜花等绿色新鲜蔬菜。

(16)晚饭应少吃,临睡前切忌加餐。

(17)每天用山楂30克,草决明子15克,加水1000毫升,代茶饮。

(18)如果脂肪肝引起肝功能异常,或者转氨酶升高时,应在医生指导下服用降脂、降酶药物和鱼油类保健品,但不宜过多服用。

6. 白领如何预防糖尿病?

从发现糖尿病之日起就需要严格控制血糖,通过饮食控制、加强运动和药物治疗,努力使空腹和餐后血糖均控制在接近正常水平;定期检查眼底、尿白蛋白排泄率、肾功能和心电图等,以便及早发现和及早治疗并发症,必要时给予胰岛素治疗;治疗高血压、高血脂;戒烟和注意个人卫生和足部保健等。

只要做好病前预防工作,就能减少糖尿病的发生。在发生糖尿病后,严格控制并发症,预防与治疗并举,糖尿病患者就能和正常人一样长寿。

目前,世界上还没有能够完全治愈糖尿病的方法,要想有效预防糖尿病的发生,应该做到以下三点:①要调整饮食结构,树立健康的饮食观。随着人们生活水平的提高,餐桌上食物也越来越丰盛。但大家需要明确的一点是,大鱼大肉并非合理的饮食结构,日常生活中应避免摄入过多的高糖、高脂肪食物。体态偏胖者,不但要注意调整饮食结构,还要采取措施减肥,因为肥胖也是诱发糖尿病的重要因素。②要加强体育锻炼,增强体质。体力活动可使肌肉及脂肪细胞周围产生类似胰岛素的物质,收缩的肌肉还可引起缺氧,使肌肉细胞摄取葡萄糖的能力增加,从而降低血糖、减少尿糖,并减少胰岛素的需要量。运动还可以减肥,而减肥可以增加胰岛受体的敏感性。③适当的体力活动可使病人思想开朗,增强体质,对稳定机体的内环境非常有利。

7. 白领如何预防高血压?

(1)注意饮食:减少饮食中钠的摄入。每日钠的摄入量应小于2.3克,换算成食盐则应小于 6 克,约为正常人的 1/2 左右。并且饮食中保证有足够的钾、钙和镁的摄入。每日胆固醇的摄入应少于 300 克,脂肪占饮食总热能的 30% 以下,其中饱和脂肪占总热能的 10% 以下。

(2)控制体重:如果你是一位超重或肥胖的病人,就应该减少热能摄入、增加热能消耗以控制体重。因为研究证明,肥胖是高血压的独立危险因素,也就是说,仅由于肥胖就可以招致高血压的发生。另外,肥胖使心脏负荷增加,甚至是心脏性猝死的危险因素之一。

(3)减少饮酒并戒烟:如果有饮酒的习惯,希望能控制在每日50 克以下,吸烟则应戒除。

(4)体育锻炼:一般说来,经常进行适宜的运动锻炼或做松弛运动对治疗高血压有益,但已有心、脑、肾并发症的患者,应在医生的指导下根据病情进行运动。

(5)心理调适:原发性高血压的发病与"不良社会因素"或称为

"精神应激"有关。其中不良的社会因素或称生活事件,必须通过患者的心理活动和心理防卫功能才能左右。因此,高血压病患者应进行自我精神保健,减轻各方面的压力,同时避免焦虑,必要时进行"身心综合治疗"。

8. 白领如何预防高脂血症?

防治高脂血症贵在早期预防和治疗。高脂血症只要合理膳食,坚持体育锻炼,改掉不良嗜好如吸烟、酗酒等,一般均可恢复。必要时可适当辅以药物治疗。

长期食用大量富含动物脂肪和胆固醇的食物是引起动脉粥样硬化的重要原因。据世界卫生组织对多个国家和地区的调查,凡脂肪摄入量较多地区的居民,其冠心病的患病率和病死率均较高。科学的膳食原则为低脂肪、低胆固醇、低糖和高纤维素饮食,这也是许多寿星的饮食秘诀。

当人体摄入大量的脂肪和胆固醇超过机体的代谢能力时,会使血脂升高。应少吃肥肉、猪油、蛋黄、奶油、动物内脏、动物脑等胆固醇和三酰甘油含量多的食物。如果人体摄入过量的糖类,多余的热能就会以脂质的形式储存起来,这就是说,食用素食过多者也会患高脂血症。

纤维素即植物纤维,它不能被人体消化吸收和利用,但能刺激肠蠕动,缩短食物通过小肠的时间,又能吸附食物中的胆固醇使之不易被肠黏膜吸收,纤维素与肠道胆酸络合促进胆固醇的排泄,所以纤维素有降低血胆固醇的作用。谷类、豆类、蔬菜、水果等富含纤维素;另外,这些食物中还含有丰富的糖类、植物蛋白、微量元素和各种维生素。此类食物既能满足人体营养需求,又不至于担心体重增加和血脂升高。合理饮食不是不食肉、蛋、奶等高营养食物,而是要混合食用,不可偏食,但应以低糖、低脂、低胆固醇和高维生素为宜。

人体热能来源于糖类、脂肪和蛋白质的分解,尤其是脂肪的分解。当人体的热能摄入大于消耗时,多余的热能便会以脂肪的形式储存起来,使体重增加。人体的热能除维持正常体温、呼吸、心跳、细胞组织的基础代谢外,日常生活工作也要消耗一定的热能。而体育运动可以大大增加机体的热能消耗,增加脂肪分解,体内多余的脂肪也随之减少。

9. 白领为什么要防治冠心病?

冠心病是冠状动脉粥样硬化性心脏病的简称。其主要症状是心绞痛、心悸、气短。冠心病也日趋低龄化,30多岁的冠心病患者并不少见,白领阶层尤其要引起重视。冠心病的发生与生活方式有着密切的关系。

(1)饮食习惯与冠心病:进食过多动物性脂肪或富含胆固醇的食物,即以荤为主,而粗粮的摄入量很少,精白糖的摄入却很多,其饮食特点是高热能、高脂肪、高胆固醇,这种饮食习惯好发高血脂和动脉粥样硬化。

(2)吸烟与冠心病:吸烟对心血管的不良影响在于一氧化碳和尼古丁的毒性,他们可使血管收缩、血压升高、心率增快、心脏负担加重,同时还可以使心肌易于激惹,诱发心律失常。当出现严重心律失常如心室纤颤时,则可导致猝死。吸烟越多,对心脏的损害愈严重。

(3)饮酒与冠心病:过量饮酒和长期嗜酒,可使心脏发生脂肪变性,减低心脏的弹性和收缩力,血管壁脂肪物质堆积,管腔变窄,管壁不光滑等变化。如果长期大量喝啤酒,会使心脏扩大,产生啤酒心。大量酗酒或长期饮酒还可引起酒精性心肌炎。晚期心脏病人饮酒,易促使心功能代偿失常,引起心力衰竭。

(4)心理情绪与冠心病:人的喜、怒、忧、思、悲、恐、惊这七种精神情态超出正常的范围,长期精神刺激或突然受到剧烈精神创伤,就会发生疾病,特别是在情绪波动时容易诱发心绞痛。所以,A型性格的人易患高血压、冠心病。

(5)运动与冠心病:很少活动的人,血脂容易在血管壁沉积,易患心血管病,也容易引起冠心病。

冠心病患者除了进行正规治疗外,饮食上要低脂肪、多蔬菜、水果;不酗酒,不吸烟,适当有规律地运动;有良好的心态,情绪舒畅稳定。肥胖者要减肥;血压高者要降压;胆固醇高要通过饮食或加上药物降血脂;有糖尿病要控制血糖。冠心病患者的生活调养比靠药物治疗的重要性大多了。以上措施对于心脏正常的人,也会起到保护心血管系统的作用。

冠心病患者由于心肌血供不足,任何超负荷活动都可以诱发心肌缺血加重,有的出现心绞痛症状。此时患者的血压和(或)心率可明显升高,可以认为此时的运动量和(或)运动强度已超过该患者最大运动量限度,也叫超负荷。研究显示,经常性的适量耐氧运动锻炼,可使人体内发生一系列有利的生理性变化,如组织中的代谢产物刺激局部微小血管开放,久而久之,局部就形成侧支循环,从而改善了心肌供血状况,提高了耐受缺氧阈值;使心肌的贮备能力提高,使运动耐量增强等。这就需要把运动康复训练的量和(或)运动强度控制在最大运动量之下,才能获得良好的运动效果。为安全起见最好把运动强度和(或)运动量控制于次最大运动量的工作负荷量之下。所谓次最大运动量,是人为拟定为最大运动量的90%的量。在次最大运动量状态下,心率或(和)血压的升高,均处于心脏可以承受的负荷强度范围,既不会引起心绞痛,也不会引起心功能改变。运动康复锻炼固然带来很多有益的生理变化,但应该记住,对于有冠心病的人可能会潜伏着危险和不利的后果。当然也不必害怕,只要依照心血管专科医生的指导开展运动康复训练,那将是安全有效且有益的;只要采取循序渐进的方法进行有规律的训练,就会感觉良好,获得好的疗效。

10. 白领如何预防痛风？

痛风是一种与生活水平密切相关的代谢性疾病,在白领中发病率相对较高。随着人们饮食结构的变化,20～40 岁的年轻人饮食中含高热能、高嘌呤类物质者显著增加。资料显示,此年龄组的痛风病人发病前,90％以上有经常大量饮酒和嗜好吃肉、动物内脏、海鲜等富含嘌呤类食物成分的习惯。40 岁以上的中年男人,由于他们应酬较多,在饮食中过量摄入蛋白质,因此患痛风的可能性也较大。调查表明,目前的痛风患者男女比例为 20：1,在 40岁以下的痛风患者中,约 85％的人体重超重。

与痛风发病有关的原因,主要是各种动物性食品在饮食结构中的比重逐渐增加,使得原来少见的痛风日趋增多。所以,痛风已被认为是一种新的现代文明病。大多数痛风患者最早出现的症状是发作性四肢远端小关节炎,称为急性痛风性关节炎。其特点是大多发生于下肢小关节,特别是第一跖趾关节;常在夜间突然发病,出现关节局部红肿、剧烈疼痛,可在 1 周左右自行缓解,可反复发作。由于这种关节炎不是由细菌感染引起,所以一般不伴有发热,使用抗生素治疗无效。少数患者以肾结石起病,可有腰痛、血尿等症状。

痛风的发病原因是患者血液中的尿酸浓度过高,容易形成尿酸结晶沉积在组织中。沉积在关节引起关节炎,沉积在肾脏导致肾结石。如不及时治疗,会造成关节损害和畸形,高尿酸性肾病和肾衰竭。痛风防治的关键是将血液中的尿酸浓度控制在正常水平。体内尿酸是嘌呤代谢的产物,因此血液中的尿酸浓度与嘌呤代谢密切相关。饮食中摄入的嘌呤过多,就会产生大量的尿酸,一旦超过肾脏排出的能力,则会使血液中的尿酸浓度增高,加大发生痛风的危险性。嘌呤是细胞核中的一种成分,只要含有细胞的食物就含有嘌呤。动物性食品中嘌呤含量较多,特别是内脏、骨髓、海味等。以往我国人民生活水平较低,饮食中的动物性食品较少,因而痛风的发病率很低,一直被认为是一种罕见病。

随着生活水平的提高,痛风的发病率与日俱增,在中老年人群和慢性心血管疾病患者中更容易发病。对有反复发作的关节炎或肾结石者或有高血压、冠心病、2型糖尿病、高脂血症和肥胖的中老年人,更应当注意检测血液的尿酸浓度,做到早期诊断和及时治疗。长期的临床实践表明,只要患者能够坚持与医生配合,就能完全避免痛风带来的危害。

11. 白领为何要当心更年期提前?

如今有不少中青年白领女性出现神疲乏力、皮肤干燥、抑郁寡欢或烦躁失眠等症状,部分人还会因此头痛、头晕、记忆力衰退、工作效率下降等,这些生理上的不适又加剧她们的心理抑郁,敏感多疑,这很有可能是隐性更年期症状之一。虽然女性通常到了45岁以后才开始进入更年期,但如今这样的病症越来越多地发生在中青年女性身上。

研究发现,人类所患疾病中65%~90%与心理上的压抑密切相关。30~40岁的白领女性许多人工作都小有成就,但精神却天天处于高度紧张状态。巨大的工作及心理压力使她们体内大脑皮质-垂体-性腺轴功能失调,激素分泌水平降低或突然消失,导致出现更年期提前状况。在更年期,大多数女性均有轻重不同的更年期综合征的表现,仅有10%~15%因症状比较严重,影响正常的生活与工作。

因此,提前出现更年期症状的白领女性除了应做到起居有规律、营养均衡外,还要注重健身,调适心理,自我放松。必要时可以到医院就医,通过药物进行全面调整。其中,采用中医调整更年期综合征,亦是比较好的治疗方法之一。中青年白领女性在繁忙工作的同时,应警惕更年期的提前迫近,及早预防,及早治疗,才能保持健康。

12. 白领如何预防"五十肩"？

肩周炎是以肩部疼痛和活动障碍为主要症状的疾病,以往多发生于50岁左右人群,所以俗称"五十肩"。随着现代生活的进展,人们工作环境的改善,竞争压力的加大,伏案时间的延长等影响,这种现代文明病的患者不断增多,其中不少是坐办公室的年轻白领。

一般说来,本病对健康影响不大,但痛苦的折磨和心理影响却需要重视。另外,肩部疼痛也有其他疾病的可能,如肩部肿瘤、肩关节感染等。研究表明,机体进入中年后期,体内内分泌系统发生较大的生理变化,以性激素为代表的许多体液调节因素出现紊乱,影响各系统和器官。当这种影响波及肩关节,就会出现肩关节囊萎缩、变小,关节囊的滑膜层及周围组织发生无菌性炎症。

中医学认为肩周炎的病因有两种。一是内因:肝血、肾精不足,致使筋骨失养、骨节失灵;另一因素是感受外邪,以风寒湿为主。邪气侵犯人体,阻滞经络,使气血运行不畅而发病。因此,中医学称为"漏肩风"。

肩周炎多为单侧发病,左侧较右侧多见,少数病人会双侧同时发病。好发肩周炎的年龄与肩关节产生严重退变的年龄相一致,一般肩部有损伤史或曾经有局部外固定史、受寒史、偏瘫史的人易发病,也有无任何诱因而发病者。

第七章　白领心理保健

1. 白领心理健康十要诀是什么？

（1）要注意同事间的友情：哲学家培根说："友谊使欢乐倍增，使痛苦减半"、"没有真挚朋友的人，是真正孤独的人"。与朋友在一起，使人欢乐快活，无拘无束无戒备，从而减轻心理压力。要记住：朋友间的深情厚谊比任何金银珠宝都要贵重，更美好。

（2）要善恶分明：生活中美好的事情能做得到的要积极参与，力不能及的也要尽力支持；而面对邪恶，则要挺起胸膛，敢于斗争。

（3）要相信人的善良本质：不要总是从坏处去推测别人，没有一生下来就坏的人。

（4）要说真话、办实事：说真话、办实事会使人心里踏实而感到轻松愉快，而弄虚作假、相信迷信则易使人惴惴不安，是心理健康的大敌。

（5）要慎"独"：单独一人时做错事，往往要比在公开场合做错事所承受的压力大得多。所以，独自一人时行为要慎重，不要行为不端。

（6）不要嫉妒别人：嫉妒很容易使你疏远别人和心理上失去平衡。实际上，与其羡慕别人的成就，不如自己去努力争取。

（7）要少发脾气：常发脾气不仅会使矛盾激化，影响人际关系，也会因情绪不稳而对自己的健康贻害无穷。

（8）不要议论别人是非：闲论别人是非，轻者朋友、同事翻脸，重则会闹出人命，对人对己都会增添无谓的痛苦。

(9)要敞开心扉：与人开诚布公、以诚相见的人，才能得到别人的信任和理解，才能受到别人的欢迎，轻松愉快地生活。

(10)要远近兼顾：想问题办事情，切不可顾了眼前误了长远，急于求成，急功近利的人，收拾残局时心理压力更大。

2. 办公室里如何注重心理卫生？

办公室里的心理卫生愈来愈成为不可忽视的问题。每天当走进办公室后，会发现很多因素在影响着每个人的情绪，进而影响到工作的质量。

当人们走进办公区时的情绪是积极的、稳定的，就会很快进入工作角色，不仅工作效率高，而且质量好；反之，情绪低落，则工作效率低，质量差。如果在办公区内，工作人员善于协调与控制自己的情绪，就会生机盎然，充满活力，卓有成效。在日常工作中，人际关系是否融洽非常重要。互相之间以微笑的表情体现友好热情，温暖，以健康的思维方式考虑问题，就会和谐相处。工作人员在言谈举止，衣着打扮，表情动作等方面，均可体现出健康的心理素质。

在办公室里接电话，也能体现出工作人员的心理素质与水平。微笑着平心静气地接打电话，会令对方感到温暖亲切，尤其是使用敬语、谦语收到的效果往往是意想不到的。不要认为对方看不到自己的表情，其实，从打电话的语调中已经传递出了是否友好、礼貌、尊重他人等信息了。

办公室的桌椅及其他办公设施，均需要保持干净、整洁、井井有条。心理状态欠佳，必然在几案或其他方面体现出来。

提高白领的心理卫生水平，不妨从以下几个方面着手：①学会选择适当的心理调适方式。②领导主动关心员工，了解员工的情绪周期变化规律，根据工作情况，采取放"情绪假"的办法。③工作之余，组织一些休闲体育活动，不仅丰富了生活，而且运用了积极方式宣泄不良情绪。④建立心理宣泄室。⑤有条件的单位可建立员工心理档案,并定期组织"心检",不要等到问题严重了,才寻求解决的办法。⑥经常组织一些"健心活动",使工作人员能够经常保持积极向上、稳定的情绪,掌握协调与控制消极情绪的技巧与方式。

3. 白领族常见的心理状态有哪些?

白领族常见的心理状态归纳起来,大致有如下三种:

(1)心累,工作毫无创意:众多的白领日日做着简单、重复与固定的工作,在他们看来,多做多错,一切按"规矩"行事,日而久之,所有的热情、热血、热心被日月"洗礼"了。对新生事物也毫无激情、毫无创意,全是"流水作业",因而大多数白领感到心累、工作没多少意义,只是为了生存。据专家分析,一个新白领进公司 2 年后,就可以判断他适不适应,但要成为一个合格的白领,至少要 5 年的磨练。

(2)无沟通,像贝类一样不说话:沟通是企业白领的基本功,不沟通,企业无法运作,不沟通,人无法生活,只有诚意的沟通及服务精神,才可以赢得客户的心。要想与别人沟通,首先自己要与别人沟通,哲学家苏格拉底说,要使世界动,一定要自己先动。白领要打开心扉,主动与别人沟通。

(3)拼命三郎,如幽灵般失去健康:不少白领一天工作下来,回到家,什么也不想干,什么也不想吃,总觉疲倦得很。白领生活常常长达 30 年以上,如同疆场持久战,没有健壮的体魄,是很难胜任日后的战斗。有的公司做员工身体检查,每次都会有两三个人要进医院疗养。白领身心要健康,必须有充足的睡眠、饮食、适量的运动及规则的生活,还要有积极的心态,要劳逸结合,而过度的压力,太紧张的工作都会带来相反的效果。

4. 为什么说 21 世纪是精神疾病的时代？

据了解，精神疾病在世界有迅速加剧之势，全世界的 10 大疾病中，精神抑郁症列第五位，预计到 2020 年将跃升第二位。目前，全世界有 3.4 亿精神抑郁症患者，有 4 500 万精神分裂症患者，并且每年还有 1 000 万～2 000 万人有自杀企图。

在我国，自 20 世纪 80 年代以来，精神障碍患病率不断上升，已成为当前我国疾病分类中较为严重的一类疾病，在我国疾病总负担的排名中居首位。据预测，进入 21 世纪后我国各类精神卫生问题将更加突出。在 2020 年的疾病总负担预测值中，精神卫生问题仍将排名第一。

有 60%～70% 的成年人，一生中都会经历程度不同的抑郁或担忧情绪，通常这些情绪会随时间的推移而减弱、消失，但有些人的抑郁情绪则变得格外严重，影响到人的精神生活和躯体状况，从而形成抑郁症。具体表现为睡眠紊乱，自罪或丧失自信；疲乏，精力或性欲减退，言语迟缓；注意力集中困难；有自杀观念或行为。

更值得注意的是：我国的精神病人要比统计的人数多得多，这是因为：①抑郁症的识别率不是很高，尤其是轻度抑郁症的早期症状同疲劳、焦虑有关，因此往往被当作神经官能症而归于内科门诊。②有些病人往往心存顾虑，不愿到心理科或精神科就诊，怕被人轻视或称为精神病。③有些医生对此病认识不足，将原发性抑郁症归结为由某种疾病引起。

有人把白领比作汉堡包，中间一层压一层。这种压力，身为白领的一定深有体会。那么，如何缓解精神重压呢？只有学会宣泄，从容面对压力是最根本的方法。说时容易，做时难，白领们多为极自尊、极敏感的一群。多数白领在精神压力面前要么沉默地压抑自己，要么莫名其妙的敲打电脑键盘，或者干脆将软盘撕碎。事实证明，越看重自己的人，精神压力越大。至于如何宣泄，有一种观点值得推荐:既看重自己,又不看重自己;既看重别人,又不在乎别人。

不断加快的工作节奏,来自各方面生活压力,烦躁的周围环境,不免让曾经快乐开朗的神经紧张,久之竟难以自拔,或突然感到晕眩、呼吸困难、疑心很重。过度换气综合征多发在 20~30 岁的年轻人身上,多为年轻女性,当然发生在男性身上的情况也是有的,并且最近有越来越多的趋势。这种疾病首先表现为呼吸困难,心跳加速之后手脚开始发麻,由于发病时外部特征表现很严重。所以,发病的人或周围的人会十分担心,以为得了重病。其实,这种病根本不要紧。过度换气综合征不是什么严重的病,几乎所有的病例都显示,在发作 10 分钟后症状自然会缓解,不会有任何危险。病人是因工作非常繁忙的时期发作的,由不安定、紧张、疲劳等心理压力引发,所以平时要多留意一下精神状况,多逗他开心,或经常一起去空气清新的地方走走,不妨来个周末旅行换换环境。

心理压力是大敌! 做开心的事,找朋友聊聊天,避开烦恼,有意让自己不去想它。睡眠不足,酒精、咖啡因都有可能成为诱发疾病的帮凶,应远离它们。多余的担心会产生相反的效果,还不如顺其自然。

5. 白领常见的精神障碍有哪些?

随着社会的发展,信息快速而大量流通,各行各业均面临激烈竞争,白领们也遭遇前所未有的压力:每天要面对瞬息万变的局势,在短期间内必须做成决策或完成上司交代的工作,处理办公室内复杂的人际关系,可能还得外加应酬、加班。长期处在这样的情境中,便有许多人会产生情绪困扰或身体不适的病状,极需尽早与医师讨论解决之道。

以下简介几种白领常见的情绪与精神障碍:

(1)神经官能症:这类疾病其实还包括了许多不同的症状,有人是以焦虑的病症为主,整个人从上到下都没办法放轻松,总是处于高度警戒的状态下,稍有风吹草动,就会反应过度。这样过分紧张的人,常伴随有头痛、颈部肩膀酸痛、胸闷、心悸、颤抖,甚至于尿频,更糟的是这样的过度反应,并不会让白领在工作表现上令人满意,反而常因无法专心而影响工作效率,若是再加上失眠的干扰,后果则不堪设想。另外,有些人是以抑郁的病症为主,会显得情绪低落、失去斗志,对一切事物都失去兴趣,也会避开社交场合及与人接触的机会,少说话,也不喜欢活动,这些心情欠佳的人,也常出现失眠,胃口差的情形,当然,在工作上的表现,自然一落千丈。

(2)药物或物质滥用:除了前述的病症以外,也有些人会借助于香烟、咖啡、酒,以减轻不适的症状,结果又造成了另一个滥用或成瘾的问题,赔上身体的健康;此外,镇静安眠的药物、兴奋剂或一些违禁药品,都有上瘾的可能,如果未经医师处方而自行购买服用,图一时的舒服,却后患无穷。

(3)心身症:有一些身体的疾病,其病因和情绪困扰或压力失调关系密切,如果只注重身体疾病的治疗,而忽略了心理因素,疗效将大打折扣。这些疾病包括:高血压、气喘、消化性溃疡、冠状动脉粥样硬化性心脏病、湿疹、甲状腺功能亢进、风湿性关节炎、偏头痛、过度换气症候群等。

一般白领如有前述困扰,应依照每个人个别的心理状况、个性、身体状况,以及工作环境、压力来源等,做通盘考虑及调整才能奏效,一般可采取如下对策:①找专业人员商讨,勿延迟就医。②澄清问题并了解压力因应失调之情形。③由医师建议必要的药物治疗或身体检查。④尝试改善因应策略或接受心理治疗。⑤调整人际关系或工作内容。

6. 白领如何减轻心理压力?

(1)让心情放松:心理健康是所有精力充沛、事业有成者的标志,人生活在社会上难免有这样那样的痛苦和烦恼,要想应对各种挑战,重要的是通过心理调节维持心理平衡。

(2)晒太阳提神:日光照射可以改变大脑中某些信号物质的含量,使人情绪高涨,愿意从事富有挑战的活动。在上午光照半小时对经常萎靡不振、有抑郁倾向者效果尤为明显。

(3)了解生理周期:每个人的心理状态和精力充沛程度在一天中不断变化,有高峰也有低谷。大多数人在午后达到精力的高峰,但也不乏个人差异。不妨连续记录自己一天的心理状态,觉醒程度、反应速度和进行的活动,找出自己的精力变化曲线,然后合理安排每日的活动。

(4)求助心理医生:由心理医生进行正规的心理学干预,不仅是一种直接的治疗而且能增加心理承受能力和心理调节能力,尽快恢复心理平衡和心理健康。

(5)健身怡神、张弛有度:持续、高强度、快节奏的生活难免令人难以承受,疲劳、头痛、失眠等不适接踵而至。这些信号提醒机体已经超负荷运转,该进行调整与休息了。

(6)投入各种运动:每天抽出一定时间静坐,完全放松全身的肌肉,去掉脑中的一切杂念,将意念集中于丹田穴,可以调整全身的脏器活动。

(7)让大自然帮助:远离喧嚣的都市,到森林里,空气中负离子浓度较高,不仅能调节神经系统,而且可以促进胃肠消化、加深肺部的呼吸,在体力、脑力、心理等各方面起到良好的调节作用。办公室内长时间坐位工作的人应该每隔 1 小时活动一下。可以做简单的保健操,也可以随便活动活动筋骨。虽然用时不多,却能有效地防止由静坐导致的慢性疾病。

(8)午后打盹事半功倍:现在国外一些公司规定职员必须午睡,以保证工作效率,午睡时间宜在半小时左右,关键是质量。睡时最好能平躺在床上或沙发上,将身体伸展开来。不要趴在桌上睡,这种体位容易使空气受限,颈项和腰部的肌肉紧张,醒后很不舒服,易发生慢性颈肩病。

7. 如何从容面对压力?

人在感到压力存在时,应找出压力根源所在。如果是知识欠缺,那么就要给大脑充电;如果是人际关系等其他方面,那么就要向有经验的人学习,多找同事聊天,其实有些事情在开诚布公的谈话中也就解决了!当然,生活和工作的压力来源很多,最主要的是要永远有颗自信的心。

人在因压力存在而感到心神不宁、精神紧张时,下面10种方法可使心灵有小憩的机会,助人松弛。①洗澡。淋浴或浸浴除了可缓和紧张的情绪外,还有消除疲劳之功效。把浴室的灯光调暗一点,然后在温热的水里浸上1~2分钟,静静地感受疲倦的身体被温水抚慰。②做针线活。拿根缝针,一边缝缝补补,一边让思绪恣意奔驰,情绪自然能够松弛下来。纺织和刺绣也是简单而有效的松弛方式。③烹调食物。洗、切、调味和下锅等烹饪过程对消除精神紧张也很有效果。如果感到做一顿饭太费时间,也可简单地制作一些食品。④听音乐。不论是古典音乐、民族音乐和流行音乐,只要是轻松愉快的音乐,都有助于缓解紧张的情绪。⑤演奏乐器。如果会弹钢琴、吉他和其他乐器,不妨以此来应对心绪不宁。⑥运动。在感到紧张的压力时,运动是有效的松弛方法之一。一般不用去爬山等剧烈运动,可躺在运动垫上,花10多分钟做做伸展运动,让四肢有舒展的机会。⑦写信。可给久未联系的亲友写一封信,不仅可吐露、发泄一下自己的感受,同时也能让对方在收信时惊喜一番。⑧阅读。阅读书报可说是最简单、消费最低的轻松消遣方式,不仅有助于缓和紧张情绪,还可使人增加知识和乐趣。⑨看电视。电视屏幕上各种有趣、开心的节目,能有效地使人暂时忘掉烦恼、缓解紧张的情绪。⑩园艺。如果住处有花园草地,那么种花栽草不仅让人有呼吸新鲜空气的机会,也能有效地松弛紧张的心情。如没有多余的精力,光给花草浇水也能收到松弛身心之效果。假如没有草地花园,可在室内养植小盆花卉。

8. 如何不断调整心态？

每个人都应该不断地为自己设定新的目标,学会自我加压和调控这种压力。这样,面对工作压力才会有的放矢,才能有行动的积极性,更能达到自我调控的目的。

长期精神紧张、忧愁、沮丧、焦虑、压抑、愤怒而又得不到休息和松弛会造成亚健康。在各种工作压力下,难免会产生情绪低落、无精打采的状态,影响自己的工作。因此,需要及时采取措施,使自己始终保持一种积极向上的心态,从而不断为自己倾注活力。

人的一生中会有很多愿望,很多理想,会面对各种诱惑,也会在生活的不同阶段对自己有不同的要求。人们会为达到这些愿望执著地追求,不懈地努力。但是随着愿望和需求的不断增加,在内心深处就会产生越来越大的压力。然而,愿望和需求可以是无穷的,人的生命却是有限的,如果在追求的过程中不懂得释放自己,不懂得该放手时就放手,无疑会因心理压力过大、焦虑情绪过多、给自己肩上担的担子过重,而将自己累坏,影响心身健康。要学习接纳自己的缺点,学习欣赏别人的优点,懂得去接近大自然,给予别人而不是索取等,这些都是在释放自己。

9. 如何不断完善自我？

要不断改正和弥补自身的缺点和不足,达到不断完善自我的目的,从而不断留给自己发展的空间。建立正确的处世之道不仅可以影响到人生的许多方面,而且对于健康也有很大的影响。人的性格可能是难以改变的,但可通过学习来提高修养,在为人处世方面做得更大度、更有爱心,在挫折面前有更强的承受能力。只有这样,才会为亚健康的治疗创造好的内部条件。

日常生活中,每个人都不会永远一帆风顺,困难和挫折也是生活的一部分,因此要正确地看待生活,对生活要充满信心,要用平和的心态去看待生活中的点点滴滴。即使罹患了亚健康,也应该正确地看待病情,树立起战胜疾病的信心,要配合医师的治疗,还要对疾病进行自我治疗和调养。另外,要学会生活,学会利用生活的多姿多彩去治疗疾病和调节情绪。当心情不佳时,可以去干一些自己喜欢的事情,如听音乐、散步、洗澡、找朋友倾诉等,这样可以改变情绪,从而起到治疗作用。

10. 如何应对烦恼?

不要对人喋喋不休、诉说不如意的事

在单位里受到领导批评、在外遇到不愉快的事情,回家后最好快点入睡,以平静自己高涨的情绪。遇事拼命诉说、发牢骚的结果是越说越气。

尽可能撇开不愉快的思路,去想其他的事情。

要忘掉不如意的事,活动身体最为有效,它能使身体舒畅,具有安定心理的效果。

假日和友人到海边或空旷的山上,以声音发泄内心的不满。

倒立两三分钟,可以使心境平静下来,对外界的事物不妨和倒立的身体一样反过来看,尽量想想其他高兴的事。

每天走同一条路上班的人,不妨改变一下线路,产生新的刺激,心情自然舒畅。

不妨到餐馆饱餐一顿,或在家中大吃特吃一番。因为肚子吃饱了,思考力就会下降,不想动,也较容易入睡。

身体一疲劳,就容易入睡。

喜欢保守打扮的人,不妨改变造型,穿与以前不同的衣服,心情也就会跟着好起来。

趁假日去旅游,可携家人,但不要参加旅游团,因为固定的行程和太多的人,会影响情绪。交通工具以火车为佳,可在欣赏风景之余,完全放松自己。

失恋后,许多知道此事的朋友,一见面就会表现出同情,因此交些工作性质不同的、兴趣不同的朋友,在不同的感受下,或许心情会自然改变。

11. 如何把压力维持在最佳程度?

压力的感觉实际上是一种复杂的感情、心理与精神上的反应。这是一种能激起人体许多系统活力的反应。包括全身范围内的刺激:肾上腺素和其他激素被释放,心跳加快,血压升高,呼吸变快,肌肉变紧,一些大脑功能开始工作,另一些大脑功能则停止工作。

压力是某种完全在你体内产生的东西,是人们对外部事物的感觉和解释所引起的内部反应。压力由思维产生,并被你的身心所感受。

压力就是能量!你所期望的与你所拥有的之间的差距能够创造能量(富有能量的压力反应)。因此,这种复杂反应的结果就是在你体内产生能量。你必须清楚地知道你需要对这种能量的积聚做些什么,否则它将会对你产生不良影响。

把差距视为仅仅是差距而已,这一点很重要。如果你把这种差距视为压力,那么它就会变得有压力。差距的含义完全由你认定。

由于世界并不是如你想象的那样,因此在你所期望与所拥有的东西之间必然存在着许多差距,而且永远都会有差距。它们中的某一些是很重要的,于是你会把它们看做是压力、问题,或者是机遇,你会处理它们,而对于有一些差距,你会不予理睬。同时,对于另一些差距,你将学会与之共处。你对它们的看法,以及你对它们的处理都是你的选择。这就是你控制自己的一个关键。

压力能够对你个人的效率起到帮助或阻碍的作用,当你的压力程度上升时,你的个人效率随之增加;但当压力程度超过了你的最佳压力点时,你的个人效率随之减低。这就意味着,当压力使你更警觉或更精力充沛时,它对人有益,并能使人全神贯注和高水平地运作;反之,则会使人心力交瘁、精神涣散,难以正常运作。

相信你曾有过在压力之下或在一种高度清醒的状态下出色完成工作的体验。当能量的积聚得到控制、集中,并被妥善地用于解决问题或实现目标时,压力就会产生良好的效果。例如,当你感到饥饿时,在你所期望的(食物)与你目前所拥有的(无食物)之间就会产生差距。差距创造了压力,它作为一种促使你采取行动去弥补差距的反应而存在。

但当压力使你在内心感到焦躁、紧张、混乱、无法专一或失控时,压力是一件坏事。它将导致你表现很差,甚至生病或死亡。当能量失控、过度或使用不当时,就会产生这些不良效果,你不能将其集中利用在解决问题或实现目标上。这就是压力过重的现象,它使你无法取得在工作、家庭及个人生活中所希望得到的结果,它使你对尽力想得到的东西失去控制。

压力程度与效率两者之间的基本关系表明,你的目标之一可能是应该更好地认识你的最佳压力程度。这与调试一种弦乐器很相似。弦上得不够紧(压力)会产生不理想的演奏效果,而弦过分绷紧演奏同样也会不理想,同时也可能会绷断弦。增加你对自己最佳压力程度的认识,同时有意识地调整你的压力程度,从而使该程度始终如一地处于最佳状态,这是控制自己的另一关键。

高质量的操作所需的最佳压力之量会因人而异。例如,某人可能在一种低清醒的状态下(乌龟的速度)工作,而效率最高。另一个人可能在最清醒的状态下(赛马的速度)达到最佳效率。

你是一匹精神抖擞,毛发竖起,并需每天尽心尽力地跑步以获得高效率的马呢?还是一只需要迈着慢慢悠悠,小心慎重的步子以获得高效率的乌龟?还是居于两者之间?如果你是一匹赛马,但又被人们期待像乌龟一样地工作,你将会遇到麻烦。

12. 如何正确面对厌职情绪?

考虑清楚有关自己理想职业的每一件事——从工作形式到工作环境,然后确定自己所追求职业的标准或目的。具体方法是,可把所追求的理想职业划分成尽可能短的各阶段。如果发现自己目前正在任一个低级经理,就必须寻找一条能帮助自己达到另一职位的晋升之路。你可观察一下是否能调到另一部门,或者先谋个较低的职务,然后找机会进修;最少也要找出妨碍你日后发展的不利因素。谨记,循序渐进是改变不称心工作的最好方法。

有些人上岗工作只知道拼命干。一开始在晚上加1~2个小时班,不久便整个星期地加班,最后连周末也成了办公时间。这类人除了工作,几乎没有任何社交活动,这样时间长了,不免开始对自己的工作产生反感。

把自己的爱好和业余活动,当作本职工作一样认真对待,并同样引以为豪。

今天,许多人只把来自办公室的成绩看成真正的成功,结果这些人惟有事业上春风得意时才会沾沾自喜,而一旦工作遇到麻烦,就感到羞辱不堪。如果你把自尊也系于你的职业努力之外,工作中受挫时,就容易保持一种积极的态度。

13. 白领宣泄压力如何寻找正常渠道?

白领特别是其中的高层管理人员,要承受来自工作、生活等多方面的压力,找到一个合适的化解渠道是非常重要的。否则,不仅不能起到很好的缓解压力的作用,还会增加一些其他麻烦,从而使得心理负担进一步加重,如此循环情况会越来越糟。在日常门诊中,常能遇到一些找不到合适宣泄压力渠道,从而加重心理负担的患者。常见的、不恰当的宣泄方式包括以下几种:

(1)酗酒:这样的人不在少数,而时间长了,酒量越来越大,对身体的伤害也随之增加。

(2)拿家人撒气:有些人经常为一点小事与家人大吵大闹,很可能也是因为心理压力过大,但又没有恰当的渠道宣泄导致的。

(3)高速驾车:有些人希望通过开快车寻求刺激,忘掉烦恼。

白领已经在承受着很大的心理压力,但自己没有有意识地寻找一个正当的宣泄途径。但上述几种宣泄是非常危险的,不仅解决不了心理问题,反而会增加其他麻烦,影响身体健康,从而进一步加重心理负担。

14. 减轻心理压力有何方法?

(1)学会认识警告信号,通常来说,这些信号表现为焦虑、疲劳、情绪波动的加剧。

(2)避免陷入自我治疗陷阱,如吸烟过多、酗酒、过量服药、过量饮用咖啡等,这样做毫无益处,只能更糟。

(3)均衡食谱,尽量少摄取咖啡因,适量饮酒,吃复合碳水化合物(全麦面包、面食和带皮土豆),少吃精致的饼干、蛋糕等,吃足够新鲜的水果和蔬菜,少吃脂肪含量高的食物,抽出足够时间吃饭,狼吞虎咽只会更加紧张。

(4)确保你每天都有时间放松,如听音乐、阅读、洗澡、看搞笑片等。此外,每天保证睡眠充足。

(5)常做深呼吸,它既可使你镇静,又可恢复精神。

(6)把锻炼当成生活中的一部分。开始不需要太高难度,轻松散步即可。

(7)学会说"不",避免被许多不相干的事搞得筋疲力尽。

(8)如果发现有许多必须做的事却没做,应考虑时间上的统筹安排。

(9)搞清什么原因使你紧张,对自己和别人的期望现实一些,制定理智可行目标,不要苛求完美。

(10)不要害怕求助于别人,一生中总会有需要别人帮助的时候,当需要别人倾听、提建设性意见或帮助时,尽管开口。

15. 心情不快时有何对策?

好的心情是每一个人的渴望。人们都愿意自己经常并永久处于欢乐和幸福之中。但是,由于人们的期望太多,对唾手可得的成功又常不经意,就会出现"人生十有八九不如意"的感觉。再加上各种错综复杂的关系,千变万化的形势,甚至某些天灾人祸,人的情绪更是遭受各种各样的侵袭和打击。心情不快是不良情绪的一种表现。

正所谓知己知彼、百战百胜,漫无头绪是很难化解不良情绪的。知道了不快的根源,积极面对,主动自觉地消除这些因素,至少是降低自己的要求和期望,达到相对的均衡。

首先是思路转移。当扫兴、生气、苦闷和悲哀的事情临头时,可暂时回避一下,努力把不快的思路转移到高兴的思路上去。例如,换一个房间,换一个聊天对象,有意去干一桩活,去串门会一个朋友或有意上街去看热闹等。其次是对象转移。亲近宠物有意饲养猫、狗、鸟、鱼等小动物及有意栽植花、草、果、菜等,有时能起到排遣烦恼的作用。遇到不如意的事时,主动与小动物亲近,小动物凭与主人感情的基础,会逗主人欢乐,与小动物交流几句更可使不平静的心很快平静。摘摘枯黄的花叶,浇浇生菜或坐在葡萄架下品尝水果都可有效调整不良情绪。再则是目标转移,此地不留人,自有留人处,既然不可能爬上那座山,到旁边山谷看看风景也好。

心情不快却闷着不说会闷出病来,有了苦闷应学会向人倾诉的方法。可以向朋友倾诉,学会广交朋友。如果经常防范别人而不交朋友,也就无愉快可谈。没有朋友的话,不仅遇到难事无人相助,也无法找到可一吐为快的对象。把心中的苦处能和盘倒给知心人并能得到安慰和计谋的人,心胸自然会像大开了扇门。家人也是很好的倾诉对象。即使面对不很知心或陌生人,学会把心中的委屈不软不硬地倾诉给他,也常能得到心境立即阴转晴之效。当然,在经济实力许可的情况下,经常找心理医生倾诉,往往能够更有效地调节情绪,有时还可能获得意想不到的指点。

这往往从爱好、品德和思想境界着手。人无爱好,生活单调,而且与那些有着一两种令人羡慕的爱好的人相比,心中往往平添几分嫉妒与焦躁。除少数执著追求自己本职事业者外,许多人能培养自己的业余爱好。集邮、打球、钓鱼、玩牌、跳舞等都能使业余生活丰富多彩。每遇到心情不快时,完全可全身心一头扎到自己的爱好之中。善良、和顺是最能够有效消除心情不快的美德。往往能够防患于未然。慷慨大方,多舍少求,不必斤斤计较。知足者常乐,老是抱怨自己吃亏的人,的确很难愉快起来。多奉献少索取的人,总是心胸坦荡,往往会笑口常开。整天与别人计较的人心理不可能平衡。太多关心别人应该怎么样的人,也不可能有效放松。对别人能广施仁慈之心,包括当素不相识的路人遭遇困难时也能慷慨解囊、毫不吝啬,往往很少出现烦心事。装傻、视而不见、难得糊涂用在对待这类既烦心却又无关紧要的琐事时,也是改善心情再恰当不过的好办法。思想境界来自于世界观、价值观,最重要的是对个人利益、集体利益和国家利益、社会利益的认识和和谐。

实在排遣不了的不良情绪建议进行心理治疗。有很多心理疗法对化解不良情绪有很好的效果。如催眠疗法、精神分析疗法、倾诉疗法等。

对于长期心情不畅、无法自拔者,可进行心理治疗和药物治疗。长期心情不快可能由隐匿性抑郁症所引起,或由其他较轻微的障碍所引起,其共同特征是体内一种 5-羟色胺的神经递质减少,引起情绪低落,通过服用一些能升高体内血清素水平的抗抑郁药,如百忧解、郁乐复、赛乐特等,可改善低落的心境。

频繁而持久地处于不良情绪,特别是扫兴、生气、苦闷和悲哀之中的人,必然会造成心理和生理上的问题,甚至影响健康、减损寿命。

16. 如何让压力为你效劳?

许多人已经学会了在面对负面力量时拒绝失败,如此来驯服压力。他们迎着压力前进,取得了积极的结果。换言之,如果你能运用负面事件(如失业)来推动你采取积极的行动(如找一个更好的工作),你就能正面地打败压力。下面是让压力为你效劳而非跟你作对的方法:

(1)不要把挫折当作失败。

(2)把压力看作打气筒,把每一个新的要求当作挑战,不论它显得多么讨厌。

(3)总是问自己:"最好的结果会是什么?"而不要问:"最坏的结果会是什么?"

(4)在小规模的战斗之间暂停一会,让自己在面对新的挑战之前略事休整。

(5)尽管你无法控制别人的行为,但你能够控制你自己对困难的反应。当困难到来时,控制住自己的情绪,你是老板。

(6)不要试图讨好每个人——你办不到;不过,可以偶尔要讨好一下自己。

(7)要高瞻远瞩,想想长远的目标,不要只想每天的问题。

17. 如何学会过平静的生活?

如果同样的工作给两个人做,他们必定会以不同的方式完成。一个人可能很有系统按部就班地去认明什么该做,怎么去做。而另一个也许刚开始就陷入紧张,一头忙乱,白用许多力气却徒劳,使精神体力疲劳而一事无成。结果让自己处于高度压力状态,造成精神与体力的极度紧张。

对许多人来说，基本上都只有两种速度感——快与更快。似乎在大多数的时候，我们都急得不得了，动作迅如风火，脑子经常是一片纷乱，且快速地运转着。

重要的是，当我们的头脑停留在这样疯狂超速的状况时，我们的注意力就不能集中了。我们会浪费很多精力，并且容易犯错。我们是超速急行，很难决定哪一件事是最重要的，因为我们争着把一切都做完。因为我们动得太快，压力、紧张、激动都会随之而来。因为我们急躁不已，任何事情都可能激怒我们。当我们在超速前进时，也很容易为小事烦恼。

一个人如果有较为稳重周全的个性，一定会处世平和，从容不迫，不会让压力造成身心的紧张。

你可以试试让思想与行动都慢下来。如果你能这么做，你会很高兴地发现，动作减慢之后，你会很轻松，也更有效率了。原因在于你能重新整理思绪，而且能照顾到全局了。你的压力指数会急速下降，你也会有更多时间了。你的思路与听力都会更敏锐。你能预见问题，而不是身在其中，茫然不知所措。

学会用平静的心态来面对生活中种种变化无常的事。只有接受它、享受它。你心想："人生在世，就是有些无法预知的事才有趣。"你和自己订下契约："无论发生任何事，我都能应对。"你用平静的心来解释生活中发生的不幸："万一房子被火烧了，我就搬家；万一老板解雇我，我就先辞职！"就是这么简单。

当你平静又从容时，你会很惊讶地发现自己能做到的事情有这么多。更重要的是，你会比急急忙忙时更能领略工作的乐趣。谁都了解生产力的重要性，也知道有很多的工作要做。但具讽刺意味的是，当你不再慌慌张张地要赶着做什么事时，反而能在更少的时间里完成更多的事。

如何获得心灵的平静，怎样才能学会过平静的生活？答案：态度是其一,其二是养成放松心情的生活习惯。

心灵平静的人有一些共同特点:他们都有一些习惯去保持内心平衡,如静坐、黄昏到海滩散步。他们都追求庇护和宁静,通过自醒来体会外界的闲在。

如果你相信人生是痛苦的挣扎,它就会始终如此。其实,凡事都会按照自然规律发展。

18. 减轻压力有何简易办法?

有时候压力是很微妙的。但是更多的时候压力冲你迎面而来。这时候可以采取下面这些简易的技巧。

(1)做一些体育运动:在社区里快步行走可以使你的头脑摆脱烦恼,使你的血液良好循环,使低落的情绪高涨起来。在医生许可的情况下做定期的运动效果会更好。

(2)洗个热水澡或冲个淋浴:这可以放松紧张的肌肉并使神经平静下来。

(3)跟一位朋友、亲戚或职业顾问谈谈你的麻烦:一位"有同情心的别人"有时候能够帮助你把问题看得更清楚,或帮助你想出实际的解决办法。

(4)当你烦恼得想叫喊的时候,从 1 数到 10:这为你赢得了时间,于是你能仔细考虑使你不安的事情,并平静下来。

(5)为自己冲一杯热的草药茶:慢慢地啜饮,品味它的温暖和芬芳。

19. 白领如何预防应激反应综合征?

对于应激反应综合征,许多人至今还不甚了解。有些人仅仅把它视作躯体疾病而单纯依靠增加营养或补品,有的人一遇烦恼就训斥下属或家人,有的人甚至试图用吸烟、酗酒来宣泄。这些办法当然都无济于事或者适得其反。正确的预防办法应该是下列五

种:

（1）心理准备要充分：认识到现代社会的高效率必然带来高竞争性和高挑战性，对于由此产生的某些负面影响要有足够心理准备，免得临时惊慌失措，加重压力。同时，心态要保持正常，乐观豁达，不为小事斤斤计较，不为逆境心事重重。

（2）要善于适应环境变化：保持内心的安宁。

（3）自我期望适当：如有位白领人士定下的人生目标为"一百万存款，一栋花园别墅，一辆本田车"，并为此而没日没夜地干，结果不幸出现了严重的精神疾病，就是一个值得汲取的教训。

（4）有劳有逸：要忙里偷闲，暂时丢掉一切工作和困扰，彻底放松身心，使精力和体力得到及时恢复。此外，要保持正常的感情生活。事实表明，家人之间、朋友之间的相互关心和爱护，对于人的心理健康是十分重要的。

（5）自我疏解：遇到冲突、挫折和过度的精神压力时，要善于自我疏解，如参加文体、社交、旅游活动等，藉此消除负面情绪，保持心态平衡。

20. 白领如何预防心理慢性疲劳？

白领柏先生最近常感到没劲儿，身体上没有什么毛病，可就是打不起精神，工作也不像以前那么有干劲儿了，什么都吸引不了他，注意力也集中不起来。上班很累，下班更累，出去玩没时间，吃饭怕发胖，去商场一见那么多人心里就烦。他周围的许多人都有这样的感受。他已经30多岁了，小孩刚几岁，没有年轻人那些蹦迪、唱歌、看电影、追求时尚的兴趣和精力，生活中缺乏朝气和锐气，他这是怎么回事呢？

这种状态在白领比较多见，虽然工作不像体力劳动者那么辛苦，但心理上总觉得更疲劳。这种症状被称为慢性疲劳综合征。

一般刚开始工作的人目标都比较单纯：多挣钱，往上爬，找到理想的对象。可是工作一段时间以后,地位也得到了一定层次,钱也挣了一些,成家有了孩子,下一步的目标是什么呢?因为工作上上一个台阶很难,自己的工作和生活每天就是那些事,单调乏味,虽然很忙,但都是庸庸碌碌的,没有感到自我价值。所以,在这个阶段人容易感到目标茫然,精神疲惫,应该重新评估自己的能力和价值观,寻找新的更高层次的生活目标。如果工作的岗位在近期内没可能改变,但是单调乏味的工作内容让自己没有工作动力,这时需要考虑学习新的知识,让自己的头脑更新知识,新的东西总会让人好奇和兴奋。

　　只会工作而不会休息,身心必然会疲惫不堪。日本男性的过劳死就很多见,慢性疲劳综合征也经常发生在中年男性身上。虽然没有年轻人那样的兴趣和精力,但是,中年人也应该培养自己的业余爱好,每周至少两次体育锻炼,每两周至少有一次户外或朋友聚会活动,每月至少亲身参与一次休闲娱乐活动。

　　和家人深入的感情沟通是十分必要的,不要以为老夫老妻了就不需要这些了,也不要把家务琐事都推给爱人,对她说说内心的想法,为她买个新礼物,分担一些家务,她的惊喜和感激也会带给自己意想不到的生活情趣。

21. 白领如何克服年龄恐慌症?

　　近来,由年龄而产生的恐慌心理在上海外资企业的中年白领中弥漫开来。她们面临随时被老板解雇的风险;又因年过35岁而被众多招聘信息所排斥。此种心理被称为"年龄恐慌症"。

　　中年白领之所以在外资企业中优势渐渐丧失,一方面是因为快节奏、高压力的工作更适合年轻人。另一方面,有些外资企业经营状况不佳,老员工每年加薪的"法则"已使老板难以承受。解雇一个老员工换为两个年轻人,已是一些外资企业用人的法宝。A小姐大学毕业即进入外企工作。她的年轻和高薪一向为人所羡慕。10多年之后的今天,她的心情开始沉重。周围的中年同事一个个走出外企,使她不得不为自己的前景担忧。她想到国有企业或机关谋一份稳定的工作,可是几乎所有的招聘条件都要求"年龄在35岁以下"。对于员工的年龄问题,一些外企老板说得坦率:总是要考虑投入和产出的效益比例。

然而,人力资源专家则认为,35～50岁的中年白领自有她们的优势,因而这种人力资源,不能浪费。据观察,在"年龄恐慌症"的背后,中年白领目前还有几种较好的出路,如升职,职位越高风险越低;如出国留学以增加"含金量",从而增加升职机会;再如,自己开公司做老板,只是对于大多数人来说,这样的机会并非都唾手可得。

"年龄恐慌症"是一个心理现象,也是一个社会现象,如果是一个业绩平平,又已过而立之年的白领女性,虽然无法改变社会上的"唯年龄论",但至少可以调节一下自己终日惶恐的情绪。年龄是无法改变的,可以改变的是自己的知识,放松心情,多学知识,进行"第二次创业",比自己坐以待"裁"要高明得多。

22. 如何缓解高技术病引起的心理紧张状态?

据统计,不少科技管理人员,每天至少要看4份报纸,翻阅上百页的科技文献和10余种各类文件,还要接触大量反馈信息。信息的输入需要大脑去分析、研究、综合、判断,如果大量的信息输入大脑,大脑来不及分解消化,只能囫囵吞枣,使得未经分析处理的信息,积贮在一起,头脑里杂乱无章,时间一长,就会得信息消化不良症,使人感到头痛、眩晕、脑胀、昏昏沉沉、眼睛发花、眼皮重坠、烦躁易怒、胸闷气短、心率加快或心律失常,并会影响正常思维。

现代社会竞争激烈,生活节奏快,工作繁重,使我们透支大量的脑力和精力,再加上加班、应酬、熬夜等,使体内堆积过多的代谢废物,又阻碍了体内血液的流通和运行能力,从而使人们感到身心疲惫、身体虚弱。头痛、腰酸、疲乏……不适的感觉越来越严重,这种现代社会的通病不仅使身体上疲惫,也使心灵上不堪重负。医学心理学研究表明,心理疲劳是由长期的精神紧张压力、反复的心理刺激及复杂的恶劣情绪逐渐形成的,如不能及时疏导化解,在心理上会造成心理障碍;在精神上会造成精神萎靡、精神恍惚,甚至精神失常;在身体上则会引发多种心身疾患。

高技术病实际上是一种社会心理病,预防的主要措施就是注意心理调节。高技术企业领导必须建立健全管理机制,努力关心人、爱护人,为高技术产业员工创造一个和谐、温馨的环境氛围,让他们的身心保持良好状态。所谓信息症,实际上是一种心理不适应反应,是大脑对现代信息缺乏适应和承受能力的表现。所以吸收现代知识信息,切忌搞填鸭式和疲劳操作,要训练自己的大脑,将繁多庞杂的信息条理化、层次化、兴趣化,这样就有利于信息的消化吸收和归纳利用,从而避免信息症的出现。

引起心理紧张的原因有多种多样,概括起来有两大类:一是长时间从事心理处于紧张状态的工作,如持久的脑力劳动;变动频繁或紧张危险的工作。二是长期的精神压力,如人际关系冲突,或内心矛盾难以消除,意外事件打击造成的忧虑、恐惧和情绪低落,使心理平衡遭到破坏,且在短时间内不能解决。只要解除心理的紧张状态就可以解除脑力过度的消耗,有利于大脑的休息和功能恢复。

作为从事高技术的员工,也应注意自我保健,保持心理平衡。有些人把自己的抱负定得太高,根本非力所能及,于是,终日郁郁不乐,认为自己运气不佳,自寻烦恼。有些人做事要求十全十美,对自己要求近乎苛刻,往往因为小小的失败而自责,结果受害者还是自己。为了避免挫折带来的懊恼,应该把目标和要求定在自己能力范围之内。懂得欣赏自己已得的成就,自然会心情舒畅了。

23. 白领如何消除抑郁？

现代生活紧张、压力大,而且人们没有太多时间去互相理解和沟通,于是,抑郁成为现代生活中一种比较常见的不良情绪。也许是因为失恋,也许是因为别人升职了而自己没有,无论是哪种情况,陷入抑郁的情绪会一落千丈,即使是平时最感兴趣的事情都不能激起热情,内心苦不堪言,并且常常有失眠、食欲下降,甚至会出现悲观失望和绝望的情绪,失去生活的勇气。

消除抑郁的最有效的方法是改变自己的认知方式,增加思考的灵活性,要客观地思考问题,不要钻牛角尖。而一个常用的训练方法是做"负性想法"的日记记录,内容包括:日期、情景,当时的情绪(记下抑郁、焦虑的程度,用 0 表示无,用 100 表示最强)。当时的"负性想法"要及时记下,以便下一步的纠正。在这些"负性想法"的记录中,要以旁观者的身份去看待这些事情,就会发现,抑郁的经常这样思考问题:绝对性思考,即总是以一种极端的非黑即白的方式评估自己。其实,生活中多的是非黑非白介于二者之间的模糊色彩,又何苦把自己定性呢?

24. 白领如何心理减负？

(1)不要故意给自己加压:不少人对社会、对家庭、对自己都有不同程度的不满,他(她)们中有些人喜欢在压力中生活,在压力中挑战难题,便有一种惬意的满足。但不是每次都有好运气,压力多了会压得自己喘不过气来,久而久之会祸及自己的身心健康。

(2)以独特的方式适应社会:每个人都有每个人的活法,你走你的阳关道,我过我的独木桥,你有你的精彩,我有我的自豪。立足点不一样,闪光点不一样,要敢于以自己独特的方式适应社会,并为社会发挥自己的光和热。走自己的路,做自己的事。

(3)知足常乐:人不可缺乏进取心和奋斗精神,但一味地追逐名利反而会得不偿失。只要努力过,且通过努力进步了,收获了,就不要对自己苛求。

(4)学会宣泄:一个人的健康是要达到身体上、精神上和社会上的完善状态,如果觉得自己的心理压力过大,可以去看心理医生,寻找解脱的良策。当遇到不如意的事情时,可以通过运动、读小说、听音乐、看电影、看电视、找朋友倾诉等方式来宣泄自己不愉快的情绪,也可以找适当的场合大声喊叫或痛哭一场。

25. 白领男性的心病有哪些?

(1)工作狂:一般人正常工作时间为 8～10 小时,此为人体健康负荷量。如果长期工作 12 小时以上,就对人体产生压力。

(2)极度失落:每一个人的一生中,总是会遭受许许多多的不如意的事情,并不是每个人都具备足够的解决能力,因而会产生失落感。由失落感所衍生的情绪反应,会使人产生悲观、失望、没有信心,甚至愤世嫉俗的心态。事业的压力对白领男人危害最大。经受不住这种压力,往往会有失落感,也就是人们常说的灰色心理。

(3)难耐高压:白领男人的性格和时代的特征联姻,孕育出了竞争。长期处在白热化竞争的气氛中,会使他们心理极度紧张、苦闷和失望,致使情绪跌宕。当不堪忍受这种超负荷的精神压力时,自己往往就不能把握自己而失去自控力。

(4)家庭危机:工作环境、社会环境,以及家庭成员之间的价值取舍、感情投向都可能隐藏和引发家庭危机。即使在没有冲突理由的情况下,压力也会通过家庭降临到头上。这使许多白领男子终日郁郁寡欢、闷闷不乐,有时又心情焦躁、心烦意乱。

(5)疾病打击:疾病最容易使人思想消沉,有的还会失去生活的信心。疾病的压力来自于失去健康身体的忧患,失去康复信心。

(6)心存贪欲:如果对金钱、财富之类心存过高欲望,那就是贪心,使轻松的大脑神经长期紧张,正常的心脑运动加快,产生一种与正常生理功能不协调的节拍,就会伤脑、伤心神、伤体。

26. 白领男性如何减轻心理压力?

白领男性减轻心理压力可从以下几方面做起:

(1)放慢一下工作速度:如果被紧张的工作压得喘不过气来,最好立即把工作放一下,放慢一下,轻松休息一下,可能做得更好。

(2)合理地安排作息时间:严格执行自己制定的作息制度,使生活、学习、工作都能规律地进行。

(3)注意培养良好的心态:加强心理修养,养成自己作心理分析的习惯。可以考虑与心理医生交朋友,以期经常得到他们的帮助和启发。

(4)保证充足的睡眠:不要冒犯自然规则,否则必遭自然法则的报复。

(5)正确地评价自己:永远保持一颗平常心,不要与自己过不去,把目标定得高不可攀,凡事需量力而行,随时调整目标未必是弱者的行为。

(6)处理好事业与家庭的关系:家庭的和睦与事业的成功绝非水火不容,它们的关系是互动的,“家和万事兴”。

(7)面对压力要有心理准备:要充分认识到现代社会的高效率必然带来高竞争性和高挑战性,对于由此产生的某些负面影响要有足够心理准备,免得临时惊慌失措,加重压力。同时,心态要保持正常、乐观豁达,不为逆境心事重重。

(8)要培养自己有一个宽广豁达的胸怀:与人为善,大事清楚小事糊涂。郑板桥一句“难得糊涂”传诵至今,就是因为其中道出了人生哲理。

(9)丰富个人业余生活,发展个人爱好:生活情趣往往让人心情舒畅,绘画、书法、下棋、运动、娱乐等能给人增添许多生活乐趣,调节生活节奏,从单调紧张的氛围中摆脱出来,走向欢快和轻松。

27. 白领女性有哪些心病?

对自己认识不清:职业进展到一定阶段,很多女性对自己的认识反而模糊了。有的女性会在机会面前瞻前顾后,犹豫不决,有的会过于追求变化,而放弃有发展前途的工作。

(1)年龄恐慌症:由年龄而产生的恐慌心理在职业女性中很普遍,这主要是因为她们可能随时被老板解雇,又因年过 35 岁而被众多招聘信息排斥。

(2)心理疲劳:随着阅历的增长,职业女性对工作的新鲜感逐渐减少,不少人出现了莫名的疲劳感,这种来自心理的疲劳感降低了工作效率,也会削弱职业女性未来发展的竞争力。

(3)寂寞:曾有位在外企做高级管理者的女士说:"我什么都有,就是没有朋友和快乐;我什么都不怕,就是怕寂寞!"尽管生活和工作繁忙而紧张,可是一旦停止忙碌,在夜深人静的时候,就会从内心涌出一股渴望,渴望将生活中的烦恼、幻想和情感向人倾诉。

(4)自信心不足:事业发展不顺利的时候,很多女性怀疑自己的能力,这在很大程度上是因为她们自信心不足,过多地消耗了她们的精力和时间,减弱了她们追求成功的动力,影响了工作效率。

(5)目标游移:许多职业女性爱跟别人比较,总觉得自己处处不如别人。这种来自内心的干扰容易使职业女性被外界的目标所迁移。

(6)知识更新不快:信息时代需要更新更快、更系统化、理论化的知识人才,而这正是许多职业女性所欠缺的。

(7)观念跟不上社会的发展:到现在,许多观念已经渐渐被摒弃,但是一些职业女性的思维定式还停留在 20 世纪 80 年代。

(8)薪水缺乏症:城市中大多数女性属工薪阶层,拿国家的薪水过日子,因此也仅能维持中等水平的生活,作为占绝大多数都市女性的工薪族,时常感到薪水缺乏、囊中羞涩。

(9)紧张症:中年职业女性是社会的中坚力量,是家庭的栋梁,在社会和家庭中处于承上启下的角色。她们承受来自工作、生活的压力较大,常常使她们处于某种紧张状态之中。

28. 白领女性如何化解心理压力?

(1)运用言语和想象放松:通过想象,训练思维"游逛",如"蓝天白云下,我坐在平坦绿茵的草地上","我舒适地泡在浴缸里,听着优美的轻音乐",在短时间内放松、休息,恢复精力,让自己得到精神小憩,会觉得安详、宁静与平和。

(2)支解法:请把生活中的压力一项项罗列出来,一旦写出来以后,就会惊人地发现,只要"各个击破",这些所谓的压力,便可以逐渐化解。

(3)想哭就哭:心理学家认为,哭能缓解压力。心理学家曾给一些成年人测量血压,然后按正常血压和高血压编成二组,分别询问他们是否哭泣过,结果87%血压正常的人都说他们偶尔有过哭泣,而那些高血压患者却大多数回答说从不流泪。由此看来,让人类情感抒发出来要比深深埋在心里有益得多。

(4)一读解千愁:在书的世界遨游时,一切忧愁悲伤便付诸脑后,烟消云散。读书可以使一个人在潜移默化中逐渐变得心胸开阔,气量豁达,不惧压力。

(5)拥抱大树:在澳大利亚的一些公园里,每天早晨都会看到不少人拥抱大树。这是他们用来减轻心理压力的一种方法。据称:拥抱大树可以释放体内的快乐激素,令人精神爽朗。而与之对立的肾上腺素,即压抑激素则消失。

(6)运动消气:法国出现了一种新兴的行业——运动消气中心。中心均有专业教练指导,教人们如何大喊大叫,扭毛巾,打枕头,捶沙发等,做一种运动量颇大的"减压消气操"。在这些运动中心,上下左右皆铺满了海绵,任人摸爬滚打,纵横驰骋。

(7)看恐怖片:英国有专家建议,人们感到工作有压力,是源于他们对工作的责任感。此时他们需要的是鼓励,是打起精神。所以与其通过放松技巧来克服压力,倒不如激励自己去面对充满压力的情况,如去看一场恐怖电影。

(8)嗅嗅香油:在欧洲和日本,风行一种芳香疗法。特别是一些女孩子,都为这些由芳草或其他植物提炼出的香油所醉倒。原来香油能通过嗅觉神经,刺激大脑边缘系统的神经细胞,对舒缓神经紧张心理压力很有效果。

(9)吃零食:吃零食的目的并不在于仅仅满足于肚子的饥饿需要,而在于对紧张的缓解和内心冲突的消除。

(10)穿上称心的旧衣服:穿上一条平时心爱的旧裤子,再套一件宽松衫,心理压力不知不觉就会减轻。因为穿了很久的衣服会使人回忆起某一特定时空的感受,并深深地沉浸在缅怀过去如梦般的生活眷恋中,人的情绪也为之高涨起来。

(11)养宠物益身心:一项心理学试验显示,当精神紧张的人在观赏自养的金鱼或热带鱼在鱼缸中姿势优雅地翩翩起舞时,往往会无意识地进入宠辱皆忘的境界,心中的压力也大为减轻。

29. 白领女性如何关注注意力?

作为一名职业女性,也许有一天突然发现自己生活在焦虑、抑郁之中,并产生记忆力衰退,处于无法集中精神工作等状态。随后,开始对自己的精神状态感到不满意,生怕它会影响个人事业的发展。这种疑虑进一步会导致忧心忡忡、失眠、恐惧。不过,这种由于过度紧张、疲劳所致的神经系统失调可以通过良好的心理调节达到舒缓的作用。

(1)每天一到办公室,首先解决最令自己担心的事情。因为无论这件令人害怕或不愿意触及的事情最终结果如何,在处理过后便可以暂时把它放在一边。

(2)保证饮食正常,饮食对于女性的意义不仅仅是维持生命,它也是保持心理健康的重要因素之一。因为当人体胃部充满食物,它会给大脑传输一种满足感。这种满足感有效地驱散了失落空虚的低落情绪。同时,在食物分解过程中,胃部产生的胃酸在某种程度上也会对调节内分泌有一定的帮助。

(3)参加沙龙,寻找可倾诉对象,患有注意力神经系统紊乱的人都会有很强的孤独感。在很多情况下,他们不会把自己的问题向朋友倾诉。在这种情况下,选择去参加一些沙龙,尤其是同病相怜者的沙龙,因为大家都存在同一种问题,所以聊起来彼此都会有安慰感。

(4)如果需要帮助,不妨直接说出来,试图去和别人沟通,会有很不错的效果。

(5)多和富有幽默感的人聊天,尽量避免陷入自己的不良情绪当中。

(6)面对自己的神经系统问题,了解自己的需要。有趣的是,很多女性都没有意识到自己患有神经系统疾病,但是她们又确实感到焦虑不安。所以,有空的时候不妨和心理医生谈谈,这样对于增进对自己的了解很有好处。

30. 白领女性为何精神病患病率高?

社会竞争激烈,生活节奏紧张,都市精神病患者近年来骤增,且呈白领化、女性化、低龄化趋势。

据调查,目前我国精神病患病率为 0.5%,而经济发达地区如广州则高达 2%。遗传家族史、个性缺陷、工作生活压力大的人,成为日前精神病监测的危险人群。

在精神病中抑郁型病人绝大多数为 30 岁以上的都市女性。

女性由于其生理因素,感情丰富、敏感、多虑,近年社会上出现较多的现象,如离婚、婚外恋、下岗、性骚扰等,容易令部分脆弱型女性感到精神压抑,苦恼长期无从排遣,不知不觉中陷入精神病人群最多的抑郁症里。

精神病病因虽然至今仍为医学界的一个谜,但在世界上已发现,文明程度越高,社会经济越发达地区的精神病患病率,明显高于落后、贫困地区。都市竞争的残酷性,如今也蔓延到孩子身上,精神病低龄化也开始显现。

31. 白领人士适当"示弱"有何好处?

不少人进入新的职场后,自恃有较高的学历而且有才华,急于显示自己,希望尽快作出业绩。这愿望并没过错,可如果操之过急,就难免有副作用了。一是知识才能在新环境的具体操作中需要有个调整适应的过程,急于付诸行动常会失误;二是由于过于急迫,常会在没有弄清具体情况时,忽视了上司或同事的意见,从而得罪他人,陷入被动的局面。而在旁人看来,过于争强好胜,无视他人,在以后工作中就不大愿意予以良好的合作,假如想弥补这些失误就要付出更大的代价。

最好的办法是脚踏实地努力地去做。在把自己的知识才能运用到业务中的同时,承认自己在新环境里对某些方面的"无知",多向上司和同事请教,一边努力工作一边学习,同时在学习中更好地发挥自己的知识才能。这并不会让人觉得无知无能,反而给人更多的信任感,更乐于接纳,予以更好的合作。

有些人喜欢出风头,乐于听到别人对他(她)的称赞。觉得只有这样自己的才能才会被人肯定,心里才会有成就感,所以他们很在意其他人对他们的评论,一心只想着怎样去讨好别人,博得别人的赞美。这样的"出头鸟"未必就赢得众人的好感,往往适得其反,其锋芒常会刺伤周围的人,让人惟恐避之不及,有时还会成了众矢之的,群起攻之,在竞争里首先将其开除出局。

真正的竞争靠的是实力。不要太在意别人对你的一时评论,成败不是靠一两句话就能决定的,过于好强和在意,为此花费精力很不值得;面对一时的荣辱得失不妨作低调的处理,在那些喜欢出风头的人面前"甘拜下风"不失为良策,避免卷入那些人际是非里去。把心里放在如何提高自己的实力这上面,少务虚多务实,只有积蓄实力,才能在竞争激烈的社会里处于不败之地。

众多的白领人士都是聪明人,对自身利益的得失心里有数。可若过于算计,太注重一时的得失,为了争到眼前的一些小利,不惜采取种种办法谋取,难免得罪了上司和周围的同事;而有的人很在意别人对他们的态度,一旦看出别人对他们缺乏公允或是抱有成见,便认真计较,这往往会使矛盾被激化或是公开化,自己的处境更加不妙。

在处世上需要聪明但不可精明。因为聪明可以帮助辨识对方认清自己的处境,但不要过于精明算计,不妨提醒自己豁达些,眼光放得长远些,多些宽容,即使是适当的让利也未尝不可。宽厚待人不仅有益于自己的身心健康,腾出更多的精力和时间去从事有意义的事情,还会赢得好人缘,这便是最好的回报,也许在将来某个关键的时候,他们会给你意想不到的帮助。

观察接触过的人士,会发现不少人的失败并不是因为他们缺乏能力,或是工作得不努力,而是因为知道得太多,并且议论得太多,从而引来上司或是同事的反感,把他们成搬弄是非的长舌妇,列上"黑名单",或是陷入了人际是非的旋涡里,最终无法自拔。

在处理人际关系时,虽不能采取沉默是金的办法,可保持适当的沉默却是很有益的。因此建议不要热衷于打听单位里的"内幕"或是小道消息,不要装出一副先知者的面孔,即使是知道一些内情也不要过多谈论,更不要去搬弄是非。在遇到各种人际是非时不妨"糊涂"些,做个一无所知的"傻子",避开人际里的争执,远离是是非非,不至于被"旋涡"吞没。

32. 如何摆脱信息焦虑?

信息饱和意味着灾难,带来情绪紧张、厌倦,好奇心枯竭。哲学家说:"绝对的光明和绝对的黑暗,对一个人来说,结果是一样的——什么都看不见!"没有信息与拥有无限多的信息,结果也是一样的——无法获得真正有用的东西!

网络时代,信息是无止境无极限的,左看右看,一辈子也看不完,有限的,反而是人们的注意力,面对铺天盖地的信息,带来的后果就是:各种各样的焦虑反应,心情浮躁,很难深入、踏实地完成一项工作,因为忙着吸收信息,注意力左右摇摆,反而没有时间去思考。如今,就连一个小学生拥有的知识都能使文艺复兴时代的巨人们汗颜,但人们却日益远离了智慧。

信息匮乏和信息饱和都是灾难。前者尚能激发人们探索的欲求,后者只能带来情绪紧张、厌倦,好奇心枯竭。

信息焦虑症在以下几种情况下最容易出现:①开创一项新事业,面临以前不熟悉的工作。②想做得比原来更加出色,对自己提出了新的挑战。③面临发展,面临提拔,面临突破。④有些职业与信息非常接近,像编辑、记者、网站工作者,一不小心就会陷入信息焦虑的泥沼中。

预防信息焦虑症的对策是:①筛选。现在的检索系统是将选择的过程程序化、科学化、社会化,一定要充分加以利用。②勇于放弃。放弃是需要勇气的,特别是有完美主义个性倾向的人,总希望每个细节做到尽善尽美,所以生怕错过每一点有价值的信息,搞得自己疲惫无比。因此一定要明白,获得信息的目的不是占有知识,而是为了做事情。③条理化。建立文件夹把信息分类,这样可以提取最重要的线索。分门别类后,复杂的东西也变简单了。④给自己充分的时间思考。填鸭一样盲目地接受信息,还以为那会带来成功和幸福。其实，如果没有知识消化的过程，信息越多，会使在歧路上走得越远。应静下心来思考，体验，回归本真。

33. 减轻压力有何妙法？

(1)当感到有压力时，不妨散散步，有利于恢复对事物的洞察力。

(2)不要养成晚上把工作带回家的习惯，避免长时间工作至深夜。

(3)当受到压力时，去买一些想买但舍不得买的东西。

(4)每周抽出 1～2 小时独处，尽量不要受到工作和家庭的任何干扰。

(5)学会与密切的朋友和知己畅谈情绪和感受。

(6)注重自己的工作价值，以此保住工作。

(7)在接受任何新工作前，都要考虑一下担任该项工作所需承受的压力，并根据自己的实际能力逐渐增加每天的工作量及复杂程序。

(8)在前一天晚上整理好写字桌，使能轻松地开始一天的工作。

(9)每工作 1 小时，就休息 5 分钟，把完成的工作一一"勾"去，会增加成就感。

(10)准备一件益智玩具，在工作间隙用于消遣。

(11)如果某些人或环境迫使自己做不愿做的事，那就避开。

(12)用公开讨论工作中存在问题的形式来减轻压力。

(13)找到志同道合的同事，和他们一起工作，以适应工作环境的变化。

(14)最好不要急切地、过多地表现自己。

(15)清楚任何事情不可能都尽善尽美。

(16)体育锻炼是快速抑制发怒的一种方法。

(17)欣赏喜欢的喜剧演员的作品。

(18)临睡前不要吃喝太多的食物,消化道里的劳作会降低睡眠质量。

(19)放一天假,让自己去追求一种兴趣爱好。

(20)学会说"不",顾虑不要太多,凡事不要斤斤计较。

(21)多听音乐,放松自己。

34. 如何做心理减压操?

现代生活使人们面临着激烈的竞争和由此带来的心理压力,不断地提高自己的水平和能力,成了人们在竞争中得以发展的惟一前提。在重压之下,一些人可能会产生身心慵懒、头脑发木、思维滞缓、注意力难以集中等现象。心理学家认为,产生这种现象是心理紧张所致。现代人有必要学会使用科学的"心理操",给困顿、脆弱的心理"松绑",借以平衡心态,消除心理淤积,放松身心。这里介绍几种可以全面消除紧张的情绪、有助于提高对思维过程的自我监控能力、恢复良好的工作效率的心理操。

(1)静思卧养操:用一种认为最舒适的体姿坐在高度适中的椅子上,让家人缓缓地按摩肩、颈部肌肉。其间,做均匀的深呼吸,并轻微地转动头部。注意此时注意力必须全部集中到放松的感觉上来,时间一般以15分钟左右为宜。可缓解工作时注意力不能很好地集中、思维凌乱等心理障碍。

(2)耳部按摩操:选择一种舒服的体姿平躺或静坐,然后闭上双眼,用拇指和食指夹住耳朵。拇指在后,示指在前,自耳朵上部向下部来回轻轻捏揉,约10分钟左右,可改善记忆力减退的状况。

(3)提腿摸膝操:两脚开立与肩同宽,先平抬左腿,用右手摸左膝;再抬起右腿,换左手摸右膝,如此交叉反复练习3分钟。然后改做平行练习,即抬左腿,以左手够左膝;再抬右腿,以右手够右膝,持续练习3分钟。动作要舒缓、有韵律,眼睛保持平视,全身自然放松,类似于做广播体操的"整理运动"。由于大脑两半球对躯体功能实施对侧控制,即右半球控制躯体左侧,左半球监管躯体右侧。该练习可以促进两半球协调工作的能力,缓解单侧用脑过度所引发的身心疲劳症状。

(4)想象放松操:选择舒适的姿势让自己倚靠或平躺下来,然后闭上双眼,努力想象:自己正坐在或躺在一叶泊于港湾的小舟上,小船随着湛蓝的海水泛起的轻波荡漾着,天空中几朵浮云在自由地徜徉……尽情地享用这一切。总之,怎么美怎么想,练习时间每次约10分钟。

35. 如何在竞争中保持心理健康?

竞争就像这空气一样,成为我们现在生活中不可缺少的东西。有的白领甚至说:竞争才使我们感觉到生存的价值;但竞争也的确很残酷,它使许多白领在心理上承受了巨大的压力,有的甚至不能承受……

竞争在让人克服惰性,满怀希望,朝气蓬勃的同时,也容易使人在长期的紧张生活中产生焦虑,出现心理失衡、情绪紊乱、身心疲劳等问题,尤其对失败者,由于主观愿望与客观满足之间出现巨大差距,加上有的人心理素质本来就存在不稳定因素,则会引起他们消沉、精神变态,甚至出现犯罪或自杀。

那么,在充满竞争的现代社会里,如何才能扬长避短,保持心理健康呢?

(1)应该对竞争有一个正确认识:我们知道,有竞争,就会有成功者和失败者。但是,关键是正确对待失败,要有不甘落后的进取精神。

(2)对自己要有一个客观的恰如其分的评估,努力缩小"理想我"和"现实我"的差距:在制定目标时,既不好高骛远,又不妄自菲薄,要把长远目标与近期目标有机地统一起来,脚踏实地一步一个脚印地做起,这样才有助于"理想我"的最终实现。

(3)在竞争中要能审时度势、扬长避短:一个人的需求、兴趣和才能是多方面的,如果在实践中注意挖掘,那么,很可能会造成"柳暗花明又一村"的新局面。这样不仅能增加成功的机会,减少挫折,而且会打下进一步发展和取胜的好基础。当然,成功了固然可喜,失败了也问心无愧。如果从中悟出了一番道理,或者在竞争中学到了知识,增长了才干,那么这种失败或许更有价值,谁能说它不是明天成功的起始呢?

36. 如何克服自卑情绪?

茫茫人海之中,自己的位置在哪里呢?有些人因为朋友下海发了财,同学出国读书,而自己却仍为白领之一员,心存疑虑,甚至认为自己为无用之人,因而远远地躲避起来。严重者会转卑为怒,从而出现嫉妒、愤怒和抑郁。无疑,这种人太自卑了。心理学家认为,自卑是一种精神障碍,是一个人由于生理或心理的缺陷而轻视自己,因而认为自己在某些方面落后于别人的一种心态。如果有自卑情绪的人受到外界的嘲讽、讥笑等不良刺激,自卑会发展为抑郁、焦虑和强迫症等。研究发现,如果一个人很自卑,那么,他会有寻求别人帮助的愿望,以某种优越感来弥补自己的不足,以维护自己的尊严。如果自卑情绪得不到控制或解除,便可能因自卑加重而影响身心健康;同样,如果某人以一种不正当的优越感来摆脱自卑,也可能发展到极端自傲、自我欣赏的境地。严格地说,优越感的本质仍然是自卑。例如,有些人因体态较胖,害怕别人嘲笑,便拼命节食,由于方法不当,最终导致神经性厌食,从而身体受到极大摧残。以"昔日重来"而名震全球的美国女歌星卡蓬特即是这样一位牺牲者,因为节食而丧失了生命。生活中,这样的例子还有很多。所以,摆脱自卑,应该以正视人生开始。

克服自卑感的方法有以下几种:①勇敢地面对现实。俗话说:

"人无完人"，无论是在生理上还是在心理上，或者在生活条件、社会地位上，总会有不如人之处。但关键还是要面对现实，利用自己的长处去加以补偿，力求达到心理上的平衡。如果过于怜悯自己，采取回避或抱怨的态度，则只能加重自卑感。②开阔视野，增加交流。战胜自卑不能靠回避，应该将自己暴露于众人之中，多参加社交活动，使社会认识到自己的存在，这对克服自卑有极大的帮助。③学会正确评价自己，并积极加以补偿。自卑的产生与"摆不正"自己的位置有很大关系。例如，某位男青年总以为自己比别人矮，因而害怕和大家在一起。这本来是很正常的。但是，当他发现许多身材与自己同样矮小，甚至更矮的青年人，都能在事业上有成就、爱情上进展顺利时，才敢于和大家一起参加娱乐活动。并且，通过在这些活动中才华逐渐展露，成为人们心目中的才子和能人。

37. 如何自我克服心病？

当个人不能顺利处理引发压力的生活事件时，可能以下列方式表现出来，并造成个人在社交、职业能力上产生暂时性的困难，心理学上称为"适应不良"或"适应障碍"。换句话说，当身体、情绪或行为有下列情形出现时，也就是提醒自己该自我注意的时候。压力造成适应不良或适应障碍时，通常都有心理征兆可循：①反抗反应。自夸、唱反调、无理粗暴、反抗权威、开快车、有暴力破坏行为、虐待动物等。②退缩行为。逃工、沉溺于自我幻想角色中、嗜睡、饮食过量、找借口拖延、沉默。③情绪反应。焦虑、紧张不安、缺乏耐心、失眠、容易疲倦、过度警醒、过度敏感。④其他。注意力不集中、健忘、性生活改变或混乱。

就如同吹风淋雨引发感冒、暴饮暴食的人易得胃溃疡，情绪和心理的状况不佳当然也有源头。但一起吹风淋雨的人，因体质的不同，感冒的严重程度和症状也不可能相同；此外，除暴饮暴食引发胃溃疡外，工作狂也常有此病。影响心理健康状态的各因素间也是如此。

出现了"适应不良"怎么办？先试试烦恼自我控制法：①仔细分析自己一天的思维，体察烦恼的起源。②在每天同时间、同一地点制定半小时"烦恼时段"。③把握住自己，拖延烦恼，直到烦恼时段结束。④集中注意力，把思想转移到手边的事物或现实环境中去。⑤只利用每天的烦恼时段，思考那些令人烦恼的事情。

当陷入了不良情绪的时候，还可以用下面的方式让自己先稳定下来。①深呼吸。借助深度的"吸"、"呼"缓和情绪、暂停不当的思想。②放松与冥想。闭上眼睛想象身处旷野，口念"放松"数次，一边想象全身肌肉逐一松弛、连皮肤上的毛孔都能感受到旷野的清新空气等。③正向的自我内言。跟自己说些鼓励的话，如"加油"、"天生我才必有用"、"已经尽力了，虽败犹荣"。

上面这些都是"应急"的方法，要克服"适应不良"，在平时即须注意自我勉励：做做运动，运动时脑中会释放出镇静类化学物质，这种物质有助于减低身体和心理的紧张。如果有条件还可以尝试"自我肯定训练"和"压力免疫训练"。平时凡是要多往好处想，客观地体察别人的世界，而不是只以自己为中心。

38. 如何把压力变成动力？

压力是现代生活中很平常的一部分，我们每个人都有一份。忽略它？它可是会损害健康乃至生命的，接受它，并且积极地解决它，那么压力将会成为动力。如何能做到呢？

(1)要意识到一些压力是有益处的：它能提供行为的动机。例如，如果没有来自支付生活费用的压力，某些人是不会工作的。

(2)认识到当压力拖久了，将会变成很麻烦、很棘手的问题：造成压力的最大的原因是许多的"改变"同时发生，如果"生活改变单位量"累积达到或超过 300 就意味着是"超载"。在他的衡量刻度中丧偶点 100 个单位，离婚 73，分居 65，结婚 50 等。

（3）越早辨明征兆越好：压力将引发许多疾病，诸如癌症、关节炎、心脏和呼吸器官的疾病，偏头痛、敏感症，以及其他心理和生理上的官能障碍。其他的压力症状被列为：肌肉痉挛，肩、背、颈酸痛，失眠，疲劳，厌倦，沮丧，情绪低落，反应迟钝，缺乏喜好，饮酒过多，摄食过多或过少，腹泻，痛经，便秘，心悸，恐惧，烦躁。

（4）辨明症结所在：正如前面所提到的"改变"是造成压力的主要原因。生活中每天烦恼的积累可以造成"高压"，远甚于一个单纯的外伤。像一句谚语所说的："一些琐事搅扰我们，并且把我们送上拷问台；可以坐在山上，却不能坐在针尖上。"不管是什么导致了压力，找出它来才可以针对它做些什么。

（5）寻找可行的治疗途径：①变压力为动力的出发点是减轻"负载"，80％的治疗可能通过写下所看重的和所背负的责任来进行，然后设置轻重缓急的级别，放下那些不重要的。②请记住，超人只存在于滑稽剧和影片中。每个人都有自己的局限，来认识、接受自己的"有限"，并且在达到限度之前停下来。③伴随着压力而来的有被压抑的感觉，找所信赖的朋友或者心理辅导来诉说感受，直接减轻压抑的感觉，这有益于客观、冷静地思考和计划。④放弃改变不能改变的环境，学会适应和在斗争之上生活，才会使我们成长并成熟。⑤尽量避免重大的人生转变发生在单身时期。⑥如果对某人怀有怨恨，应即时解决造成问题的分歧，"生气不可到日落"。⑦用一些时间来休息和娱乐。⑧注意饮食习惯。当我们在压力之下时，我们常趋向于过量饮食，尤其是一些只会使压力增加的、无利于营养的食物。均衡地摄取蛋白质、维生素、植物纤维，有利于排除白糖、咖啡因、多余的脂肪、酒精和烟碱，这是减轻压力和其他的影响所必须的。⑨确保参加一些体育锻炼，这能更健康，并且有利于消耗掉多余的肾上腺素。⑩变压力为动力。

39. 白领可选用的放松方式有哪些？

快节奏的工作、生活给人们的精神带来了不少的压力。下面几种放松法可以帮助减轻精神压力,使自己身心放松。

(1)打盹:家中、办公室、走廊、汽车里打盹,只需 10 分钟就会使精神振奋。

(2)想象:想象一个所喜爱的地方,把思绪集中在所想象的东西上,并逐渐入境,由此达到精神放松。

(3)按摩:紧闭双眼,用自己的手指尖用力地按摩前额和后脖颈处,有规则地向同一方向旋转。

(4)呼吸:进行浅呼吸,慢吸气、屏气,然后呼气,每阶段持续8拍。

(5)腹部呼吸:平躺在地板上,身体自然放松,紧闭双眼。呼气,腹部鼓起,然后紧缩腹部;吸气,最后放松,使腹部恢复原状。正常呼吸数分钟后,再重复这一过程。

(6)摆脱常规:经常试用各种不同的新方法,做一些不常做的事,比如双脚蹦着上下楼梯。

(7)沐浴时唱歌:洗澡时放开歌喉,因为大声唱歌需要不停地深呼吸,这样可以得到很好的放松,使心情愉快。

(8)发展兴趣:培养对各种有益活动的兴趣,并尽情地去享受。

(9)伸展运动:伸展对消除紧张十分有益,可以使全身肌肉得到放松。

(10)全身放松:舒适地坐在一个安静的地方,双目紧闭,放松肌肉,默默地进行一呼一吸,以深呼吸为主。

(11)去卫生间用凉水洗额头:洗完后头脑会清醒一些。中午午饭之后,建议对镜补妆,会感觉自己漂亮又有活力。

(12)闭目养神:有人做过这样的尝试,闭目养神时想象自己在看大海。一排一排的海浪打过来,远处海鸥鸣叫着,白帆点点,海天交界处一片茫茫。当在疲惫之极的时候能够产生这样的想象,自己能够得到彻底的放松。可以在座位旁贴一两张漂亮的图画，或是引起愉快思绪的照片。

(13)爬楼梯：在疲劳紧张时，出去爬几趟楼梯，会使你受益匪浅。如果不好意思无事乱跑，就拿一本公文夹爬楼梯。人们看到匆匆上下的身影，会赞美敬业精神。而且还有更大的惊喜——健美身材渐渐显出，让别人羡慕去吧。

(14)音乐治疗：音乐具有安定情绪和抚慰的功效，想尽情地发泄一番吗？那就听一听摇滚乐吧；如想理清一下情绪，古典音乐是最好的选择。在音乐中闭目养神，能够使人修炼到人和音合一的最高境界，从而达到减压的目的。建议在办公室准备几张自己喜欢的CD，不过千万记住要带上耳机听，不要影响其他同事的工作或休息。

40. 职业女性如何面对心理压力？

现在，各行各业中的职业女性正在发挥着巨大的作用，与此同时，她们也往往承受着超过男性的心理压力。这种压力主要表现为以下三对矛盾：①职业角色与家庭角色的矛盾。工作单位要求她们具有敬业、进取和开拓精神，但在家里她们都被要求成为温柔、贤惠和本分的妻子和母亲。这种不同角色的反差所引起的冲突，必然会对她们的心理产生影响。②社会生活与家庭生活的矛盾。传统上，女性被要求在家庭生活中担负比男性更多的责任，因此，她们在与男性竞争时，实际上并不处在同一起跑线上，而不得不背着沉重的包袱，从而加大了压力。③对自己的过高期望与期望难以实现的矛盾。不少职业女性事业心较强，对自己的期望比较高。但是，由于多种主客观原因的限制，有些人常常遇到挫折，使期望难以实现。于是怨天尤人，拒绝接受事实，以致出现心理障碍。

对于职业女性来说，必须认真对待心理压力问题，并及时采取自我调适。因为,过于沉重的心理压力必将导致身心疾病的产生,损害自身的健康。在生理方面,职业女性常被疲劳所困扰,自觉身体虚弱无力,即便多休息也不易缓解。此外,还容易出现头晕、偏头痛、痛经、月经不调等症状。有过重心理压力的女性,可以有长期或频繁发作的烦闷、不快和失眠,易出现暴躁易怒、焦虑、无故悲伤和失落感,有时甚至因此造成夫妻冲突和离异等家庭不幸。面对心理压力,职业女性应采取哪些自我调适措施呢?

(1)全面安排、量力而行:以自己的精力、能力为限,把所有事情做全面安排、分清轻重缓急,可以暂缓的事就放到以后去完成,同时,正确客观地评估自己,提出适宜的期望值。

(2)生活有序,忙中偷闲:要保持有规律的生活,有张有弛,劳逸结合,做到经常能彻底放松自己。

(3)注意饮食、合理调节:别因为忙碌而放弃正常的饮食,甚至以方便面充饥。因为营养不良会影响充沛的精力,不仅不利于工作,还会影响身体健康。日常饮食要做到合理搭配,定时定量,勿过冷过热,勿忽饥忽饱。

(4)及时宣泄不良情绪:当感到巨大心理压力和出现悲伤、愤怒、怨恨等情绪时,要勇于在亲人、友人面前倾诉,并获得他们的劝慰和开导,以消解不良情绪。

总之,职业女性一定要以积极乐观的态度面对人生,处理生活中的一切,并学会用正确的生活行为方式来对付出现在面前的紧张,保持健全的身心状态,以迎接和接受社会的挑战。

41. 为什么要做自己真正喜欢的工作?

有些刚上班的女孩们,对工作总是没有激情,这连他们自己都莫名其妙,因为她们很年轻并不存在体力不支和家庭责任的问题。但也许有一点他们没想到,这就是,是否在做自己喜爱的工作?

如果是在做自己不喜爱的工作,那么应快想些办法改变现状,考虑一下原因是出在自己身上还是工作本身。如果是自己状态不佳,那就尽快调整;如果是现在从事的工作根本就提不起工作的欲望,那么最好换个工作试试。除非是做自己喜爱的工作,否则永远无法成功。许多成功的人,在了解自己想做什么之前,都曾尝试过好几种工作。做自己喜欢的工作能更多地挖掘自己的潜能和更大发挥自己的才能。

有些事是必须马上做的:①找一个晚上自己独处,并静下心来想自己的兴趣和爱好究竟是什么。②客观地分析自己的条件和周围所处的环境,然后给自己制订一个新的工作计划。③要切实地根据自身来尝试着做某些事情,看看到底自己适合做什么样的工作。④说干就干,不要犹犹豫豫放不下现在"鸡肋"般的工作,要勇于接受新的挑战。

42. 如何安神调心?

如果在生活的压力中感觉心神烦乱、无精打采或者晚上噩梦不断,白天却对生活的一切提不起兴趣,甚至觉得绝望、恐惧、身心疲惫得几乎崩溃,或者在压力下心神扭曲有些不正常,说明现在非常需要用一种去除身心疲惫的方法。用一下安神调心法吧,它可以帮助你缓解目前痛苦的状况。

首先要在家里找一个安静、幽雅、舒适的地方,光线不要太强,最好是在书房或者大厅的地毯上,如果有香薰炉,可以先在调心之前燃一束干香花,或者是滴一些香薰油点燃后,让屋中呈现一种祥和、温馨的境界。

然后可以端坐在垫子上,如果腿脚柔软,可以用双盘的姿势,即把左脚从右小腿下面放在右大腿上,再把右脚放在左大腿的上面。使双脚同时脚心朝上。如果觉得有些不习惯,可以随便地把腿一盘端坐在地上,只要觉得舒适自在便成。

把双手同时分别放在两条大腿上,使双手同时掌心朝上,也可以将右手叠放在左手上面,同时将双手贴近小腹。注意头和身体同时保持端正,让头顶和丹田的重心成一条直线,不要含胸,但也不要过于仰头,慢慢地轻闭双眼,先开口呼出身体中的废气,再把舌头抵住上腭,轻轻深吸气3～7次。使自己的身心慢慢的沉浸在像水一样的清凉温暖的世界。这时可以开始静静地保持这种状态。

做的过程中要注意以下几点:①当觉得需要凝神一处放松身心的时候,会觉得思绪万千,越是想闭目养神的时候,越是觉得平常生活中让担忧、不愉快的事情纷至沓来,它们会引领着让你心烦意乱,安不下神来。这时一定要记住,不要随着任何思绪走,任何思想来了都不要跟随它,它们就会很快消失,要做的只是静静地放松。②当觉得沉浸在放松、休息的状态时,有时会觉得有些昏昏欲睡,这时不要强迫自己非要盘腿静坐做到一定的时间,可以索性困了就睡,因为睡眠也是一种很好的调整休息。20分钟或者半个小时之后,可以深呼吸10余次,双手叠加在一起按摩小腹40圈(顺时针方向,逆时针方向各20圈),然后慢慢地搓热双手,按摩双耳、双眼,搓脸,然后静养一会即可。

功效:①可以有效地调整身心紊乱的状态。使身心健康。②帮助以静观豁达的心,去解决生活中的各种难题。

43. 怎样克服失眠?

失眠是自己感到睡眠不足,包括睡眠时间、睡眠深度或体力恢复不足,是一种常见的睡眠障碍。表现为入睡困难、易醒和早醒三种形式。

治疗失眠首先要寻找失眠的原因,进行病因治疗。一般有下面四种病因:①环境因素。环境嘈杂、室内拥挤、光线强、陌生环境、出差、值夜班等。②生理因素。肢体疼痛、心悸、咳嗽、过度疲劳等。往往随躯体症状改善而改善。③心理因素。焦虑、恐惧、抑郁、兴奋、发怒等。如抑郁症者常有早醒的特点。④药物因素。长期使用中枢神经兴奋药如苯丙胺,可引起失眠。突然撤除催眠药如速可眠,也引起"反跳性失眠"。

知道了这些原因,可检查一下自己生活是否规律,应参加一些体力劳动或体育锻炼,如打太极拳、散步、练气功等,使精神安定,思想宁静。

改掉晚上喝茶、饮酒等习惯,按时作息。若内心苦闷,可找朋友聊天。患了失眠千万不要紧张,积极地暗示自己"即使睡不着,也没关系"。

若失眠严重,应在医生指导下,服用镇静催眠药物如地西泮(安定)等。根据症状选用不同药物,避免长期单独使用一种药物,以免引起药物依赖性。

44. 怎样摆脱"累"?

现代社会的生活节奏日趋加快,竞争日趋激烈,心理压力也越来越大,乃至使人出现头昏脑涨、全身乏力、嗜睡或失眠、容易激动、对周围的一切感到冷漠和不顺眼、思维迟钝、逻辑推理能力受阻、食欲减退,情绪不稳,甚至出现一些机体组织器官的形态改变,总的感觉就是生活得好累好累。这种自我感觉的体验和症状是一种自卑心理的集中体现。它是吞噬自我心灵的病菌,给人带来莫大的痛苦。其实,只要按下面的方法及时调整自己的心态,进行自我心理咨询,这种感觉就会消失。

第一,自己对自己要有一个全方位的认知。要根据自己的性格特征、能力、体力和环境等具体条件去设计自己的人生目标。最好的心理健康策略就是对自己不挑剔,不给自己订一个太高的期望值标准。

第二,感觉很累的心理原因是每天都在强求自己去实现某种美好的憧憬。爱与人攀比,每天都在膨胀着自己的欲望,把别人的行为结果作为自己追求的目标,以致产生贪婪的心理情结。心理上产生一种"不到长城非好汉"的饥荒感觉,对地位的饥饿、对金钱的渴望、对虚伪自尊的坚持、对享乐的无尽欲求等,造成自身彻底的不愉快,总感觉到生活得很累很累。其治疗的"良药"是用实事求是的态度去开发自己的潜能,不要过分地注意别人的掌声与称赞,在不断地扩大自己心理空间的同时去体验生活本身的意义和愉快。

第三,要面对现实,更新观念,努力地去追求和进取。这样自己就会发现自己的光辉。心理学家马斯洛有句名言:"第一流的汤比第二流的画更富创造性。"意思是说,在竞争如此激烈的环境中,如果你适合当一名厨师,那就不必要去追求当一名画家了。

45. 如何让工作压力离你而去?

疲劳是会积累的,当你感觉疲劳时,其实你的疲劳已经积累得相当深了,这样很容易造成身体透支。相对被动休息来说,主动休息更具有科学性。主动休息的方式有多种多样,睡眠是常见的一种休息方式。睡眠主要有午睡这种方式,以笔者看来,午睡是一种不错的主动休息方式。据称有的 IT 公司专门给员工配一张席子,当员工感觉到疲倦的时候就躺一下。当然,主动休息还可以是忙里偷闲,比如上班觉得累时,走出写字楼买瓶饮料喝喝;或者是做做简易休息操、工间操。总的说来,主动休息就是用一种主动的心态去应对疲劳。或许你应用了主动休息这一招,下了班就不会觉得只想睡觉了!当遇到不如意的事情时,可以通过运动、读小说、听音乐、看电影、找朋友倾诉等方式来宣泄自己的不良情绪,也可以找个适当的场合大声喊叫或痛哭一场。

当你感到有压力时,首先要找到压力源,尽可能地消除压力源。如果你的压力是因为工作量太大造成的,你可以通过合理的时间管理来区分工作的轻重缓急,重要的工作马上完成,次要的和不那么重要的可以先放一放,待时间充裕时再完成。工作上的压力不仅会侵蚀你的大脑,弄不好还会损坏你的身体。老板会要求职员自我加压,可弄不好自我加压反而会损坏身体健康。自我减压应该是员工明智的选择。要做好一份工作,讲究的是成效,只要你尽了力,而且达到了预期的目的,就无需再一味追求所谓的"完美"。通过参加体育运动去忘记工作中的烦恼和压力是一个好办法。体育运动的方式有多种多样,比如健身房或者乒乓球、羽毛球活动。当你出了一身汗以后,倒在床上呼呼大睡之时,那些所谓的压力就会离你而去了。

46. 如何克服职场压力?

自我的人生价值和角色定位、人生主要目标的设定等,简单地说就是:你准备做一个什么样的人,你的人生准备达到哪些目标。这些看似与具体压力无关的东西,其实对我们的影响却总是十分巨大,对很多压力的反思最后往往都要归结到这个方面。

我们要认识到危机即是转机。遇到困难,产生压力,一方面可能是自己的能力不足,因此整个问题处理过程,就成为增强自己能力的机会。另外,也可能是环境或他人的因素,则可以理性沟通解决,如果无法解决,也可宽恕一切,尽量以正向乐观的态度去面对每一件事。如同有人研究所谓乐观系数,也就是说,一个人常保持正向乐观的心态,处理问题时,他就会比一般人多出 20%的机会得到满意的结果。因此,正向乐观的态度不仅会平息由压力而带来的紊乱情绪,也较能使问题导向正面的结果。

理性反思,积极进行自我对话和反省。对于一个积极进取的人而言,面对压力时可以自问,"如果没做成又如何?"这样的想法并非找借口,而是一种有效疏解压力的方式。但如果本身个性较容易趋向了逃避,则应该要求自己以较积极的态度面对压力,告诉自己,适度的压力能够帮助自我成长。同时,记压力日记也是一种简单有效的理性反思方法。它可以帮助你确定是什么刺激引起了压力，通过检查你的日记，你可以发现你是怎么应对压力的。

我们要主动管理自己的情绪，注重业余生活，不要把工作上的压力带回家。留出休整的空间：与他人共享时光、交谈、倾诉、阅读、冥想、听音乐、处理家务、参与体力劳动都是获得内心安宁的绝好方式。选择适宜的运动，锻炼忍耐力、灵敏度或体力……持之以恒地交替应用你喜爱的方式并建立理性的习惯，逐渐体会它对你身心的裨益。

工作压力的产生往往与时间的紧张感相生相伴，总是觉得很多事情十分紧迫，时间不够用。解决这种紧迫感的有效方法是时间管理，关键是不要让工作安排左右你，你要自己安排你的事。在进行时间安排时，应权衡各种事情的先后顺序，要学会"弹钢琴"。对工作要有前瞻性，把虽不一定紧急但重要的事放到首位，防患于未然，如果总是在忙于救火，那将使我们的工作永远处于被动之中。

平时要积极改善人际关系，特别是要加强与上级、同事及下属的沟通，要随时切记，压力过大时要寻求主管的协助，不要试图一个人就把所有压力承担下来。同时在压力到来时，还可采取主动寻求心理援助，如与家人朋友倾诉交流、进行心理咨询等方式来积极应对。

既然压力的来源是自身对事物的不熟悉、不确定感，或是对于目标的达成感到力不从心所致，那么，疏解压力最直接有效的方法，便是去了解、掌握状况，并且设法提升自身的能力。通过自学、参加培训等途径，一旦"会了"、"熟了"、"清楚了"，压力自然就会减低、消除，可见压力并不是一件可怕的事。逃避之所以不能疏解压力，是因为本身的能力并未提升，使得既有的压力依旧存在，强度也未减弱。

压力，其实都有一个相同的特质，就是突出表现在对明天和将来的焦虑和担心。而要应对压力，我们首要做的事情不是去观望遥远的将来，而是赶紧去做手边的清晰之事。因为，为明日做好准备的最佳办法就是集中你所有的智慧、热忱，把今天的工作做得尽善尽美。

另外一个管理压力的方法集中在控制一些生理变化，如逐步肌肉放松、深呼吸、加强锻炼、充足完整的睡眠、保持健康和营养。通过保持你的健康，你可以增加精力和耐力，帮助你与压力引起的疲劳斗争。

47. 下班后摆脱压力有何好方法？

(1)将工作留在办公室：下班时尽量不要将工作带回家中，每周在家里工作不能超过2个晚上。

(2)提前为下班做准备：在下班2个小时前列一个清单，弄清哪些是你今天必须完成的工作，哪些工作可以留待明天。这样你就有充足的时间来完成任务，从而减少工作之余的担心。

(3)在住所门口放个杂物盒：购买或制作一个大篮子或是木头盒，把它放在住所门口。走进家门后立即将公文包或是工具袋放到里面，在第二天出门之前绝不去碰它。

(4)将困难写下来：如果在工作当中遇到很大的困难，回家后仍然不能放松，那么请拿起笔和纸，一口气将所遇到的困难或是不愉快写下来，写完后把那张纸撕下扔掉。

(5)创立某种"仪式"：给自己创立某种"仪式"，以它为界将每天的工作和家庭生活分开。这种"仪式"可以是在餐桌上与孩子谈论学校的事情，也可以是喝上一大杯柠檬汁……

(6)将家里收拾整洁：睡觉前花上5分钟收拾一下住所，第二天你就可以回到一个整洁幽雅的家了。

48. 如何应对工作太累？

如果感到"太累"，平时应进行一些户外活动，如参加各种体育活动；下班后泡泡热水澡，与家人、朋友聊天；双休日出游；还可以利用各种方式宣泄自己压抑的情绪等。饮食调理中，蛋白质中的氨基酸对振奋人的精神起着重要作用，B族维生素对维持神经、消化、肌肉、循环系统的正常功能有着重要的生理作用；钙和镁能影响肌肉收缩和神经细胞的转换，有利于缓解精神的紧张。所以，应适当增加含此类营养物质食物的摄入量，这类食物主要有猪瘦肉、动物内脏、鱼类、鸡蛋、牛奶、豆类及其制品、海藻、杂粮，蔬菜中的西红柿、胡萝卜、菠菜、青菜、椰菜，水果等。

如果长期感到力不从心，就要重新为自己进行角色定位，重新评估自己的能力和自己的价值目标，如目标过高，就应调整目标，以使自己的目标切合实际。一些有工作狂倾向的人，应经常问问自己，"是工作为了生活呢，还是生活为了工作"、"是健康和生命重要呢，还是事业重要"、"以健康和生命为成本代价换取事业的发达值不值得"，以使自己意识到问题的严重性，回到正常的生活、工作轨道上来。

由于客观原因，大多数白领处在一种工作压力较大的状态下，这就要求一方面要积极调试放松，另一方面也应积极增强自己的心理素质。如调整完善自己的人格和性格，控制自己的波动情绪，以积极的心态迎接工作和挑战，对待晋升加薪应有得之不喜、失之不忧的态度等，通过这些以提高自己的抗干扰力。生活中应有意识地培养自己多方面兴趣，如爬山、打球、看电影、下棋、游泳等。兴趣多样，一方面可及时地调试放松自己，另一方面可有效地转移注意力，使个人的心态由工作中及时地转移到其他事物上，有利于消除工作的紧张和疲劳。

49. 眼泪能缓解心理压力吗？

一般人都有过这种体会：当你着急的时候，胃就开始一阵阵痉挛性的疼痛。如果你去看医生，他便会给你一些胃药，还会告诉你得的是神经性胃炎，是胃在"消化"你的紧张情绪。同时建议你与其白白地紧张一阵，还不如回家去哭一场，把委屈连同眼泪一起挥洒掉。果然，这种办法还真有效。

眼泪经证实是缓解精神负担最有效的"良方"。很可能就是因为这个道理，女人比男人少得因神经紧张而诱发的心肌梗死和脑卒中。

有不少心理学家认为，哭一哭是有好处的。不过只宜轻声啜泣，不宜号啕，同时想象痛苦和委屈连同眼泪一起流出的情景。

顺便说一句，那些看令人伤感的书或悲悲切切的电影都会掉泪的人，在关键时刻比那些"有泪不轻弹的人"意志要坚定得多。

有人干脆就不会哭，这是一些不幸的人。心理学家把这种不会哭的现象看成是情感障碍，认为有必要去就诊。医生会认为这些人患有精神分裂症或肿瘤。因为泪液的分泌会促进细胞正常的新陈代谢，不让其形成肿瘤。

此外，我们在哭的时候，会不断地吸一口口短气和长气，这大大有助于呼吸系统和血液循环系统的工作。这种"带哭的呼吸"已经被运用到一些对治疗气喘和支气管炎非常有效的呼吸运动当中。

50. 如何排除心灵寂寞？

战胜心灵寂寞最好的方法是成熟一点，接受它，面对现实。

喜欢做什么便做什么，按你的心意而行，有助你驱除寂寞。当你全身心投入在自己最喜欢的事情上，自然能忘掉一切，再没有多余的空间让你自叹寂寞无奈。缓步跑、写作、做小手工，甚至弹琴等。其次你更藉此认识到其他志趣相投的朋友,而将你的喜恶、感情与人"分享"。

大自然被誉为人类心灵深处的归宿,在大自然的怀抱里,可以心灵平静安稳、和谐快乐。闲时在公园散步、缓步跑或踏单车,可驱走所有闷气,重新注入新的生命力量。

朝九晚五的 8 个小时,可能仍不足,加班就会增加你繁重的工作,但切忌过量,凡事适可而止,过分的工作量只会加重你的孤寂感。因而不少人只终日埋头工作,久而久之,减少与他人相处的时间,只会加重个人的孤寂感。

工作并不是逃避的良方,可以选择更好的途径,比如看话剧、听音乐会、与友共聚,积极面对孤寂吧!

运动有助身心发展,更有驱走忧闷之妙,到附近的泳池游泳或打一小时球,可令你身心舒畅,而且更有助于保持健康。

51. 白领对付压力有何妙招?

一定要时刻保持"求知"的心,爱上你的工作,工作自然就变成了生活的乐趣。

有一技之长,在职场中就容易找到安身立命之本。有了安身立命之本,当然就职无忧喽。

又要马儿跑又要马儿不吃草,可是所有老板的梦想。可马不吃草只往前跑,你说会怎样?

和老板沟通,相信那是许多白领的弱项。可是如果老板根本不知道你郁闷的理由,那不就白郁闷了嘛。找到解决问题的关键才是明智之举。

当把幸福与别人分享时,一个幸福就变成 N 个。当你把痛苦告诉朋友时,一个痛苦就变成了 1/N 个痛苦。这个道理很早就明白的,对吗?那就快去做吧。

有些事情总是难在黑或白中找到答案,关键时刻,自嘲的阿 Q

精神可以让你尽快走出牛角尖。职场如戏台，每天都有各式剧目上演，你凭什么就一直是主角呢？有时配角更能洞察全局。

运动、蹦的、打球、SPA……只要你觉得那是能让你高兴，能让你暂时忘记所有烦恼的事情，你就去尝试吧。

52. 如何克服社交恐怖？

（1）做一些克服羞怯的运动，例如，将两脚平稳地站立，然后轻轻地把脚跟提起，坚持几秒钟后放下，每次反复做30下，每天这样做2～3次，可以消除心神不定的感觉。

（2）害羞使人呼吸急促。因此，要强迫自己做数次深长而有节奏的呼吸，这可以使紧张心情得以缓解，为建立自信心打下基础。

（3）与别人在一起时，不论是正式与非正式的聚会，开始时不妨手里握住一样东西，比如一本书，一块手帕或其他小东西。握着这些东西，对于害羞的人来说，会感到舒服而且有一种安全感。

（4）学会毫无畏惧地看着别人，并且是专心的。当然，对于一位害羞的人，开始这样做比较困难，但你非学不可。试想，你若老是回避别人的视线，老盯着一件家具或远处的墙角，不是显得很幼稚吗？难道你和对方不是处在一个同等的地位吗？为什么不拿出点勇气来，大胆而自信地看着别人呢？

（5）有时你的羞怯不完全是由于过分紧张，而是由于你的知识领域过于狭窄，或对当前发生的事情了解得太少的缘故。假若你能经常读些课外书籍、报刊杂志，开拓自己的视野，丰富自己的阅历，你就会发现，在社交场合你可以毫无困难地表达你的意见。这将会有力地帮助树立自信，克服羞怯。

53. 如何从压力中营救自己？

（1）次只担心一件事情：女人的焦虑往往超过男人，因为女人们更爱方方面面地考虑问题，所以女人们比男人更经常感到压力。

(2)每天集中精力几分钟:在工作的间隙,你也可以花上20分钟的时间放松一下,仅仅是散步而不考虑你的工作,仅仅专注于你周围的一切。

(3)说出或写出来你的担忧:记日记,或与朋友一起谈一谈,至少你不会感觉孤独而且无助。

(4)坚持锻炼:不管你有多忙碌,一定要锻炼。

(5)享受按摩的乐趣:不只是传统的全身按摩,还包括足底按摩,修指甲或美容,这些都能让你的精神松弛下来。

(6)放慢说话的速度:也许你要应对形形色色的人,说各种各样的话。那么,你一定要记住,尽量保持乐观的态度,放慢你的语速度。

(7)不要太严肃:不妨和朋友一起说个小笑话,大家哈哈一笑,气氛活跃了,自己也放松了。

(8)不要让否定的声音围绕自己,而把自己逼疯:老板也许会说你这不行那不行,实际上自己也是有着许多优点的,只是老板没发现而已。

(9)让自己彻底放松一天:读一篇小说,唱歌,啜茶,或者干脆什么也不干,坐在窗前发呆。这时候关键是你内心的体味,一种宁静,一种放松。

(10)自我安慰:至少记住今天发生的一件好事情。

54. 有车的白领如何做减压操?

越来越多的白领拥有了自己的爱车,越来越多的人也在"享受着"长时间开车带来的腰酸腿痛。看看我们的减压秘籍,让你在等红灯的时候、堵车的时候打开音响,获得片刻的轻松。如果你想舒缓开车带来的疲惫,最好准备一些轻音乐,让自己在舒缓的乐声中自然放松。

坐正身体,挺胸收腹,腰自然挺直。在音乐的节奏下轻轻地向上抬头两次,向下低头两次,向左、向右各侧头两次。左手搭在右肩上,头向左尽量扭头,保持3秒钟,然后换个方向。左手伸掌,轻轻地砍右边胳膊,从肩头到手腕,然后换方向。

两只手轻轻地从膝盖往上捏两条大腿,然后到臀部、后腰,动作轻缓,尽量放松。两只手对搓,搓热以后,闭上眼睛,把手掌放在眼睛上面,停顿几秒钟,然后干洗脸。注意前方,也许前面的车已经走了,快追吧!

55. 白领如何拥有愉快心情?

(1)多做跑步、转圈、疾走、游泳等体育活动:这些活动是化解不良情绪的行之有效的措施之一。

(2)晒太阳:阳光可改善抑郁病人的病情。

(3)吃香蕉:香蕉含有一种能帮助人脑产生5-羟色胺的物质,它可减少不良激素的分泌,使人安静、快活。

(4)大声哭喊:找个僻静的所在,尽情地大声哭喊。研究发现,这种哭喊可使压抑心理得到尽情宣泄。同时,由不良情绪产生的毒素,也可"哭喊"出去。

(5)睡好觉:睡眠有助于克服恶劣情绪,稳心定神。一觉醒来,心情就会好多了。

(6)听音乐:音乐可使大脑产生一种镇静安神的物质,但要注意选择"对路"的音乐。

(7)赏花草:花草的颜色和气味,有调节情绪的作用。

(8)观山水:青山绿水,莺歌燕舞,会将你置于美好的情境中,心情便会被"快活化"。

(9)打木偶:将木偶贴上让自己不顺心者的名字或事件名称,然后拼命击打。过后,人不再憋闷,心情自然就会好起来。

(10)洗淋浴:在浴池中淋浴,能产生一种安神的活性分子,不快时，不妨洗洗淋浴，过后定会一身轻松。

56. 为何压力太大时先别急于运动？

工作中遇到压力，生活中遇到烦恼，为了排解这些不愉快，很多人选择去运动。但是，带着太大的压力或不良情绪去锻炼，不仅起不到减压的作用，反而适得其反，导致精神紧张、身体疲劳，压力也变得更大了。

运动能缓解压力，让人保持良性的、平和的心态。当运动达到一定量时，身体产生的内啡肽效应，能愉悦神经。内啡肽是身体的一种激素，被称为"快乐因子"。内啡肽效应让人感觉到高兴和满足，甚至可以把压力和不愉快全部带走。

如果带着太大的压力和不良情绪去锻炼，在锻炼中思绪杂乱，注意力不集中，将影响锻炼的效果。有人刻意从事一些激烈的、运动量大的运动项目，认为出一身大汗，压力和不良情绪就会全部释放出来。这种激烈且大运动量的锻炼，往往造成身体疲劳，加上原来紧张的精神，压力不但排解不了，情绪反而会更坏。

想通过运动缓解压力，可以先参加一些缓和的、运动量小的运动，使心情先平静下来，再逐渐过渡到大运动量的运动。如果压力来源于工作，可以参加一些集体运动，如篮球、排球等，在这些运动过程中，可以体会到合作的愉快。

有时候换一个运动环境，可能对缓解压力起到意想不到的效果。如经常在室内运动的人，到户外去爬山，到小树林里去跑步，会感觉轻松愉快。运动前可以尝试一下心理调节，也有利于运动中更好地释放压力。在安静的地方，闭目养神几分钟，做几次深呼吸；或对着镜子看看自己，说一句鼓励自己的话，让精神振奋起来；或听一曲喜欢的音乐，转移注意力，以达到最好的放松、减压的效果。

57. 白领女性如何做好心理保健？

易生气和易妒忌的女性比性格沉稳冷静、信任他人的女性死亡的可能性要高出4倍，由此而引出对同伴不友善女性更易早卒的结论。这是因为，友善的心态能使人体神经系统的兴奋水平处于最佳状态，可促进体内分泌出一些有益的激素、酶类和乙酰胆碱等，而这些物质能把血液的流量、神经细胞的兴奋调节到最佳状态，从而提高机体的抗病能力。而不友善的女性往往怨天尤人，动辄怒火中烧，从而引起肾上腺素等应激激素大量释放，使血管收缩、心跳加快、肌肉发紧，导致不良情绪加剧，造成心理、行为的恶性循环。因此，提倡友善的处世方法，是现代白领女性尤为要注重的。

通过营造有利于自己宽松工作与生活的环境，使自己始终保持心情舒畅的状态，以达到健康益寿之目的。如果一个人的价值错位、利欲熏心、心胸狭窄、目光短浅，整天过的是消沉、灰暗、呆板、枯燥的生活，所看到的社会都是阴暗和肮脏，久而久之，这个人就会丧失对生活的审美观，心里便会充满黑暗、仇恨、嫉妒和不满。这样的人，无论走到哪里，其生活氛围都不可能和谐、宽松。为此，白领女性要做一个有正确价值观的女人，就应该有良好的心理素质，做到心胸豁达，淡泊名利，对周围的人宽宏大度。没有危机，少了是非，她周围的生活气氛便始终会是和谐、宽松的。

好逸恶劳是一种不良的生活方式。中医学认为"饥、饱、劳、逸"四者致病。随着生活的安定和富裕，人们的饮食起居比过去有很大改善，吃讲营养，住讲舒适、行即坐车、膏粱厚味、安逸少动常导致"逸病"的发生。患逸病的人，大多"饱食终日，无所事事"。百无聊赖，起居无常，不是发懒贪睡，就是闲坐不动。民间谚语所说．"坐了等瞌睡，睡了等病来。"而白领女性逸病的防治则在于勤勉、多劳，重要的是要克服意志消沉、不求上进的消极情绪。应根据自身条件,选学一两门艺术,每日安排一些家务和体育锻炼,促进健康。

敬业是白领女性心理健康的标志之一。在工作上具体表现为以下4个方面:①乐于工作,并能从工作中获得满足感。②能在工作中与他人建立和谐关系,且乐于与人交往,对人的态度是正面的态度多于反面态度。③对自己所从事的工作有适当的了解,并乐观积极,愿意努力发掘其身心智潜能,对于无法救补的缺陷也能安然接受而不过于自卑。④对工作中的问题,能用实效之法谋求解决。

由于白领女性生理现象,表现在日常生活中,大多数白领女性不如白领男性胸襟开阔,且多疑善感、郁闷不舒、急躁易怒,用一句话来概括,就是缺少安详。尤其是在临行经之前和更年期的白领女性,表现更为突出。这些虽是生活变化引起的神志异常,但若不加强自身修养,则将对白领女性的健康构成影响,导致疾病的发生。因此,其养生的方法,主要是安定情绪,保持思想清净,不贪欲妄求,精神内守而不耗散,这样的话,也就不会生病了。此外,对于地位能随遇而安,不羡慕地位高的人,没有嫉妒心和高傲心,这样才合于养生之道。现代医学研究表明:在安详的情况下,能使免疫功能增强,代谢旺盛,气血和畅,从而调整气血阴阳,最终达到"阴平阳秘,精神乃治"的目的。

58. 如何赶走办公室里的坏心情?

由于生活和工作节奏的加快,人们的烦恼似乎也越来越多。有时坐在办公室会莫明其妙地发脾气,而这些无名之火又是不适合在办公室里蔓延的。那么,怎么才能赶走这些办公室里的坏情绪呢?

(1)让受气包真正受气:俗话说,兵来将挡,水来土掩。当你心情不好时,跑到室外用你不满的拳头在受气包上、在墙壁上、在小树上肆意打上几拳的时候,你的心情肯定会变得好起来。

(2)向朋友倾诉:当你把幸福和朋友一起分享时,很多人都会觉得幸福;当你把痛苦向朋友倾诉时,痛苦就会减轻。因此,当你的坏情绪涌上心头时,不妨先做做深呼吸,伸伸懒腰,之后给朋友打一个电话随便聊聊,你的坏心情也会在不知不觉中被迅速化解,一切又会恢复自然。

(3)听听喜欢的音乐:轻松、欢快的音乐总能带我们到快乐老家,不管心情有多坏,只要听一下自己喜欢的曲子,你就会感受到你那愉快的心跳。当然,当你放声高唱出来,你的心情会变得更好。

(4)让美好时光再现:愉悦跟痛苦相比,人们更能记住痛苦。因此,当你心情不好时,想想同事对你的赞美,你会感到多么高兴;想想当老板征求你的意见时,你会有多么骄傲。

59. 中年白领女性有何心理危机?

中年白领女性的心理危机很容易在工作上、事业上铸成严重错误或给幸福的家庭带来不幸。所以,要警惕自己可能发生的心理危机,自我调整就显得尤为迫切。

(1)面对社会竞争量力而行:"人到中年万事休"显得消极悲观,"人到中年万事忙"亦有不妥。忙,得有个"度"。凡事要尽力而为,也要保持一定的弹性,否则超负荷的运作必将导致疲于奔命,结果将会积劳成疾。

(2)处理好事业与家庭的关系:事业与家庭并非不相容,不可以认为自己事业上有成就就可以少承担家庭义务和责任。应该了解,无论在外是多么重要的社会角色,在家庭中仍是普通一员,有责任担负起家庭成员的义务。

(3)要注意调整心态:人活在世上不可避免地会遇到各种矛盾冲突,面对这些冲突,除努力使自己保持豁达、宽容之心外,还要将内心的失衡加以调整。调整的方式一是通过努力工作、积极生活促进心理平衡；二是通过暂时脱离不良环境（如外出学习或旅游）、开展体育活动等来转移注意力并得到帮助，从而达到缓解内心冲突的目的。

（4）要经常保持积极愉快的情绪：如碰到不顺心的事，不要闷在心里，要善于把心中的痛苦和烦恼倾吐出来，把消极情绪释放出来。要充满乐观主义精神，热爱工作，热爱生活。

社会的前进，要求中年白领女性具备更强的心理承受能力，具有坚强的毅力、个性和百折不挠、顽强不屈的精神，才能经受住各种挫折与磨难。所以，应该积极培养自己健全的个性，使自己拥有一个健康的体魄和良好的奋发向上、乐观豁达的精神风貌，使你从"山重水复疑无路"的阴影中，步入"柳暗花明又一村"的境界。

60. 白领怎样解决心理危机？

由于日渐加快的社会节奏、竞争激烈等诸多因素的影响，白领们的心理负荷日益加重，由此造成的心理疾病也越来越多。

快节奏会使人产生紧张感、压力感和焦虑感，引起心理应激反应。这种心理应激反应具有两重性：其一是能使人学会通过多种因素的调节，产生较好的适应能力，提高心理素质，有利于事业的成功。其二是如果持续的应激状态难于解脱，则易于引起身心疾病，贻害身心健康。因此，缓解心理上的紧张状态应是现代白领自我保健的一项重要内容。以下建议可助您"一臂之力"。

白领们应该客观地认识和评价自己的承受能力，把握机遇，发挥自己的长处，并学会在快节奏中提高自己的心理承受能力，在各种事件中基本保持心理平衡。要科学安排工作、学习和生活，制定切实可行的工作计划或目标，并适当留有余地。无论工作多么繁忙，每天都应留出一定的休息、"喘气"的时间，尽量让精神上绷紧的弦有松弛的机会。对待事业上的挫折不必耿耿于怀，亦不要为自己根本无法实现的"宏伟目标"白白地呕心沥血或累得筋疲力尽。

　　工作中若能"平衡"地利用身心各方面的功能,则获益匪浅。"平衡"是多方面的,诸如脑力与体力的平衡;左脑(抽象思维)与右脑(形象思维)的平衡;大脑各神经中枢的平衡;站、坐、走的平衡;用眼与用耳的平衡等。这样能使生理和心理的功能潜力得以充分发挥,有益于身心健康。每一个脑力劳动者都应根据自己的工作特点,使保健与工作结合起来。